湛庐 CHEERS

与最聪明的人共同进化

HERE COMES EVERYBODY

U0321055

CHEERS
湛庐

她脑
使用手册

[意] 莉萨·莫斯科尼 著
Lisa Mosconi

张婍 译

The XX Brain

浙江教育出版社·杭州

測一測

你了解女性大脑特有的健康风险吗?

- 大约( )女性不会因为绝经而出现任何大脑症状。

  A. 20%

  B. 50%

  C. 80%

  D. 100%

- 父母哪方患有阿尔茨海默病对子女影响更大? ( )

  A. 母亲

  B. 父亲

- 关于营养补充剂,以下说法正确的是( )。

  A. 所有人均应定期服用营养补充剂

  B. 营养补充剂更容易为人体所吸收

  C. B 族维生素对阿尔茨海默病有预防作用

  D. 日常均衡饮食就可以满足营养需求

扫描左侧二维码查看本书更多测试题

呵护女性大脑需趁早

玛丽亚·施莱弗（Maria Shriver）
艾美奖、皮博迪奖获奖记者
前"加州第一夫人"

我是阿尔茨海默病患者的女儿。

我的父亲叫萨金特·施莱弗（Sargent Shriver）。2003年，他被确诊患有阿尔茨海默病，2011年因病去世。父亲曾经拥有一颗极其敏锐的头脑，就像经过精心调音的乐器一样，常常让我们感到惊叹、备受鼓舞。看着如同"行走的百科全书"的父亲从上知天文下知地理，到无法辨别汤勺和叉子，甚至没办法想起自己的名字，更别说记住我的名字，我真的痛彻心扉。

正是我父亲与阿尔茨海默病的斗争，以及后来脑卒中（导致痴呆①的一个重要风险因素）对我母亲

————————
① 痴呆是一类以认知功能减退为特征的临床综合征，阿尔茨海默病属于其中一种。——编者注

的百般折磨，促使我把找到治疗这种重病的方法作为自己的毕生使命。

在过去的十多年里，我一直站在抗击阿尔茨海默病的第一线。作为社会活动者和记者，我致力于提高人们对这一疾病的认识，并希望可以找到方法来保护每个人的大脑健康。我曾在美国国会面前作证，并创立了非营利组织"女性阿尔茨海默病运动"（Women's Alzheimer's Movement，WAM）。我与HBO电视网合作制作了一档获奖节目《阿尔茨海默病项目》（Alzheimer's Project）。我个人撰写了一本关于阿尔茨海默病的畅销儿童读物，以开启一场跨代的对话。此外，作为执行制片人，我参与制作了奥斯卡获奖电影《依然爱丽丝》（Still Alice）①，该影片讲述了一位饱受阿尔茨海默病困扰的女性的故事。

2010年，我和阿尔茨海默病协会合作，出版了《施莱弗报告：女性国家眼中的阿尔茨海默病》（The Shriver Report：A Woman's Nation Takes on Alzheimer's）。在这份报告里，我们首次公布了一组数据：在最终患阿尔茨海默病的人群中，女性所占的比例大约是2/3。这一令人震惊的事实，促使我将女性群体作为开展阿尔茨海默病防治宣传工作的首要对象。

想想看，每65秒就有1人患上阿尔茨海默病，而在这些新增的患者中，大约有2/3是女性——其中的原因，我们依然不得而知。对60岁以上的女性来说，她们患阿尔茨海默病的风险是患乳腺癌的两倍。形势如此严峻，本该引发热烈讨论，却鲜有人言，这是为什么呢？

与此同时，在美国4 000万的无偿护理人员中，女性也占了2/3，其中有1700万人专门照顾痴呆患者。不足为奇，类似数据在全球范围内比比皆是。这些女性在提供无偿护理的同时还在居家工作或外出工作，或两者兼有。在日常生活中，女性经常要照顾年幼的子女，同时承担起照顾痴呆家属的艰巨任务。后者本身就是一项异常艰辛的工作。这些女性自身的健康风险已经不容乐观，

---

① 《依然爱丽丝》改编自美国阿尔茨海默病协会官方推荐的同名小说。该书作者是哈佛大学神经学博士、脑科学专家莉萨·吉诺瓦。书中，她用兼具科学性和文学性的笔触，刻画了一名阿尔茨海默病患者眼中的世界，带读者去了解一个人的生活如何深刻地被疾病改变。该书中文简体字版已由湛庐引进、浙江教育出版社出版。——编者注。

又如何在应对日复一日、年复一年的身体负担、压力和哀伤时，充分地关照自己？

解决这些问题就是我在 WAM 的核心工作。WAM 的一大关键任务就是教育广大女性，使她们意识到自身有患上阿尔茨海默病的风险，更重要的是让她们学习终身照顾大脑，并由此获得掌控自己人生、健康和家庭所需的信息。我们还资助了专门针对女性群体的阿尔茨海默病研究，目前正在开发将研究结果付诸实践的方法。我们的目标是助力建设优秀的医疗中心，为社会大众，尤其是女性，找到他们所需的医生和专业知识，学习如何延缓或预防阿尔茨海默病。我们知道在阿尔茨海默病的发病途径上两性有别，并且女性患者在诊疗过程中，有些特定的情况可能会增加其罹患此病的风险。既然如此，我们何不尽可能多地了解女性大脑及其与女性整体健康状况的关系，以便提供干预措施，从而起到延缓乃至预防女性患阿尔茨海默病的作用？

你们面前的这本书，就是这一事业的领航之作。

作者莉萨·莫斯科尼博士毕生致力于研究这一主题。她的人生故事也与阿尔茨海默病分不开。莉萨的祖母有两个妹妹、一个弟弟。三姐妹最后都罹患阿尔茨海默病，只有弟弟幸免。当莉萨的祖母病重到不能自理时，莉萨的母亲承担了主要照顾者这一艰巨又磨人的重任，也承受了随之而来的心碎、压力和疲惫。莉萨目睹了阿尔茨海默病是如何有选择性地将矛头对准她身边的女性，也看到了照顾家人的重担是如何主要落在女性身上。这对她的生活产生了巨大的影响，促使她去寻找答案，而这些答案，你将在这本书中看到。

莉萨将她的一生都奉献给了这个使命。她找到了一种方法，让女性可以更好地保护自己远离阿尔茨海默病的折磨——不管这种折磨是来自照顾他人，还是因自身患病。

在大脑健康方面，医学界早已接受性别差异的事实，但以前的研究者认为，这是由于女性往往比男性活得长。后文将对此进行详述。目前，我们已知道其实还有其他因素在起作用。

虽然该领域的大多数科学家专注于探究阿尔茨海默病的标志性斑块和缠结，但莉萨认为代谢健康与该病在女性中的高发率之间存在着某种关联。她相信自己的直觉，怀疑激素可能是让女性更容易患上这种疾病的关键。多亏了莉萨和其他与她志同道合的科学家不甘于现状，一场运动开始了。这场运动致力于更深入地探究性激素，以及 XX 染色体对女性健康的独特影响。事实证明，除了阿尔茨海默病，像抑郁症、压力相关疾病、自身免疫性疾病和各种炎症等其他疾病，都会对女性健康产生不同的影响，而且往往比对男性健康的影响更为显著。

有一次，我去拜见阿尔茨海默病预防领域的顶尖专家理查德·艾萨克森（Richard Isaacson）博士，接受认知基线测试。其间，我遇到了莉萨。理查德在威尔·康奈尔医学院（Weill Cornell）和纽约 - 长老会医院（New York-Presbyterian Hospital）启动了一项具有超前理念的阿尔茨海默病防治项目。自 2016 年以来，WAM 一直在支持理查德的工作，因为他致力于通过科研来证明生活方式干预与个体认知功能提升、阿尔茨海默病患病风险降低之间的关系。2017 年，理查德从此外一家医院招募了一位科学家来担任诊所的副主任，这个人就是莉萨。因为她的研究焦点也是女性，理查德知道我一定会对她的工作感兴趣，于是把她介绍给了我。当时，莉萨刚刚发表了第一篇研究报告，表明女性的大脑在绝经前后这段时期，患阿尔茨海默病的风险会更高。此后，她的大部分科研工作都在探究年轻女性的激素水平对其大脑的影响。她让人们意识到，女性需要在绝经期之前的几十年就开始关注大脑健康，而不是到了绝经期才开始关注。由于她的工作富有创新性，我们邀请她加入了 WAM 科学咨询委员会，并且从 2018 年起就一直在资助她的一个研究项目。

当我在《今日秀》（Today）上采访莉萨的时候，她说了一番让我倍感震撼的话："就在此刻，全世界约有 8.5 亿名女性刚刚进入或者即将进入绝经期。"我重复一遍，是 8.5 亿名女性。她继续说："绝经期给一些女性带来的不仅仅是潮热、失眠与体重增加等困扰。对她们来说，绝经期可能还是她们与痴呆长期抗争的开始。"

很显然，我们需要一个解决方案。

　　我常常说，一个人的大脑就是他最宝贵的财富，会伴随他一生。所以，从现在开始，请好好照顾它。虽然我们都应该在年轻的时候就开始关心我们的大脑，但是实际上无论什么时候开始，都为时不晚，包括今天。我希望在莉萨的帮助下，你会受到启发并享受接下来的大脑探索之旅！

目前，整个社会还没有充分意识到那些特别影响女性激素和健康的相关因素，如特定药物、怀孕、围绝经期，甚至失眠等，是如何影响她们的大脑的。女性所服用的大部分处方药，只在男性身上做过测试。与我同龄的女性就诊时接触的医生也大多为男性。而且除非是妇科医生，否则医生不会和你谈到激素、绝经期，更别说围绝经期了。

女性的生理独特性既值得也需要我们以欣赏、尊重的态度对待，并深入探究。在研究方面，我们才刚步入正轨。眼下，阿尔茨海默病的流行正从各个方面无情地打击着女性，但由此引发的危机或许可以触发一场妇女医疗保健领域期待已久的革命。

正是本着正视女性生理特性的精神，莉萨·莫斯科尼博士向大众伸出了援手。

莉萨的研究工作对于一项发现功不可没，那就是：相比于男性的大脑，女性的大脑对激素波动，以及特定的医疗和生活方式的风险因素都更加敏感。在《她脑使用手册》这本书里，莉萨细致地讲述了女性应如何滋养和保护身心，以确保其大脑可以在一生中——在绝经期之前、期间和之后都保持活力。她将教我们成为理解和发现自身健康风险的"侦探"，协助我们制订相应的健康计划，并为我们提供关键信息，以优化所有可能采取的治疗方案。她提供的方案是个性化的、有针对性的，可以让我们最大限度地将最新的医学发现为己所用。作为一名科学家，莉萨比任何人都清楚，这世上不存在什么快速起效、包治百病的灵丹妙药；她呼吁身为女性的我们成为自己卫生保健的积极参与者。

呵护女性大脑，必须尽早开始。这项工作需要坚持，也需要自律，但其回报是终生的。

大脑健康领域最振奋人心的进展，就是已有研究发现，生活方式的适当调整可以让大脑进行自我修复、重新焕发活力、延缓衰老。在药物治疗持续无果的情况下，尤其对女性群体而言，针对性别的医疗和生活方式调整已经取得显著的效果。莉萨从一开始就走在这些研究的最前沿。

了解这一发现是至关重要的，因为阿尔茨海默病是一种始发于大脑的疾病，而且在发病之前的 20 ～ 30 年都没有任何症状。尽管个体在每个年龄段都有可行的改善方案，但尽早干预才是预防的关键。我们今天的生活方式将会影响未来的每一天。即便你过去没有把健康放在首位，现在也应该开始做出改变了，这将真正帮你转危为安。

我个人一直在遵循本书提到的很多关于大脑健康的建议。我改变了自己的饮食习惯，虽然这方面还有一些提升空间；我好好睡觉；我努力减轻自己的压力；我改进了原有的锻炼习惯；我努力减少环境中的毒素；我尝试多到大自然中走走并远离电子产品；我正在丰富自己的精神生活，让它成为生命中的重要组成部分；我努力保持社交活跃；我尝试学习新事物，最近正在学习打扑克。

我希望《她脑使用手册》能够对你们起到和对我一样的效果，大家一起振奋起来，带着莉萨给予的智慧行动起来，开辟一条全新的道路。作为女性，我们完全有权利要求获得基于实证的、科学可靠的信息，了解作为母亲、妻子、姐妹、女儿和孙女此时此刻该如何降低可能存在的任何风险，并优化我们的认知健康。是时候行动起来了，让我们用知识武装自己，了解如何向所爱之人提供帮助；让我们掌握必要的意识和工具，以保障自己的身心健康。

莉萨和我有着同一份热爱。我们致力于教育女性优先考虑大脑健康，也致力于倡导人们采用更加谨慎的态度整体评估自身。我们想激励你为女性健康发声，在进行自我教育的同时保持好奇心，勇敢表达并寻求答案，以得到保持健康所需的一切。

我真希望我在 20 多岁的时候就看过这本书；身为 4 个孩子的母亲，我真希望每次生育之后都有人告诉我，在怀孕期间和怀孕之后，我的认知健康可能会发生哪些变化；我真希望有人在我 40 多岁的时候告诉过我，在未来的 10 年里，不仅我的身体会发生变化，我的大脑也会发生变化，以及我该如何应对这些变化。我之前并没有机会获得这些信息，我很感激这本书的问世，它可以造福我的女儿和接下来几代的女性。我希望她们能从中学会如何照顾自己的大脑，降低患阿尔茨海默病和其他痴呆病症的风险。

被忽视的女性大脑健康

　　自女性参政权运动和女性解放运动以来，全世界在女性平等上已取得长足进步。如今，这一理念正被重新审视。在美国反性骚扰的 MeToo 运动和"向前一步"（Lean In）理念的呼声中，虽然两性的工资差距依然存在，但仍有越来越多的人要求女性能在兼顾家庭的同时，在工作中做出和男性同等的贡献。在这样的现状之下，关于性别平等或者性别差异的问题，每天层出不穷。与此同时，女性到底意味着什么，也成为社会热议话题，频繁登上新闻头条。

　　我开始撰写本书是在 MeToo 运动之后。这场运动虽源自人们对女性所遭受的各种直接虐待和侵犯的新认识，但存在着更深层次的内涵。它指出了女性所遭受的更加隐蔽的伤害——不是被侵犯，而是被忽视、被解雇，有时还会被蓄意妨碍。

在全球范围内，女性的经济地位一直被打压，收入普遍低于男性。女性在法律上也处于劣势，世界上有许多地方甚至将女性视为一种财产。在智力发展上，女性也频频受阻。全球 7.74 亿的成年文盲中，女性占了 2/3，而且这一占比在近 20 年间从未改变。这种不平等的现象正在全球各地得到揭露，然而目前尚不清楚更多的声音、更响亮的言论能否带来改变。

尽管有很多针对差别对待两性的讨论，但令人遗憾的是，有一个话题仍然被忽视，而它也是我最关心的话题——健康和保健方面的两性差异。

女性的社会、经济和人身保障仍然未得到公平对待，与之同样明确的是，女性的健康也深陷危机之中。女性被承诺"拥有一切"，但我们发现，这意味着"包揽一切"。女性不仅要包揽下一切任务，还要在更低工资、更少认可、以牺牲健康为代价的情况下完成。女性被不断教导并鼓励着去尝试同时处理更多的任务，并尽心尽力将一切维持在最佳的状态。

在这条充满了艰难险阻的道路上前行时，女性总是以很高的标准来要求自己，很多人在这个过程中严重透支了体力和脑力。当女性试图应付所有事情时，社会要求她们不能出汗，要面带微笑，同时注意形象，确保自己在这个过程中"看起来不错"。在社会、文化和家庭对女性的一系列要求中，女性的健康似乎不在考虑范围之内。无须科学家指出，我们自己就可以看出其中的扭曲。

但我们确实需要科学家站出来谴责女性在医学上也受到忽视的现状，在这一领域，女性的需求常常得不到承认、理解与解决。这主要是因为医学领域历来都由男性主导，大多数医学研究的基本模型并非基于全人类，而是基于男性。我们稍后将谈到，出于多种原因，目前为止的所有医疗干预措施主要是在男性身上进行测试、确定剂量、建立模型的。

这并不是阴谋论，而是对过去数个世纪以来所做假设的复合效应的认识，这些假设导致人们教授、实践"比基尼医疗"。有些人对这个词并不熟悉，它指的是，过去，医疗专业人员认为女性和男性的唯一差异就在于比基尼覆盖的三角区域，也就是生殖器官。如果不考虑这些部位，大多数医生将以完全相同的方式来诊断并治疗两性患者。这种充满偏见的倾向在自然科学中仍像在社会文化的很多方面一样普遍存在，并且极具破坏性。

鉴于这一模式衍生出来的世界观，"女性健康"这一概念本身就存在问题。如果你让医生从"女性健康"的视角来观察女性患者，他们很可能会做乳房 X 光检查或者宫颈活检来筛查癌症，抽血检查雌激素和其他激素也是很常见的做法。换句话说，在这一世界观下，女性健康就是女性生殖器官的健康。诚然，所有这些医疗程序的确改变并改善了世界各地无数女性的生活，然而这些研究、调查和干预也直接导致了简单化理解"女性是什么"的后果。

大脑健康也是女性健康

作为威尔·康奈尔医学院女性大脑倡议项目（Women's Brain Initiative）的主任和美国第一家阿尔茨海默病预防诊所的副主任，我每天都会在新闻媒体上搜索一个标题，但至今无果。这个标题属于一个尚未成文的故事，这个故事表明在比基尼无法覆盖的部位——大脑中，女性健康所受的影响有别于男性。

女性的大脑健康是尤其缺乏关注和发声的一个问题，因为医学范式以男性为基础，所以这个问题一直被掩盖。不知何故，在涉及女性应该关心的诸多事项中，大脑很少被提及。此外，很少有医生具备相应的知识和框架，可以识别和处理女性在大脑健康状况上与男性的诸多不同。

我的工作依然需要依靠前面提到的测试来更好地了解和帮助患者。但是，考虑女性健康时，我还会借助磁共振成像（MRI）和正电子发射体层成像（PET）等脑成像技术去观察患者大脑内部的变化。因为对女性健康真正重要的一些动态就在此发生。女性的大脑比其乳房与输卵管受到的威胁要大得多；甚至可以说，女性大脑面临的健康风险是最大的。

如果这个说法听起来有些危言耸听，那么请看看下面这些鲜为人知的统计数据：

- 女性患焦虑症和抑郁症的可能性是男性的 2 倍。

- 女性被诊断为自身免疫性疾病的可能性是男性的 3 倍多，这类疾病包括某些损害大脑的疾病，比如多发性硬化。

- 女性患偏头痛和头痛的可能性是男性的 4 倍。

- 女性比男性更容易患脑膜瘤，这是一种非常常见的脑瘤。

- 女性脑卒中的致死率高于男性。

透过神经科学家的视角，我们可以看到在集体和个人的未来中隐藏着更为严重的危险。有一种悄无声息、隐约可见的流行病正在酝酿，它将对女性产生巨大的影响，而大多数人完全没有意识到这一点。

阿尔茨海默病——女性大脑"第一杀手"

阿尔茨海默病在 21 世纪得到广泛关注。世界上的大多数人都曾亲历这种疾病对自己所关心之人的影响，患者可能是你的父母或祖父母，也可能是与你关系密切的亲属或者好友。在这些个人故事之外，一个更加广泛的集体故事正在发生。

在大脑老化所面对的难题中，没有什么能够与阿尔茨海默病的空前规模相提并论。阿尔茨海默病已经成为最常见的痴呆类疾病，目前仅在美国就有 570 万人受到影响。按照目前的增长速度，到 2050 年，该疾病的患病率将提高近 2 倍。这就意味着，届时将有 1500 万美国人罹患阿尔茨海默病。这个人数相当于目前纽约、芝加哥、洛杉矶三地人口的总和。而从全球范围来看，阿尔茨海默病的患病人数将介于俄罗斯和墨西哥的总人口之间。

总之，我们正面临阿尔茨海默病的大流行。

与此同时，我们还没有意识到这样一个事实：这场流行病中存在受害者不平等的问题。没有多少人知道阿尔茨海默病有其独特的流行病学特征，即在某些特定人群中有极高的患病比例。事实上，阿尔茨海默病的目标群体主要是女性。在此，我想向大家提供一个最直接也最令人震惊的统计数据：如今，每3个阿尔茨海默病患者中就有2个是女性。

今天，阿尔茨海默病对女性健康的威胁和乳腺癌一样严重。60多岁的女性在余生中患阿尔茨海默病的概率是患乳腺癌的两倍。然而，乳腺癌已经被明确界定为女性健康问题，阿尔茨海默病却没有。关于阿尔茨海默病的一大惊人事实是，45岁的女性在余生中有1/5的概率患阿尔茨海默病，而同龄男性的患病率只有1/10。这并不是轻视阿尔茨海默病的男性患者。只不过我们需要面对这样一个现实：最终会有更多的女性死于这种疾病，而这只是双重打击中的第一重。

紧接着的第二重是，当这场持续的危机需要护理工作时，女性将再次承担起大部分的重担。因为大多数女性会发现，不管是无意还是有意，她们会被安排做患者的全职护理员。目前，有1000万美国女性为痴呆的亲属提供无偿的医疗护理和帮助，同时承担着伴随这一艰巨任务的高昂的情感和经济代价。

是时候接受这些数字了，这不仅是为了应对大规模的流行病，也是为了承认、探究并应对这场早该正视的横亘在女性面前且极具针对性的危机。近年来，像我这样的科学家越来越渴望探明女性大脑中的哪些因素使其更容易患上阿尔茨海默病以及其他影响大脑的疾病。为什么会这样？我们能阻止这一切发生吗？我们的调研提出了一系列发人深省的存在主义问题与科学问题，其中最重要的问题是：为什么我们还没有解开谜团？

女性健康在医学研究中的缺位

在人类历史上，某些疾病对两性患者产生了不同的影响。而如何理解（或误解）这些疾病与女性健康之间的关系，这段历史则要短得多。需要再次指出的是，虽然过去那些可能危害女性健康的做法并非有意为之，但是它们也并非深思熟虑的产物，因为没人仔细思量某些决定会对女性产生何种影响。

20 世纪 50 年代和 60 年代初，医生通常会给孕妇开一种叫作沙利度胺的处方药来治疗孕吐反应。几年后，有证据表明，这种被视为安全无害的治疗方法导致了数千名婴儿出生时存在严重的生理缺陷。这促使美国食品药品监督管理局（FDA）禁用了该药。此外，FDA 建议将育龄期女性排除在所有探索性临床试验之外，直到这些试验的安全性与有效性得到证实，以避免对胎儿产生不良影响。然而，这种谨慎的立场被误解并滥用到所有类型的试验中，导致从青春期到绝经期的女性都被剥夺了以被试身份参与医学研究的资格。结果，女性不再为医学研究提供信息。

雪上加霜的是，动物研究也把重点放在雄性上，因为月经周期被认为会让雌性动物"不可预测"而无法展开研究。因此，几十年来，大多数研究是在雄性细胞、雄性小鼠和男性患者身上进行的，而这些研究为医学实践提供了不适用（或不完全适用）于半数世界人口的数据。因为其中"正常"指的只是"雄/男性"。

最终，20 世纪 80 年代艾滋病的流行给阻止女性参与研究的"保护主义"政策带来了第一个真正的挑战。社会活动家努力说服 FDA 让所有患者获得可能治疗艾滋病的实验性药物。这一进程缓慢且来之不易的胜利，动员了数千名女性去争取公平医疗资源的机会。与此同时，20 世纪 70 年代，女性进入医学院深造的人数急剧增加，从而出现了一群愿意并有能力去质疑那些有碍女性保健的现状与政策的医疗专业人士。当时，女性在国会中占有重要的位置，职业女性活跃在医疗领域，女性维权组织也处于警戒状态。由此，一个统一战线开始形成，要求大众关注女性在医疗上遭受到的忽视。为什么对女性的医疗保健仅限于妇产科？女性的健康需求怎么可以被简化为经常被忽视的产假和托儿服务呢？

随后的骚动导致美国政府问责局（关注联邦支出的国会监督机构）在 20 世纪 90 年代发布了一份具有挑衅意味的报告。该报告声称，女性没有充分参与临床试验。毕竟，当时一些大规模研究，比如内科健康研究和以具有讽刺意味的首字母缩略词"MR.FIT"（健壮先生）为人所知的多危险因素干预试验，都是

100% 由男性参与的试验。这份报告极具说服力，促使美国国家卫生研究院成立了妇女健康研究办公室。仅仅几年后，《振兴法案》（*Revitalization Act*）出台，规定女性也有作为被试参与人体研究的资格。

现如今，法律规定科学家在研究中需要同时招募男性和女性作为被试。然而，大多数研究并没有单独研究对两性的不同影响，而是将结果混在一起，然后对收集到的数据进行详细的统计处理，而这一过程通常会剔除所有出现性别差异的重要指标。对于这些研究结果，我们需要保持警惕。上述做法并非出于思维上的惰性或短视，往往是因为研究经费不足。独立研究男性和女性，需要两倍的患者数量、两倍的时间和两倍的资金。许多科学家别无选择，只能继续将性别问题排除在外，忽略性别因素对研究结果不可否认的影响。因此，直到今天，医生们对疾病的预防、诊断和治疗的知识仍然来自偏向男性或"无性别"的研究。

被忽视的后果

考虑到具有性别特异性的基因和激素对药物反应及其疗效所具有的巨大影响，这种坚持将男性和女性视为在生物学上完全相同的做法令人沮丧。

首先，我们早就知道女性对药物的代谢与男性不同，通常需要的剂量也不同。然而，在实际用药时，剂量很少会根据性别调整，这就导致女性发生药物不良反应的概率几乎是男性的两倍。针对这种情况，有报告指出，1997 年至 2000 年，从市场上撤下来的 10 种处方药中，有 8 种对女性健康的风险大于男性。和这种趋势相关的另一个令人震惊的案例来自最早的"女性伟哥"氟班色林，那是一个不为人知的幕后故事：当评估该药物的副作用时，研究对象中男性有 23 名，女性仅有 2 名。

美国最受欢迎的安眠药物唑吡坦是另外一个例子，它更广为人知的名字是它的商品名安必恩（Ambien）。该药的例子表明在性别差异未纳入医学考量的情况下，以"雄 / 男性"为"正常"的偏见往往会被接纳并由此产生危险的后果。

───── "她" 研究 ─────────────

　　直到 2012 年才有研究揭示，男性和女性服用相同剂量的安必恩会表现出截然不同的药物反应。服用该药的女性更有可能在第二天早上出现梦游，在睡眠状态下起床、行走、进食等，甚至驾驶，进而出现与该药相关的车祸报告。

　　为什么会存在这样的差异？原来女性达到安必恩最大血药浓度所需的剂量比男性低得多。最终，医学界呼吁重新检查该药的适应证，促使 FDA 将先前发布的女性推荐剂量减少了一半！但是，这无法改变一个事实——在之前 20 年左右的时间里，数以百万计的女性仅仅因为遵循用药指导而在服用安必恩时过度用药并因此受到伤害。更糟糕的是，最近有研究发现，长期大剂量服用安必恩与更高的痴呆风险有关。

　　这就引出了一个问题——在医学领域，与女性性别有关的疏忽还有哪些？我们研究得越深入，发现的相关例子就越多，比如女性患者得到正确诊断的概率显著低于男性患者。事实上，除服用过量的处方药之外，女性患者也更容易被误诊，或者因为医生对病情的了解基于错误数据（更确切地说应该是误解），导致女性患者的症状没有得到识别。

　　心脏病学领域已经产生了一些关于女性患者用错药的典型例子。可悲的是，女性在心脏病发作期间被误诊并出院的可能性是男性的 7 倍。而问题就在于，医生无法识别这些女性患者的症状，因为她们的症状和男性有很大不同，并且往往很容易混淆。事实上，只有 1/8 的女性患者报告称感觉到了所谓"好莱坞心脏病发作"的症状——紧抓胸口，以及有挤压性的疼痛向左臂扩散。结果表明，这是男性心脏病患者的典型症状。超过 70% 的女性心脏病患者表现出的是流感样症状，如呼吸急促、出冷汗或恶心，以及背部、下巴或胃部疼痛，所有这些症状都可以在没有胸痛的情况下发生。

　　当医生把女人当作男人来诊断时，还会遗漏哪些症状？女性当中有多少人已经被误诊，并且还在继续被误诊？不幸的是，由于上述情况的叠加作用，女性的健康问题常常遭到轻视或忽视。雪上加霜的是，相比于男性，女性更有可能被告知她们的疼痛是心身疾病、疑病症，或者是受到了情绪困扰的影响。有时候，医生会给有疼痛困扰的女性开抗抑郁的处方药，而不是镇痛药。

科学家们已经在行动

在医学上，一个简单的事实是，我们在照顾女性患者方面没有照顾男性患者时做得好。一个女人如果想要得到与男人同样程度的照顾，往往不得不证明她病得像个男人，或表现出跟男人一样的症状。这一概念在医学实践中变得如此明显，以至于产生了一个名为"燕特尔综合征"的概念。这个词源于 1983 年由芭芭拉·史翠珊（Barbra Streisand）主演的电影《燕特尔》（Yentl）。在这部电影中，史翠珊扮演的犹太女人为了能够接受教育、成为一名拉比而女扮男装。燕特尔综合征让我们注意到了一场由来已久且持续不断的斗争：长期以来，男性一直拥有大多数的优势、特权和机会，而女性则必须通过奋斗才能与男性平起平坐。

这种情况出现在医疗保健的各个方面，大脑健康领域也不例外。女性阿尔茨海默病患者还容易患上抑郁症、偏头痛和其他一些影响大脑的疾病。然而，现代医学在很大程度上还没有准备好向女性伸出援手。

幸运的是，科学家们已经开始了对女性的救助。近年来，一些科学家在谴责和探究大脑健康各个方面的性别不平等上，做了大量工作。通过撰写本书，我希望完成的使命是超越同行评议研究的严苛和付费门槛，让"被遗忘的性别"有更大的发言权。

从上大学开始，我就专注于开发各种工具和策略来优化认知健康，并帮助更多人，尤其是女性预防阿尔茨海默病。我职业生涯的激情有很大部分源自阿尔茨海默病对我的家庭所造成的毁灭性影响。目睹祖母逐渐陷入病痛的深渊，促使我把整个职业生涯都投入在研究提早发现这种疾病的各种可能性上。当得知祖母的两个妹妹也患上了阿尔茨海默病，而她们的兄弟却没有患病时，我的决心更加坚定了。现在，我一直在密切关注着我母亲的状况，警惕任何可疑信号。看到母亲在 76 岁高龄时还认真注意健康饮食并练习瑜伽倒立，我感觉松了一口气。然而，作为一名中年女性，我也担心自己面临的风险。作为一名母亲，我希望我的女儿在面对阿尔茨海默病时，可以有答案、有选择和解决方案。

作为一名科学家，我将自己的整个职业生涯都奉献给了为患者提供帮助维持认知功能的预防性医疗手段，我的目标是使这些医疗手段成为女性医疗需求中不可分割的一部分，就像常规的乳房 X 光检查、宫颈刮片检查和结肠镜检查一样常见。让我们齐心协力，推动包括大脑在内的医疗保健领域实现评估和治疗的平等，朝着明天翻开新的一页，为所有人带来真正的希望。

关爱女性大脑，从这本书开始

《她脑使用手册》这本书主要讨论的是女性健康中的隐形危机，书中指出，强大的 X 染色体不仅会影响女性的生殖器官，还会由于它们与女性的其他基因组成、环境和生活方式之间的相互作用，而影响到女性健康的方方面面，首当其冲的就是大脑。

作为女性，我们不仅与男性在收入、社会地位和社会代表性方面存在差距，而且面临着集体和个人健康知识方面的差距。现在，是时候改变了，解决我们作为女性所独有的大脑与身体的症状与问题。每个人都希望自己的认知寿命与身体寿命相匹配。不要等到认知能力下降的迹象出现之后才采取对策，要从现在就主动出击。

我写本书的目的是让每一位读者都学会用各种策略武装自己，让女性大脑得到它需要的东西，不仅拥有克服困难的能力，而且让自己活得更好。这些建议来自我多年的临床研究，以及与不同认知健康水平的男性和女性的交流。其中，一些人拥有完美的记忆力和令人印象深刻的注意广度；此外，一些人有时会忘记名字和细节，并担心他们的记忆力不再像以前那么好；还有一些人已经出现了认知退化或者痴呆。在观察了女性潜在的脆弱性，以及哪些因素使女性的大脑区别于男性之后，我制订了一个具体的计划，最大限度地提高女性的认知能力，并提供必要的实践建议，让女性可以在一生中保持这种自我照顾的能力。

本书罗列的策略旨在提高精神敏锐度、记忆力和认知能力，以及降低阿尔茨海默病的患病风险，尤其适用于女性。我还将讨论影响各个年龄段女性的许多常见疾病，从抑郁、焦虑到压力、失眠，再到激素失衡、糖尿病、肥胖和心脏病等，因为它们都会深刻影响女性的大脑健康。这些实践对任何希望最大限度提高认知健康水平的女性来说，都是必不可少的，无论她处于什么年纪。

好在，照顾自己是永远都不晚的一件事。无论从什么时候开始，从科学角度来说，它带来的益处都是显而易见的。通过强化个人选择，我们可以从"灵丹妙药"的昂贵费用和副作用中解脱出来，不再逆来顺受地接受所谓"基因抽签的运气"，也不必屈服于侵入式治疗或者手术。

这个专门的预防计划有三个基本步骤：

1.　理解随着年龄的增长，女性大脑在什么时候以及为什么会受到损伤。
2.　仔细检测我们自己的风险因素。
3.　将从上面两个步骤中获得的知识应用到日常生活中，保护我们的大脑、身体和宝贵的生命力。

为此，本书分为三个部分：

第一部分是"理解：重新认识女性大脑"。本部分介绍了女性大脑如何工作，及其面对的挑战、威胁和进行优化所需的基本要素。在这部分，我将分享我的发现，它们基于我自己的研究，以及我从自己作为一名科学工作者和一名女性的个人经历中所得到的第一手资料。

第二部分是"行动：通过测试确定自身风险"。本部分概述了优化大脑健康和关注女性疾病预防所需的关键诊断程序，特别关注筛查过程。我们将充分考虑每一位女性的独特性，因为确定你自身风险和症状的根源是为你设计最佳治疗方案的关键。为了更有效地照顾自己，你需要知道什么？哪些测试是真正有价值的，它们具体检查什么？你如何定义你的"基线"？你的个人风险因素是什么？你如何与医生合作解决这些风险？

第三部分是"改变：优化大脑健康，让风险最小化"。本部分提供了基于实证的建议，旨在管理风险，同时改善和保护女性的认知能力。我们将解决 30 岁以上女性常见的各种症状，包括疲劳、失眠、情绪波动和应激表现。在这些症状中，健忘是我们会仔细研究的一个问题。我们还将关注那些可能导致体重增加、胰岛素抵抗和更高心脏病患病风险的身体变化，特别关注雌激素的下降和绝经期的开始。自此，我们将不再理会网络上那些总是令人困惑、前后矛盾的健康新闻，转而用针对生活方式的最新医学研究成果武装自己，包括科学有效的医疗保健、饮食选择和补充剂，以及有效的运动、睡眠和减压方案。

了解女性大脑从什么时候开始变得脆弱，有助于我们确定何时做出改变，以及哪些改变能最有效地降低风险和维持认知功能。这是一张供你参考的路线图，它让你的指南针指向终生维持大脑的最佳状态，远离像阿尔茨海默病这样的大脑疾病。无论你的目标是长期提升脑力，让自己感觉更平静、更快乐，还是有更充沛的精力或改善睡眠，最大限度地减少记忆力衰退或降低痴呆的风险，我相信，采取书中所写的这些简单的大脑强化步骤将有助于你的大脑在未来的岁月里始终处于最佳状态。

你可能是一位同样关心女性的男性读者，你关心的女性也许是你的母亲、你的伴侣，或是你的女儿，又或者你只是对另一半人类感兴趣。谢谢你的关心。尽管本书是关于女性、写给女性的，并且在这点上我问心无愧，但事实是，如果没有男性的帮助，我们推进女性医疗保健发展的目标永远无法成真。我们的目标并非教女性反对男性、排斥男性或者代替男性，而是让人们在更广泛的背景下理解女性。每一位女性的大脑都需要正确的食物、睡眠和运动来呵护，但毋庸置疑的是，它也需要周围的男性（和其他女性）的理解、关爱和支持。

THE
XX BRAIN

第一部分

理解：
重新认识女性大脑

随着对女性大脑研究的深入，我们有了各种各样的发现，其中最引人注意的是，随着绝经期的到来，女性生育能力逐渐下降，这对大脑产生了巨大影响。

第1章

女性大脑的内在工作机制

约翰·格雷（John Gray）曾写过一本畅销书《男人来自火星，女人来自金星》（*Men Are from Mars, Women Are from Venus*），书名是其独创的比喻，如今已家喻户晓。格雷的这本书体现了科普界长久以来对男女心理差异的热衷，其实，用幽默风趣的说法来调侃男女之间由来已久的性别之战，原本无伤大雅。但我们若对此深信不疑，就可能会紧跟这股潮流，想象出一个包含了各种神奇脑区的女性大脑，比如"现在必须吃巧克力"脑神经节点、"八卦"腺体，或"热衷于孩子和婚姻"中枢。与此相对应，男性大脑则包含了另外一套极具讽刺意味的脑区，如一对发达的"善于使用工具"腺体、"快速说出蹩脚理由"脑叶，以及顽固的"打死不承认自己迷路"脑区。

自古以来，两性行为差异的根源一直是人们热议的话题。而"大脑可能才是两性行为差异的真正成因"这一非常现代的观点，直到20世纪60年代才被人们接受。在此之前，公认的观点是，生殖器官的迥异是造成两性差异的根本原因。1992年，科学家们有了一个强有力的发现：我们所谓的性激素，比如雌激素和睾酮，不仅会影响性行为，也会影响大脑功能。换句话说，那些和性行为紧密相关的激素，对大脑的整体功能也同样重要。

虽然性别和激素水平并不能为个体的健康或者行为提供一个普遍的解释，但大脑中的性别差异却会以许多有趣且微妙的方式表现出来。部分原因在于激素是由DNA产生的。我们都知道，不同性别的DNA存在差异。然而，很少有人知道X染色体所携带的基因数实际上要比体积略小的Y染色体所携带的基因数多很多。X 染色体携带了高达 1 098 个基因，在数量上远远超过了 Y 染色体所携带的 78 个基因。这就意味着，拥有 XX 染色体的女性比男性多了 1 000 多个基因，而它们中的大多数会对激素分泌和大脑活动产生至关重要的影响。

雌激素驱动的大脑

所有的女性几乎天生就能意识到大脑和激素之间的持续"对话"，有很多女性会把情绪问题归因于此。事实上，女性的雌激素确实对大脑有着强烈而深刻的影响，其结果不仅仅是经前期综合征的一些典型特征，还包括了和女性生理周期相关的各种波动。

激素是一种强大的化学物质，几乎参与了身体和大脑运行的每个过程，包括细胞代谢、组织生长和伤口愈合。通过这些过程，激素能够让我们的大脑保持敏锐、精力充沛和年轻，还能够让我们骨骼强壮、肠道活跃、性生活保持活力。它们还会影响我们的体重、免疫功能，甚至包括把食物转化为能量的过程。正是因为以上这些无所不包的重要作用，激素影响着我们生活的方方面面，进而影响我们的身心健康。当体内激素水平发生剧烈变化时，我们不仅会觉察到身体功能的一系列改变，还会发现认知能力、情绪和精神警觉性也发生了变化，包括我们思考、说话、感觉，甚至记忆的方式。

尽管所有激素都很重要，但大多数研究表明，17β-雌二醇，也就是通常所说的雌激素，是维护女性大脑健康的主要激素驱动因素。雌激素是女性大脑中的"主调节器"，它承担了很多与生殖无关却与能量紧密相关的重要任务。在调节身体的能量产出，以及调节各种大脑功能总体平衡（稳态）方面，雌激素发挥着关键作用。雌激素的这些功能，对于保持脑细胞的健康和活跃，以及促进负责记忆、注意和计划的脑区的活动，尤为重要。

更重要的是，雌激素也是一种神经保护激素。它可以增强免疫系统，进而保护神经元免受伤害，因此在大脑中发挥着关键的防御作用。雌激素不仅能够保护神经细胞，还能促进这些细胞之间形成新的连接，进而让我们的大脑有更大的弹性和适应性。除此之外，雌激素恰好也是"天然的百忧解"。它的水平会影响大脑中 γ-氨基丁酸（GABA）的分泌。γ-氨基丁酸不仅具有镇静作用，可以舒缓神经系统，而且能够促进体内天然镇痛药内啡肽的释放。最后一点，雌激素还有助于大脑的血液流动和循环，这对于确保大脑有足够的氧气和营养供应至关重要。

从个体成为胚胎那一刻起，激素就开始在其大脑中发挥作用。随着时间的推移，循环激素在大脑的性别分化中发挥了重要作用。雄激素（比如睾酮）促成"男性"大脑；而雄激素的缺少与后续雌激素的增加，则促成"女性"大脑。

尽管这些差异很微妙，但要是像我在工作中经常做的那样，深入地探查男性和女性的大脑，你也会发现这些差异。例如，根据体内哪种性激素更丰富（女性大脑中是雌激素，男性大脑中是睾酮），体内某些神经递质的分泌量可能会增加或减少。神经递质是大脑用来发送信号、通信和信息加工的化学信使。一般来说，男性的大脑会产生更多的血清素，这是一种让人"感觉良好"的神经递质，与情绪、睡眠甚至食欲有关；而女性的大脑则会产生更多的多巴胺——大脑中负责内驱力和奖赏激励行为的一种化学物质。

更有意思的是，我们大脑的某些部位具有"性别二态性"的特征，也就是说，这些部位的构造因性别不同而存在差异。例如，男人和女人看待事物的方式不同这一说法，在字面意义和比喻意义上都是事实。在大脑负责处理形状和颜色的视觉皮质区域，我们找到一个很好的例子来说明为什么男人和女人并不能总是达成一致。男性拥有更多负责检测运动状态的 M 细胞，而女性拥有更多负责检测物体和形状的 P 细胞。这或许可以解释为什么女性更擅长在冰箱里找到东西。

接下来，我们再来看看听力。女性的听力通常比男性要好，部分原因在于女性大脑中负责声音解码的初级听觉皮质有比男性多 11% 的神经元。此外，尽管男性通常因为身形更高大而拥有体积更大的大脑，但女性的大脑皮质更厚，并且与大脑其他部分的联结似乎更好。尤其是，在女性的大脑中，海马（大脑的记忆中枢）和杏仁核（大脑的情感中枢）与负责抽象思维、计划和推理的额叶皮质的联结更为紧密。

大脑联结的性别差异在边缘系统中体现得尤为明显，边缘系统包括海马和杏仁核，是大脑中与爱和情感体验产生共鸣的部分，可以对涉及家庭生活的无数因素做出反应。大脑的边缘系统负责产生支配父母本能的动机和情绪，包括照顾孩子、保护孩子，还有抑制不住地想和孩子互动、玩耍的冲动。如果你已为人父母，可能会在晚上蹑手蹑脚地走进孩子们的房间，检查他们是否安睡，或者在睡觉前和孩子们道晚安，在他们的额头上留下晚安吻，或者发现自己只要一想到给孩子们读他们最喜欢的睡前故事就情不自禁地嘴角上扬，尽管同一个故事你已经读了上百遍。所有这些都是边缘叶活跃的迹象。男性也有这些表现，但是女性更加富有这些品质。突然之间，一些我们熟悉的文化刻板印象似乎变得不那么难以理解了，对吗？

值得一提的是，尽管男性和女性的大脑神经元在一定程度上有着不同的连接方式，并且表现出一些生物化学上的差异，但这对行为并没有产生什么显著的影响。"性别化的大脑"是没有科学依据的。蓝色与粉色、芭比与乐高、商人与秘书——这些都是社会建构，和我们大脑的结构无关。然而，遗憾的是，科学研究的结果常常被利用于暗示男性比女性更优秀或者在智力水平上更胜一筹。你可能听说过这样的论调——"数学天才是一种男性现象"。这种偏见否认了男性获得的高等教育比女性多这一事实，更别提即便是在这样的重重障碍之下，依然涌现出许多才华横溢的女数学家，如阿达·洛芙莱斯（Ada Lovelace）、艾米·诺特（Emmy Noether）、凯瑟琳·约翰逊（Katherine Johnson）。事实上，尽管男性和女性的大脑有不同的神经通路，但男女智力是相当的。

显而易见的是，没有任何生物学证据可以证明两性在平等权益、工资或机会方面的性别鸿沟是合理的。

综上所述，从单纯的生物学角度来看，男性和女性在一定程度上存在差异。这种多样性产生了具有性别特异性的健康风险和易感性。其中有个更急需考虑的问题与我的研究领域相近，那就是目前有越来越多的文献表明，激素在数量和质量上的变化造成了男性和女性的大脑在老化程度上存在差异。

女性的大脑会随着时间的推移而经历一系列激素水平的变化，从童年到青春期，最终到生育能力的丧失和绝经期的到来。青春期是一个激素力量爆发的重要阶段，但很多人不知道的是，女性在生育能力丧失之后的变化可能比预想中的还要大。如果我们把雌激素看成大脑的燃料，而不是婴儿成长的能量，就能够更加清楚地理解这种变化的程度。

雌激素与阿尔茨海默病

正如本书开头所提到的，我和我的同事一直专注于大脑健康这个领域，尤其关注随着年龄增长，女性大脑健康状况的变化。这里所说的"年龄增长"并不是指"年老"的状态，而是指任何过了青春期的女人的年龄增长。多年以来，我们对 21 ～ 80 岁的健康女性进行了几项脑成像研究，并将其与同年龄的健康男性进行了比较。我们考察了多种因素，从大脑如何处理葡萄糖开始（葡萄糖是大脑的主要能量来源）。我们检测了她们是否存在阿尔茨海默病的斑块、脑萎缩，以及任何与脑卒中或者血管问题有关的迹象。随后，我们对其中的许多患者进行了长时间的随访，有的随访了几年，有的随访了 15 ～ 20 年。

当我们评估男性和女性面临的挑战时，在中年阶段这一关键时期有一个明显的区别：女性正在经历绝经期，而男性则不然。随着研究的深入，我们有了各种各样的发现，其中最引人注意的是，随着绝经期的到来，女性生育能力逐渐下降，这对大脑产生了巨大影响。事实证明，绝经期对女性的影响范围，远远不止生育能力。对大多数女性来说，雌激素水平的变化会引发一系列众所周知的绝经期症状，如潮热、盗汗、睡眠紊乱、抑郁和记忆力衰退。虽然这些症状看起来和卵巢息息相关，但实际上，它们完全来自另一个地方——大脑内部。绝经期的标志是雌激素的衰退，这会导致女性大脑中关键保护因子的丧失。准确地说，雌激素的减少会加速衰老过程。随着年龄的增长，我们身体内部用来构建肌肉和骨骼的激素都在下降，而破坏身体组织的激素则在增加。结果就造成我们的细胞损耗更多，修复机会更少。于是，我们的皮肤出现了更多皱纹，头发变得更干燥，骨骼变得更脆弱。糟糕的是，同样的情况也会发生在我们的大脑中，削弱大脑神经元，使大脑更容易衰老和生病。

对大多数女性来说，这些变化主要表现为烦人的潮热和情绪波动。但对其中一些女性来说，雌激素的变化可能会削弱大脑抵抗阿尔茨海默病等疾病的能力。

当我们看图 1-1 所示的脑部扫描图时，这一点非常明显。左边的扫描图显示的是没有绝经迹象，即绝经前阶段的女性大脑的"新陈代谢"状况或活动水平。右边的扫描图显示的是绝经后女性的大脑活动水平。灰度反映的是大脑活动水平，浅灰色表示活跃度较高，深灰色表示活跃度较低。绝经后女性的大脑扫描图整体看起来更暗，这就意味着，绝经期女性的大脑新陈代谢水平要远低于未进入绝经期的女性。这并不是个例，这就是绝经后"正常"大脑的样子。在一些女性身上，这种变化相当明显，大脑活动水平降低的程度超过了 30%。令人震惊的是，在围绝经期（临近绝经期）的女性身上也发现了类似的现象，她们的大脑活动也显著减少。相对地，同龄男性的大脑则变化很小，在很多情况下，几乎没有变化。

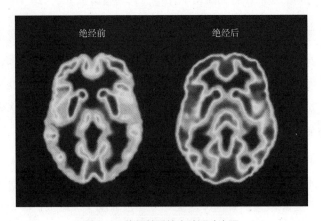

图1-1 绝经前后的大脑活动水平

更令人担忧的是，一些绝经期女性的大脑也表现出淀粉样斑块的增加，这是阿尔茨海默病的一个主要标志。此外，这些女性表现出渐进式的代谢率下降以及大脑记忆中心的萎缩。这些发现是巨大的危险信号，因为在阿尔茨海默病的早期患者中经常发现类似的大脑变化。

在绝经期出现这些症状的女性，未来患阿尔茨海默病的风险会增加。科学家们意外发现的一个令人震惊的研究结果就是，阿尔茨海默病在最初症状出现前的几十年就在大脑中开始发展了。具体来说，阿尔茨海默病始于中年期（四五十岁）而非老年期大脑的负面变化。这个发现可能会让一些人大吃一惊，所以我澄清一下，我们总是把阿尔茨海默病和老年人联系在一起，是因为在患者的老年期，阿尔茨海默病终于对大脑造成了足以导致认知障碍持续出现的破坏。但事实上，这种疾病在很多年之前就已经开始发展。

在某种程度上，阿尔茨海默病就像是股市崩盘。它不是凭空出现的，而是出现在一系列因素的末尾，这些因素相互关联，并最终导致了崩盘。同样，阿尔茨海默病不像突然得了感冒。就像心脏病，甚至癌症一样，这些疾病不会在一夜之间出现。相反，阿尔茨海默病是一系列遗传、医学和生活方式等因素共同叠加的结果。这些因素对大脑的影响在个体中年期时最大，相应的症状会随着个体年龄的增长逐渐出现，这一过程似乎在一些女性的大脑中开始得更早，也就是在绝经期的过渡阶段。

如果有好心的医生告诉你，你所有的症状都出现在大脑里，这就是很好的证据，它证明了你所经历的一切在科学上是有案可查的。最重要的是，这也能让我们对此做些什么！澄清一下：绝经期不会"导致"阿尔茨海默病。绝经期更像是一个触发事件，雌激素及其伴生激素的"超能力"失效了，大脑必须找到新的方式来有效地发挥作用。然后，当大脑忙于调整时，其他问题变成医疗问题的风险就上升了。对很多女性而言，与绝经期相关的大脑变化会导致健忘、记忆衰退，甚至认知障碍。有些人发现自己经历了前所未有的情绪波动、焦虑和抑郁症状。对此外一些人来说，这些变化可能导致阿尔茨海默病的出现。尽管这听起来令人不安，但也许是一条重要的线索，可以让我们弄清楚为什么女性患上阿尔茨海默病的可能性比男性更大。

不只阿尔茨海默病：激素从多方面影响女性大脑

激素变化对女性大脑的影响不仅限于阿尔茨海默病的威胁或后果。以雌激素为主导的激素在女性大脑健康中的作用，已经在各个医学领域得到越来越多的承认，研究人员也因此获得了重要的甚至是颠覆性的发现。

精神病学领域也许提供了一个极端的例子，该领域的研究证据表明绝经期激素水平的波动可能会触发一种以前未被识别的精神分裂症。从历史上看，精神分裂症被认为是年轻人的一种疾病，主要影响男性。最近几年，科学家发现首次发作精神分裂症的年龄在 45 岁以后（更具体地说，在绝经期前几年）有个明显的"第二高峰"，主要影响女性。

对这种新型精神分裂症的认识，突显了几个世纪以来医生对这种疾病的思考方式中存在根深蒂固的偏见，有许多向他们寻求帮助的中年女性被忽视了。从 19 世纪晚期开始所保存的记录中，不乏美国女性患迟发性精神病的病例，她们被贴上了"月经抑制导致精神失调"的标签，并被送进了精神病院。如今，虽然服用抗精神疾病的药物是两性患者共同的治疗方法，但医学界在改善女性患者激素波动方面所做的工作却少之又少。

女性激素显著影响我们大脑的例子还包括：许多女性会在绝经期首次患上抑郁症，或者原有精神疾病（如双相障碍或抑郁症）已得到控制的女性在绝经期复发或者恶化，更别提那些因为经前期综合征而出现自杀念头的女性了。这些都是少数案例，但确实存在。

所有这些数据都聚焦于一个长期以来未受重视的主题。在女性的大脑健康方面，似乎存在着一个隐藏的流行病。新的研究指出，女性在中年经历的激素水平变化可能会引发许多已知的会对女性大脑产生更大危害的疾病。与此同时，绝经期也会增加患心脏病、肥胖症和糖尿病的风险，所有这些反过来又都是认知能力下降的风险因素。但是，这并不意味着绝经期是"万恶之源"。尽管我们对如何应对影响身体其他部位的疾病有着相当清晰的认识，了解激素变化在女性大脑中所发挥的作用以及如何应对，仍是一个迫切需要解决同时又遭到忽略的领域。

值得指出的是，随着年龄的增长，男性的睾酮水平会下降，这会导致男性出现类似女性的绝经期，叫作男性绝经期。好在男性生育能力的丧失是一个更加缓慢的过程。米克·贾格尔（Mick Jagger）在 70 多岁第八次当父亲就是一个很好的例子。而且，这个变化相对来说没有什么症状，男性报告的两个主要症状是性欲低下和易怒。此外，虽然男性的雌激素水平也在下降，但他们的睾酮能够根据需要转化为雌激素，这意味着男性永远不会遭受与女性同样严重的雌激素流失。

最终，雌激素水平下降对女性大脑的影响，显然比男性更为显著，而且影响的方式也不一样。考虑到当前大约有 1/3 的女性处在绝经后的阶段，思考如何在她们的生命中采用最好的方式保持大脑健康，是至关重要的。

目前，全世界有多达 8.5 亿的女性已经或者即将进入绝经期，如果我们女性能在激素水平变化之前，提前为自己提供必要的医疗护理，这些因为激素水平变化而更容易出现的认知和情绪症状会如何呢？如果我们能够预防性地保护自己，又会如何呢？

中年：优化认知健康的机会之窗

从历史上来看，激素和大脑健康之间的关系一直遭到忽视，主要是因为全世界都没有意识到激素变化对大脑产生的影响。我们现在知道了，很多绝经期的症状实际上起源于大脑，因此首先出现的是神经系统的症状。我们必须非常认真地对待这些症状，因为它们表明大脑内部正在发生一些事情，如果任其发展，未来几年可能会产生无法预见的、不必要的悲剧性后果。

值得注意的是，并非所有经历绝经期的女性都会患上阿尔茨海默病、抑郁症或其他大脑疾病，也并非所有女性都会出现显著的大脑或认知变化。据估计，大约有 20% 的女性不会出现任何与绝经期有关的大脑症状，而剩下 80% 的女性或多或少会遇到一些"危险"，包括患阿尔茨海默病的潜在高风险。因此，随着女性步入中年，似乎有一个关键的机会窗口，让人不仅可以发现大脑面临更高风险的迹象，还可以采取策略降低或者预防这种风险。在绝经期之前和之后的几年中更好地照顾我们的大脑，不仅可以有效地改善绝经期症状，也可以显著降低未来患阿尔茨海默病的风险。不管是社会还是个人，我们都迫切需要解决这个问题，因为要设法解决女性的长期健康问题就要了解和解决绝经期对女性大脑的影响。

那么，绝经之后的更年长的女性又如何呢？她们应该放弃吗？当然不是。年龄只是一个数字，重要的是你的想法，以及如何照顾你的身体和大脑。也就是说，我们越早开始兼顾这两个方面越好，而且什么时候开始都不晚。在本书的第三部分，我们将回顾几项旨在优化全年龄段女性认知健康的策略。何时开始照顾自己都不晚。我们的目标是让正确的策略与每个女性的"激素年龄"以及其他一些重要的遗传、医学和生活方式因素相匹配。无论你是 60 岁、70 岁，还是 80 岁，或者更年长，积极预防都是一种有效的方法，可以清理大脑、强化思维、滋养记忆。如果你或者你所爱的人正在经历记忆丧失或认知衰退，遵循本书的建议将有助于缓解症状、改善情绪平衡、增强复原力。

对于所有的女性，我对如何使用本书的建议都是完全相同的：让它成为你忠诚的向导，为你和医生进行坦率的讨论和做出有意义的决定奠定基础。当我们以这种方式合作的时候，可以尽可能让所有人都能获得最合适的行动方案。这些方案是个性化的，与我们未来的幸福紧密相关。

第 2 章

破解女性大脑健康的迷思

在 20 年的研究生涯中,我发现的最惊人、最重要、最易被忽略的研究成果就是关于女性大脑是如何开展工作的。但是,只要人们对女性大脑的认识仍在"比基尼线"之上,这些至关重要的差异就仍得不到解决。举个例子:如果有一颗流星将在 30 年内击中数百万人,我们肯定会筹集资源和人才来阻止。而阿尔茨海默病对女性健康而言是一个巨大威胁,却没有人谈论它。大多数女性没有意识到这个问题,媒体对此没有报道,甚至医生也没有接受过针对这个问题的训练。

因此,在我们谈论女性个体、女性整体的现状之前,不妨先来看看那些经久不衰的"神话",它们让整个社会无法认识、解决和预防女性大脑健康的独特风险。

这是一个偏见观念上升到文化的时刻,在很多情况下,它是实实在在存在并且我们必须去面对的。从卫生保健的角度来看,有少数偏见值得我们广泛关注并立即处理。就像所有先入为主的观念一样,它们的后果可能是广泛且灾难性的。我在这里想特别指出一个偏颇的倾向,那就是:因为性别,如"因为你是女人,所以才觉得不对劲",或者因为年龄,如"因为你年纪越来越大,所以才会觉得不舒服",而忽视女性的担忧。

女性因为性别和年龄所遭受的双重偏见并不是关于衰老的唯一误解。阿尔茨海默病的研究领域也存在一个类似的问题。事实上,这种疾病通常被认为是不幸的基因、衰老，或者两者叠加的必然结果。可以想象，要从一个平衡的视角来理解女性患阿尔茨海默病的真实风险有多么困难，又有多么重要。

当下很大一部分讨论聚焦于阿尔茨海默病领域近年的研究，这主要是因为阿尔茨海默病是大脑遭受折磨的最极端表现。归根结底，只有了解阿尔茨海默病的病因，我们才能知道如何远离它。正如研究股市崩盘的经济学家会研究是什么造就了健康经济，研究阿尔茨海默病的科学家实际上正在研究让大脑保持健康、有复原力和长寿的原因。

虽然在这些发现中有些确实是阿尔茨海默病独有的，但许多重要发现的影响范围更广。它们为一个令人不安但无法避免的事实提供了证据：有一些特定的因素导致了女性对一些情况特别敏感，这些情况会对大脑整体的健康水平产生负面影响。此外，我们现在了解到，尽管男女都会经历认知的变化，但成因各不相同。虽然大脑老化和痴呆的性别差异得到承认的时间并不长，但这些研究结果已经改变了我们对抗疾病的方式。

迷思 1：基因就是命运

人们一直以为，影响大脑的疾病是由基因引起的，如果你的父母患有某种特定的疾病，你也很有可能会患上这种疾病。但采用新一代医学成像技术和基因组测序技术的一系列最新研究，完全颠覆了人们对衰老和遗传因素在很多疾病发展中所发挥的作用的理解，首当其冲的就是阿尔茨海默病。很显然，基因不是命运，衰老和无法避免的疾病之间也并无因果关系。

事实上，虽然有些人是因为基因突变而患上了阿尔茨海默病，但这种情况所占的比例不超过 2%。这个数字比以前我们认为的要低得多，这显然与基因决定论的说法相矛盾。在第二部分中，我们将讨论这些基因突变，以及如何确定你是否携带了突变的基因。现在，我们只能说，绝大多数患者并非天生带有突变基因。对大多数人来说，患病风险与"坏基因"的关系要小得多，而与他们独特的基因构成、医疗卫生状况、生活环境以及每天所做的选择等诸多因素的综合影响关系更大。

这并不是说我们的基因不重要，我们的 DNA 涉及生活的方方面面，包括决定我们的性别。然而，从医学角度来看，我们的基因并不像我们以前认为的那样对健康具有决定性作用。DNA 测序的研究进展和全基因组关联分析（genome-wide association studies，GWAS）的出现，揭示了健康和疾病的"多基因"本质，即人的寿命和健康会受到多个基因交互的影响，而不是由单一"坏基因"触发某种疾病。特定的基因群组共同作用，使你更强壮、更有复原力，而另一些基因群组则会增加你生病的风险。这些基因本身不会让你生病。它们只是代表了较高的风险，但风险是可以控制的。

牢记一个事实：你是游戏的掌控者。你的基因，包括你的年龄、性别，还有家庭，共同构成了你的底牌。但游戏的赢输并不由这些牌来决定，还与你玩游戏的方式有关，包括你的环境、生活方式、病史、激素健康等，最后一项对女性来说尤其重要。多项研究表明，这些因素协同作用于表观遗传，通过影响所选择的基因，改变个体 DNA 网络的运作方式。这不会改变个体的 DNA 结构，却会改变个体一生中的基因表达，从而影响个体罹患任何特定疾病的概率。因此，人们逐渐认识到，大多数认知衰退背后的根本原因，尽管有时候是遗传，但往往也和个体能够掌控的其他因素紧密相关。

作为一名科学工作者，我认为需要提醒大家，我们曾经以为抑郁症、脑卒中，甚至癌症等疾病从本质上来说是无法避免的基因结果。结果发现，事实恰恰相反，它们在很大程度上是遗传易感性与大量医疗、环境因素相互作用的结果。目前已知的一些危害大脑健康的疾病，比如心脏病、肥胖症和糖尿病，更可能是由不健康的生活方式引起的，而非基因突变。据估计，近年来约 80% 的心血管疾病和高达 90% 的 2 型糖尿病的病例都是由不健康的生活方式引起的。因此，如果我们能够更注意饮食选择、体重控制和体育运动，就可以更有效地预防这些疾病。

事实证明，阿尔茨海默病也是如此。最近一项基于普通人群的研究估计，至少有 1/3 的阿尔茨海默病患者可以通过定期检查和生活方式的改变来预防病发。这些改变包括改变饮食和运动习惯、有意识地参与智力活动和社会活动、减轻压力、改善睡眠、平衡激素水平、戒烟、避免接触毒素、管理心血管健康，以及控制肥胖症、糖尿病的风险因素等。当这些做法非常和谐地融合在一起时，痴呆就不会来找麻烦。

研究表明，只要将每个风险因素降低 10%，到 2050 年，就可以预防近 900 万例的阿尔茨海默病。基于不同文献的研究结果，我们或许可以预防更多的病例，同时还可以最大限度地减少随着年龄增长而自然出现的不太严重的认知问题。这正是我们一直在努力的方向，也是我们梦寐以求的目标。这些关键因素不像是社会经济地位或者基因，它们是任何人都可以获得的，选择权和决定权在每一个人的手里。随着我们进入下一个围绕女性健康的迷思，这些发现的重要性将变得更加清晰。

迷思 2：女性发病率高是因为长寿

多年以来，一直存在一种普遍的思维定式：女性通常比男性长寿，这也就意味着女性"有更多的时间"出现更高比例的阿尔茨海默病。换句话说，这是一个不值得研究的问题。作为一名科学工作者和一个有常识的人，我会用一个非常简单的提问来开始这个议题。

女性真的比男性长寿吗？

事实证明，男女寿命的差距正在缩小。男性的寿命正在迎头赶上。例如，目前美国女性的期望寿命为 82 岁，男性略高于 77 岁，相差不到 5 年。在英国，预计到 2030 年，男女寿命的差距将不到 2 年。在许多其他国家，男女寿命的差距并没有那么大，而且正在朝着无差距的方向发展。

有趣的是，研究表明，男女寿命差距迅速缩小的主要原因是行为和科技，而不是基因。在 20 世纪初，科技和医学的发展确实导致了死亡率的性别差异。20 世纪 90 年代初期出生的人开始接受预防传染病、改进医疗技术、改善饮食和其他积极的健康措施，女性和男性的死亡率都大幅度下降。然而，女性充分利用了这些进步，男性却沦为随之出现的"人造疾病"的受害者，酗酒、抽烟、持枪暴力和交通事故等因素往往是更加典型的"男性"健康风险。即使男性的心脏病发病率较高，也主要是由吸烟和不良饮食引起的。换言之，是男性的行为后果让人们相信女性在长寿方面有生物学优势。

实际上，现代女性正在重蹈过去男性的覆辙，面临"人造病"的健康风险。如今，她们抽烟、喝酒、为升职而打拼，这些行为和随之而来的压力在过去都被视为男性的"特权"。女性企业家每周工作 100 小时来激励自己"向前一步"的做法，已是司空见惯；女性在全职工作的同时还要在家带孩子的情况，相当普遍；女性得同时打两份工补贴家用的现象，也已经流行了几十年；女总统或者女首相，在一些国家已经成为现实。也许和这些日益增长的社会需求有关的是，现在 50 岁以上的女性患心脏病的风险和男性的相当。在过去的 20 年里，女性患肺癌的死亡率几乎增加了 2 倍。在肥胖症、焦虑症、抑郁症的患病率上，女性也显著高于男性。同样的情况也发生在女性的感染风险和各种激素问题上，从甲状腺疾病到不孕不育等。

尽管这些"进步"都在进行中，但是男性学会了如何更好地照顾自己，从而使男性死亡率越来越低，期望寿命的性别差距越来越小，而女性在自我照顾上却恰恰相反。因为女性兼顾着家庭和工作两个世界，女性的自我照顾在遇到照顾家人、工作问题时，总是退居二线。从各方面来看，男性对自身健康的伤害越来越小，而女性则相反。

几百年来，女性一直在追求像男性一样仅仅因为性别本身就可以拥有选择的自由。虽然如今女性的确被允许进入那些曾经对女性紧闭的大门，但似乎只有在满足了苛刻的条款和条件之后，才有资格这么做。当男人结束了一整天的繁重工作回到家的时候，他们知道家庭对他们的期待是什么。而当女人进入劳动力市场时，她们发现自己在承担其他角色的同时仍需要兼顾好以前的角色。

时至今日，女性所做的这些努力依然没有获得足够的支持或补偿，更别说得到应有的认可了。

所有这些都表明，女性在社会中不断变化的角色，以及由此产生的所有影响健康的行为、压力和挣扎，不仅潜移默化地影响着女性的心脏、激素和腰围，也同时影响着女性的大脑。事实上，正是因为女性的大脑一直在承受痛苦，她们患阿尔茨海默病这类神经系统疾病的可能性才会增加。我们可以想象这些变化对女性的认知健康产生了怎样的影响，并进一步凸显了女性的生活方式和医疗健康的重要性已超越了年龄或基因。

这让我们回到了起点：仅仅几年的寿命差距就能充分解释每 3 个阿尔茨海默病患者中就有 2 个是女性这一事实吗？更深入地探究后，我认为这似乎不太可能。尽管年龄起到了一定的作用，但与性别相关死亡率的统计模型大体上显示，在任何年龄段，阿尔茨海默病的两性死亡率的比例均为 2∶1。简单地说，不考虑年龄、死亡年龄和寿命差异，患有阿尔茨海默病的女性与男性的比例仍为 2∶1。第 1 章中讨论的脑成像研究将这一发现推进了一步，揭示了问题并不在于女性寿命更长，而是因为她们似乎更早开始患病，具体来说，是在绝经期前后。前言提到过，一名 45 岁的女性就已经有 1/5 的概率患上阿尔茨海默病了。

此外，如果问题只在于女性比男性长寿，那么女性也更有可能患上其他与年龄相关的大脑疾病，比如脑卒中或者帕金森病。但很明显，事实并非如此。男性和女性患脑卒中的风险是相同的，而受帕金森病影响的男性要多于女性。此外，在当今美国人的 15 大死因中，有 14 个是男性的死亡率要高于女性。阿尔茨海默病（排名第六）是所有年龄组中女性死亡人数均超过男性的唯一疾病。在英国和澳大利亚，阿尔茨海默病已经成为女性死亡的首要原因，超过了原本居首位的心脏病。

我要强调一下，我们并不是要忽视或轻视男性患者和他们所遭受的痛苦，也有很多阿尔茨海默病的男性患者，我们对他们的关心和对女性患者的关心一样深切。问题在于，现在对阿尔茨海默病的护理并没有考虑到疾病发展过程中的性别差异，忽略了女性特有的风险。只有对两性都给予特别的关注，医学才能达到它本来的目的——减轻人类痛苦，提升人类福祉。

那我们该怎么办呢?

迷思 3: 治愈的办法就在眼前

西医对待健康的思路有一个令人遗憾的缺陷，那就是它基于这样一个前提：人们无法采取任何措施来阻止疾病的入侵。因此，人们通常会等到被疾病压得喘不过气来，才寻求外科手术或最新、最好的药物来摆脱健康困扰。这个思路用在修复骨折或者对抗突然的细菌感染上，是很有效的。然而，对很多其他疾病是无效的，而且肯定不适用于我们的大脑。针对大脑认知疾病，手术显然是不切实际的，因为我们不能简单地切除部分灰质；药物治疗也被证明在很大程度上会令人失望，药物治疗失败的一些典型例子就来自阿尔茨海默病，该领域的药物治疗失败率高达 99.6%。

到目前为止，我们还没有找到治疗认知损伤和痴呆的有效办法。有一些 FDA 批准的药物，比如乙酰胆碱酯酶抑制剂、美金刚、加兰他敏，可以在几年内帮助缓解症状。然而，这些药物不能阻止疾病的发展，也不能治愈疾病。同样值得一提的是，美国国内使用最广泛的阿尔茨海默病药物安理申似乎对男性更有效。

新一代药物被设计成疫苗，已研发了相当长的一段时间。这些药物是用于清除大脑中的阿尔茨海默病斑块（比如淀粉样物质），或者防止它们沉积在脑内。到现在为止，科研人员已经进行了共 6 项第三阶段的研究，这一阶段被认为是临床试验的黄金标准。但是每一项研究都失败了。问题在于，临床试验的失败不是因为药物没有达到预期的效果。淀粉样蛋白疫苗确实有效：经过几年的治疗，大脑斑块消失了。尽管如此，患者的情况并没有改善。这种治疗不仅没有减少认知损伤，甚至在某些情况下让病情变得更糟了。

一些科研人员认为，清除斑块是正确的策略，但是时机不对。可能在阿尔茨海默病的早期阶段，当疾病仍然可控的时候进行这种治疗会有更好的效果。到目前为止，一些新的临床试验正在测试预防阿尔茨海默病的疫苗。如果这些研究的结果是积极的，它们将为我们在对抗这种疾病的战争中提供极为宝贵的财富。如果结果不好，我们就又回到了原点。

好消息：早期干预是可行的

基于最新的研究，我们可以利用新发现的机会窗口，在症状出现之前识别、解决和处理风险因素。

新一轮的数据表明，对阿尔茨海默病的预防是可行的，医护人员通过提供直接的临床护理改善大脑健康的做法越来越普遍，也有很多诊所专注于风险评估和早期干预。最近的临床试验也提供了有说服力的证据，证明针对降低风险的干预措施可以帮助维持老年人的认知功能。抗阿尔茨海默病药物作为可选项的尝试已经失败了，但这些新发现为我们提供了一直在努力寻找的急需的替代方案，也让那些持各种怀疑态度的人重新燃起了希望，更有动力去做一些必要的事情，好好保护自己，顺利度过余生的每一个阶段。

这对女性来说尤其是个好消息，因为有可靠的证据表明，女性的大脑确实可以从特定的医疗和生活方式实践中受益，从而使女性能够重新设定对自己有利的天平。与药物治疗相比，这些干预措施更安全、耐受性更好，效果也没有差别，有时候甚至更好。关键在于，它们是针对每位患者的独特风险和需求量身定制的。在下一章，我们将研究影响女性大脑的几个风险因素，以及如何解决这些因素。

第 3 章

女性大脑健康的独特风险

在过去的十多年里，医疗卫生和健康领域最振奋人心的进步之一是，人们认识到关注个体的独特性可以为更有效的疾病预防和治疗方法打开大门。这一概念以"精准医疗"为基础。精准医疗是一种全新的方法，着眼于超越遗传预先倾向性的全方位健康决定因素，包括人们的生活方式、工作场所、接触的毒素、生活中的压力，以及过去和当前的临床病况等各个方面。有了这样的意识，我们就可以提前关注这些特定的风险以及它们如何相互作用。

认知健康也属于这个框架。大脑清晰的思考能力和保持敏锐思维的能力是多种因素复杂交互作用的结果，这些因素包括个体的年龄和基因构成、生活环境和选择的生活方式，以及共病，即除原发疾病以外同时存在如肥胖症、糖尿病或心脏病等。对女性来说，除了要优先管理我们的健康，还要关注一个经常被忽视的关键因素——激素。女性的大脑会因为激素变化而发生改变，使女性更容易受到衰老和认知能力下降的影响。虽然使用针对女性的预防性药物和改变生活方式可以降低这种额外的风险，但这种办法并非适用于所有女性。

目前已有许多工具可用于评估大脑老化、痴呆的遗传和非遗传风险因素。结合这些信息并选择恰当的生活方式，可以让个体掌握应对和减少这些风险的关键。通过将我们的生物独特性纳入考量，并主动做出特定的选择以支持自己个性化的需求，我们正处于攻克迄今为止被认为无法克服的难题的前沿。而我们实现这一目标的途径不是手术和药物，而是预防。

我们的生物独特性自然也包含了性别差异。研究表明，女性与男性患心脏病的方式不同，这也使得两者在患病后表现出不同的症状和结果。我们需要以类似的方式看待大脑健康。女性的身体、大脑和生活方式在许多方面不同于男性，这不仅影响女性的整体认知和情绪，还影响导致记忆力丧失和痴呆的因素。

阿尔茨海默病的研究领域再次提供了最明确的证据，证明女性大脑所需要的照顾和男性大脑有所不同，显示出了性别差异的独特生物学基础。现在我们已经了解到，男性和女性在痴呆的致病机理上可能有截然不同的内在路径。我们团队和其他研究者已经确认了在基因、医疗、生活方式、文化和社会方面存在30多个因素，这些因素对两性认知能力下降的风险会产生不同的影响。由于女性大脑的独特之处，其中一些因素会使女性患病的风险明显高于男性，而此外一些因素只会增加女性患病的风险。重要的是，女性绝经期前后的激素变化已经被证明是激活这些风险以及增加现有易感性的关键潜在机制。对很多女性而言，绝经期是一个转折点，在这个转折点上，医疗风险可能成为实际的医疗问题。此时，女性的大脑也特别容易受到生活方式和环境压力的影响。这些风险虽然并不会影响所有女性，但所有女性都应知道需要注意什么，不仅是为了自己未来的福祉，也是为了帮助其他女性在这个过程中保护自己。

在本章中，我们将探讨对女性影响最大的基因、医疗、激素和生活方式等风险。在描述风险因素的同时，我们将对其进行深入的讨论，并提出有效的建议，以尽量减少甚至消除这些因素对大脑的负面影响。记忆丧失并非在某一天突然发生，它在很大程度上取决于我们过往的所有选择和我们所有的经历。

遗传风险：非决定性因素

正如前面提到的，对大多数人来说，DNA的作用并不像我们曾经以为的那样具有决定性。但是，DNA中的一些因素，尽管不是必然会导致疾病，但依然会增加认知能力下降和痴呆的风险。这些因素包括：你是否有痴呆的家族病史，是否存在一些遗传风险变异，以及你的种族。

家族病史

除了衰老和身为女性，家族病史是人们患阿尔茨海默病和其他类型痴呆的第三重要的触发因素，对那些因为基因突变而受影响的家庭来说尤其如此。在第二部分，我们将会了解如何确定你或你的家人是否携带了某种突变基因。最新研究表明，优化一个人的医疗保健和生活方式可以为其大脑健康带来奇迹，这一点同样适用于携带了致病突变基因的人。

即使你的家族中没有发生基因突变，如果你的父母中有一方或者双方患有（或曾患）阿尔茨海默病，那么你也是有患病风险的。在这里必须强调的是，父母患病并不意味着你也会患病，只是表明你有易感性，因此你需要更加关注自己的健康。此外需要记住的是，母亲患有阿尔茨海默病的人似乎比父亲患该病的人所面临的风险更大，这是一个经常被忽视的点，也就是说，在没有基因突变的情况下，女性处于问题的核心。虽然我们还不太确定家族病史是如何增加风险的，但可以确定的是健康的生活方式可以降低基因风险较高的人患痴呆的风险。

ApoE 基因

目前，唯一已知的影响认知健康的基因因素是载脂蛋白 E（apolipoprotein E，ApoE）。媒体过于简化了它如何影响一个人患阿尔茨海默病的可能性，这种误导给医生制造了很多额外的工作。本节就让我们来弄清楚 ApoE 到底是什么。

每个人都有一个 ApoE 基因，这是我们 DNA 的正常组成部分。它有三种不同的变体或等位基因：ApoE2、ApoE3 和 ApoE4。每种变体对健康都有不同的影响。ApoE2 变体似乎可以预防痴呆；ApoE3 变体更中性一些；ApoE4 变体与阿尔茨海默病的风险增加有关。但 ApoE4 不会导致阿尔茨海默病，它只是增加了风险。虽然有无数 ApoE4 携带者过着长寿、健康的生活，毫无患阿尔茨海默病的迹象，但 *ApoE4* 依然被宣传为一种危险的基因突变，一些记者甚至将其称为"糟糕的阿尔茨海默病基因"。与此同时，超过 60% 的阿尔茨海默病患者根本不携带 *ApoE4* 基因。

尽管如此，我们还是需要考虑一个人的 *ApoE* 状况，主要原因有两个：尽管 *ApoE4* 对男性和女性都有影响，但携带 *ApoE4* 的女性似乎比携带该基因的男性更容易患认知障碍或阿尔茨海默病；携带 *ApoE4* 的女性比男性更有可能在中年时记忆力变差，大脑萎缩程度更严重，阿尔茨海默病斑块堆积更严重。我们需要认真对待这些信息，使用本书中描述的程序持续监控 *ApoE4* 的影响。在接下来的章节中，我将重点介绍对 *ApoE4* 携带者特别有用的测试和建议，然后深入探讨如何使用基因信息来为自己量身打造干预方案。

其他风险基因

超过 20 个额外的风险基因或变异基因与阿尔茨海默病的风险增加有关。它们与患病风险之间的关联远不如 *ApoE* 那么紧密，并且还需进一步检验和确认。尽管如此，但仍需注意，大多数这样的基因对我们的身体和大脑有类似的作用，即它们影响我们对炎症的反应。正如我们将在后文"医疗风险"中讨论的，慢性炎症对女性大脑的影响往往比对男性的更大，这一点需要非常认真地对待。

种族

如果说人们在解决大脑健康的性别差异方面所做的工作很少，那么在承认有色人种女性处于更加不利的处境这方面所做的工作就更少了。非裔美国女性患脑卒中和阿尔茨海默病或其他类型痴呆的可能性约是白人女性的 2 倍，而西班牙裔女性患痴呆、心脏病和糖尿病的可能性是白人女性的 1.5 倍。

可悲的是，关于这些疾病的诊断、管理和治疗的知识几乎完全是基于对白人的研究，而且大多数被试是男性。在阿尔茨海默病临床试验的被试中，非裔和西班牙裔的美国人仅占 3% ～ 5%，这进一步限制了我们开发更具体的干预措施的能力。不过，目前研究者正在努力形成大样本的少数种族和族裔群体的高质量数据，以便更好地了解和处理任何增加的风险。迄今相关的最佳研究证据，我将在下一章介绍。

医学风险：伤病影响认知健康

与男性相比，一些医疗风险因素对女性的认知能力下降以及患阿尔茨海默病风险的影响更大，主要包括心脏病、肥胖症、糖尿病等特定危险因素。此外，中年患抑郁症也会影响记忆和情绪，而且这类女性患阿尔茨海默病的风险高于男性。有新的证据表明，遭受创伤性脑损伤或反复脑震荡对女性认知健康有更持久的负面影响。甲状腺疾病、感染和慢性炎症也会增加患阿尔茨海默病的风险。

从好的方面来说，以上这些因素都很容易识别，并且通过适当的医疗护理，结合本书第三部分所述的生活方式的改变，即便不能完全逆转，通常也能得到改善。这些问题越早解决越好，因为你确实可以借此改变自己的未来。

心脏病

在许多国家，男性和女性的头号杀手都是心血管疾病，即影响心脏的多种疾病，如脑卒中、心绞痛、心脏病等。它也是导致认知能力下降和痴呆的主要风险因素，多达 25% 的痴呆病例都是由脑卒中和短暂性脑缺血发作（小卒中）引起的。

虽然男性通常比女性更容易患心脏病，但是一旦女性到了 50 岁或接近自然绝经年龄，其患心脏病的风险就与同龄男性相当了。更重要的是，女性心脏病发作的严重程度通常高于男性。在心脏病发作后的第一年，女性死亡的可能性比男性高出 50%。在接下来的 5 年内，47% 的女性会死亡、发展为心力衰竭或者脑卒中，而男性的这一比例为 36%。

为什么会这样？一种理论认为，在绝经期之前，雌激素可以使有害的低密度脂蛋白胆固醇保持在较低的水平，同时提高有益的高密度脂蛋白胆固醇含量，从而避免女性动脉出现斑块的堆积，减少心脏病发作和脑卒中的可能性。绝经期雌激素水平的下降和低密度脂蛋白胆固醇的增加是女性心脏病风险增加的关键因素，尽管我们还需要更多的研究来探索其相关机制。

鉴于心脏健康与大脑健康密切相关，对心脏有益的东西对大脑也有好处，因此，照顾我们的心脏对保护大脑也至关重要。虽然心脏病和脑卒中通常可以通过药物治疗和康复治疗治愈，但采取具有预防作用的实际行动和选择有益心脏健康的生活方式当然更有效。

代谢紊乱

2 型糖尿病是阿尔茨海默病的一个风险因素，患有此病的患者占所有阿尔茨海默病患者的 6% ~ 8%。该疾病主要影响的是老年人和绝经后的女性。代谢综合征是一组包括胰岛素抵抗和腹部肥胖在内的代谢疾病，会增加糖尿病和心脏病的风险，同时也正在成为绝经后女性普遍面临的问题。胰岛素抵抗和糖尿病前期主要通过引发炎症和加速自由基产生，对身体和大脑产生巨大影响。这非常重要，因为糖尿病和肥胖症在许多国家已经达到了流行病的程度。今天，几乎一半的美国人患有未被确诊或已经被确诊的糖尿病前期或糖尿病。

激素又一次参与其中。通常来说，雌激素对血糖水平有积极的影响，可以反过来促进胰岛素的敏感性。胰岛素是一种激素，通过将糖分输送到各种细胞中，支持身体运动，并为大脑供能。胰岛素不能有效地发挥作用，被称为胰岛素抵抗。随着女性年龄的增长，雌激素逐渐失去了控制胰岛素水平的能力。结果，糖分在女性血液里停留的时间比它应该停留的时间要长，并最终留在了腹部。这就是为什么绝经期和胰岛素抵抗两者结合会导致所有女性都讨厌的体重增加问题。此外，由于新陈代谢变慢，许多女性在绝经期之后很容易患上 2 型糖尿病，这是我们将在本书第三部分解决的问题。

其他与心脏相关的风险

除了心脏病、糖尿病和肥胖症，其他需要注意的心血管风险因素还包括高血压、高胆固醇和高甘油三酯。这些因素的共同点是，它们对大脑的影响与对心脏的影响相当。它们都会增加女性脑卒中的风险，还会引发大脑的其他问题。从好的方面来说，通过适当的医疗护理和生活方式的改变，这些问题可以得到改善，甚至完全逆转。

创伤性脑损伤

创伤性脑损伤是由脑震荡（头部受到打击或者震动）引起的一种情况。它会影响脑部的血液和氧气供应，同时产生炎症。创伤性脑损伤，尤其是随后出现的意识丧失，会增加未来记忆丧失和痴呆的风险。即便是轻度的创伤性脑损伤，其直接后果也会让大脑无法正常运转，引发头痛、偏头痛、情绪波动、睡眠紊乱、思维和语词回忆迟缓、决策能力受损、计划能力和运动能力下降等问题。虽然这些症状可能会在几个月内消失，但在某些情况下，也可能持续数年。

几十年来，创伤性脑损伤研究遭受了和其他领域相同的性别偏见。大多数关于脑损伤的研究聚焦在男性主导的运动上，如冰球、拳击、格斗运动和足球。同样，几乎所有捐献给脑库用于研究创伤性脑损伤的大脑都来自男性，这就造成了医生用相同的方法治疗男性和女性的脑震荡。头部受重击就只是头部受重击，不管你的 X 染色体是一条还是两条。

但是最新的研究反驳了这一观点。其结果表明，女性比男性更容易受到创伤性脑损伤的伤害，并且对创伤性脑损伤的反应也与男性不同。在类似的运动中，女性比男性更容易遭受脑震荡，而且会出现更多的症状，需要更长的时间才能恢复。激素水平以及女性的颅骨和颈部肌肉更脆弱等生理特征，可能是女性遭受脑震荡之后的反应与男性不同的原因。例如，处在不同月经周期的女性运动员发生脑震荡的可能性有所不同，其恢复时间也因激素水平而有所差异。

虽然大多数关于创伤性脑损伤的研究聚焦于运动员，但还有另外一群女性一直遭受脑震荡的折磨，尽管大多数时候她们保持了沉默。她们就是家庭暴力中的幸存者。据估计，仅在美国每年就有至少 1 000 万人遭受家庭暴力，头部和颈部受伤最常见，由此可知其对女性造成的伤害更大。虽然不排除男性幸存者，但在直接遭受家庭暴力的人群中，女性的比例更大。性暴力方面的性别差异最为显著，女性一生中遭受性侵犯的可能性是男性的 5 倍。女性也比男性遭受了更多反复和系统性的暴力、更严重的袭击和伤害，以及经历了更频繁的住院治疗。显然，这一切需要改变。本书不是为家庭暴力提供策略和解决方案，而是提供一种不一样的建议。我想强调的是，对受害者的支持除了心理和法律两种非常必要的咨询，还应包括医疗策略，以解决任何可能对大脑造成的神经学后果，主要是炎症。

炎症

炎症可以以多种形式发生。有害细菌或病毒进入身体、擦伤膝盖或者牙龈脓肿，都是身体的防御系统进入高速运转状态的信号。我们的身体有岗哨细胞，可以提醒免疫系统注意入侵者的存在。接着，化学物质被释放出来，让身体进入战斗状态，包围入侵者，减慢它们的速度。身体还有一个保镖团队，叫作巨噬细胞，它们是一种高度特化的细菌战士，可以释放细胞因子。大脑内部也存在类似的一线防御系统，其成员是神经系统中类似巨噬细胞的小胶质细胞。它们会不断巡逻，当发现脑组织遭受来自病毒、细菌、癌细胞和阿尔茨海默病斑块这些原本不该存在的东西的侵害时，就会引发炎症。一旦任务完成，免疫系统就会叫停它们，一切都平静下来，恢复正常。但有时候，由于各种原因，这种炎症反应无法自我停止，慢性炎症随之发生。与突发性感染或损伤之后的急性炎症反应不同，慢性炎症会产生稳定的轻度过热，如果长期忽略这种情况，可能导致许多疾病的产生。

有一致的证据表明，大脑的轻度慢性炎症与认知能力下降，甚至与阿尔茨海默病的发展有关。虽然炎症不会直接导致这些疾病，但各种研究表明，它会加速这一过程，也许是一种触发因素。女性的这个过程可能更为糟糕。研究表明，因为激素的差异，男性和女性的小胶质细胞构造不同，并导致了女性的免疫反应效率较低。有一个惊人的数据是，在所有被确诊患有狼疮、类风湿性关节炎等自身免疫病的美国人中，有 75% 是女性。

此外，就我们目前所知，轻度炎症是导致痴呆的许多风险因素的幕后推手，包括心脏病、肥胖症、糖尿病和脑震荡。这些对女性大脑来说都是相当糟糕的问题。此外，炎症可能导致身体和大脑中的激素水平严重下降。

我们可以做些什么呢？治疗慢性炎症并不像看起来那么容易。抗炎药很常见，但关于它们的有效性数据却相当混乱，尤其是在大脑健康方面。总体来说，布洛芬和萘普生这样的非甾体抗炎药的临床试验对大脑健康的改善并没有显示出任何效果，有时甚至会加重痴呆患者的症状。一些新的数据表明，如果在大脑出现症状之前就用非甾体抗炎药治疗，可能会产生保护作用，但目前还没有定论。

对大多数人来说，控制炎症可以归结为基础性的常识：避免做加重炎症的事情，去做那些已知的可以减轻炎症的事情。正如我们将在第 10 章的第三步中详细讨论的，减轻炎症的方法包括注重饮食健康（重点是多吃抗炎食物）、定期活动身体、保持良好睡眠、必要时减肥以及戒烟。除此之外，积极应对任何可能引发炎症的元凶，如毒素暴露、高胆固醇、有害细菌，甚至牙龈疾病。认真遵循这些建议将有助于我们在慢性炎症蔓延之前阻止它，或者在它已经出现时减轻它。说到细菌，就该进入下一个话题了……

感染

我们早就意识到炎症有风险的另一个原因是，全身性感染会导致类似痴呆的认知问题。在阿尔茨海默病的诊断检查中，我们会定期检查患者的细菌和病毒感染情况，如尿路感染、疱疹，以及梅毒、艾滋病之类的性传播疾病。其他需要注意的情况有 EB 病毒、莱姆病和巴贝虫病。我们会及时跟进所有积极的研究发现，这通常有助于改善患者目前已有的认知障碍。

像这样的感染，过去在诊断过程中是需要排除的因素。毕竟，由于大脑内置的防御系统，即血脑屏障的存在，这些病原体通常都无法进入大脑。然而，最新的研究表明，我们可能低估了这个问题，甚至忽略了一个关键因素。随着年龄的增长，血脑屏障失去了一些防护能力，越来越多的病毒和细菌进入大脑，这可能会加速阿尔茨海默病的发展，甚至触发阿尔茨海默病的产生。

这一最新发现与男性和女性都有关，但有一点需要注意：女性更容易受到感染。例如，女性的流感症状通常比男性更加严重，尽管事实上她们携带的病毒更少，同时抱怨也更少！女性患尿路感染的风险也高于男性。其中一个原因是感染会破坏女性的激素平衡，使女性的生理周期紊乱。这种不平衡进一步削弱了女性的免疫反应，使女性更容易被新细菌感染，以及产生更多炎症。我认为炎症反应和阿尔茨海默病之间的相关性会越来越成为大家关注的焦点，因为我们已经进一步揭示了毒素暴露与它们在人们身体和大脑中引起的破坏之间的关系，很快会有更多这方面的报道。

抑郁症

抑郁症是一个严重的医学议题，它对女性有着直接影响。在大多数文化中，人们通常会将女性的糟糕情绪都归结于激素。即便是因为度过了糟糕的一天，又或者是对极端或强烈的外部压力做出反应，女性也经常遭到指责或取笑，人们会把女性的精神状态归咎于经前期综合征或其他形式的激素波动。这是一个亟须更新的观念。

与流行的观念相反，临床上的抑郁症既不是"身为女人的正常部分"，也不是"女性的弱点"。抑郁症是一种严重的医学疾病，每年会影响超过 1 900 万 18 岁及以上的美国成年人，其中有 1 200 万是女性。抑郁症可能在任何时候发生在任何女性身上，原因多种多样，比如生长发育、怀孕分娩、激素波动、工作压力、家庭责任、财务问题等因素，当然还有女性背负的众多角色和期望。

基于此，女性患抑郁症的可能性是男性的两倍多，这一差距在青春期出现，在绝经期更加严重。虽然绝经期本身不会导致抑郁症，但许多女性，即使是那些过去从未得过抑郁症的女性，在绝经期也会经历抑郁症状和情绪脆弱。这很令人担忧，因为中年抑郁症恰好是导致阿尔茨海默病的一个风险因素。虽然这种情况男女皆有，但女性的风险似乎更高。

"她" 研究

在一项对 6 000 多名女性的调查中，她们中的许多人处于绝经期的年龄段，这一阶段的抑郁症状与成倍增加的轻度认知障碍和痴呆风险有关。

重要的是，抑郁症是一种基本上可治愈的疾病。从心理治疗到药物治疗，再到保持健康生活方式，有许多不同的治疗方式可供选择。正如没有两个人会以相同的方式罹患抑郁症一样，也没有一种"一刀切"的治疗方法可以治愈抑郁症，对一个人有效的东西可能对另一个人无效。通过尽可能地了解情况，你可以找到帮助自己克服抑郁的方法，再次感到快乐并充满希望。我将在第三部分对此进行更详细的介绍。

激素风险：最重要的两个时期

甲状腺问题

甲状腺是个重要的小腺体：它会释放三碘甲状腺原氨酸（T3）和甲状腺素（T4）两种激素，控制身体的代谢。有时甲状腺产生的这些激素过多（甲亢），会导致体重减轻、心跳加快和手颤等症状；有时它产生的激素太少（甲减），会导致相反的症状，如体重增加、感觉寒冷、心率低等。

事实证明，女性比男性更容易患甲状腺疾病。高达 1/8 的女性会经历这类疾病。甲状腺疾病也会干扰月经周期，导致妊娠和绝经期出现问题。同时，甲状腺疾病可能会导致类似轻度痴呆的认知问题，这就是为什么甲状腺功能在痴呆的临床评估中是例行的筛查项目，我将在第二部分对此进行详述。

妊娠期和绝经期

正如本书反复强调的，激素每天都会影响女性的大脑健康和幸福。这些影响通常是很微妙的，难以捉摸，除非是在排卵期或者月经马上到来之前。如果你和我一样，你可能在每月的这几天也有一些个人的应对策略。我会为自己准备一个应急的巧克力桶。然而，本书的目的是帮助女性制定一个可以持续一生的策略，其中仍然包括巧克力。

这一点至关重要，因为有越来越多的证据表明，终身保持雌激素水平可能是女性长期认知健康的一个重要指标。换句话说，女性体内雌激素循环的时间越长，生育年龄越长，其大脑似乎就越年轻、越健康。

大多数女性的生育寿命约为 40 年。有些人的生育寿命较长，她们在 13 岁之前就初潮，并且比大多数人的绝经期更晚，到 50 岁中后期才结束。另一个极端是生育寿命相对较短的女性，在某些情况下甚至短至 15 年。较短的时间跨度可能是因为她们的月经初潮时间比普通人晚，而绝经期提前，或为自然绝经，或为手术绝经。事实证明，女性生育寿命越长，患年龄相关疾病的风险越低；而生育寿命越短，认知能力下降甚至痴呆的风险就越高。

在接下来的章节中，我将花时间介绍很多可以增强激素健康，从而延缓绝经期的因素。我还将介绍需要注意的负面因素，尤其是那些可能使更年期提前的因素。

最后，女性生育生涯中最重要的两个时刻——妊娠和绝经期，伴随着巨大的激素变化，对大脑的影响也同样巨大。考虑到妊娠和绝经期对女性健康的重要性，以及它们对女性心理的影响仍然存在很多污名，第 4 章完全是针对这些状态而写的，因为你肯定"处于某种状态中"！

环境和生活方式：警惕外部侵扰

我们的身体具有从外界侵扰中恢复的非凡能力，只要我们不从外部引入新的侵犯者来不断削弱身体的防御能力。外部侵犯者包括环境和生活方式，受污染的环境和不健康的生活方式是必须持续处理的问题来源，两者都会对认知健康产生特定的影响。值得注意的是，它们对女性和男性的影响各不相同。在这里简单概括一下。

首先，不论男女，健康的饮食对保护大脑都至关重要。但事实证明，女性需要更有针对性的饮食，在某些情况下，还需要特定的补充剂。此外，缺乏体力活动与男女认知恶化的风险增加密切相关，但女性的体力活动往往比男性少，这可能导致她们需更多承受久坐不动这一不良生活习惯造成的恶果。

教育程度低和缺乏职业成就感，也是增加男性和女性患阿尔茨海默病风险的生活方式因素。然而，从历史上来看，女性接受高等教育和职业得到发展的机会较少，这很可能是目前女性阿尔茨海默病发病率较高的原因。当然，这种情况在世界上的大部分地区正发生改变，很可能有助于保护新一代女性免受这一重大不利因素的影响。同时，智力激发对于保持大脑的活跃度非常关键，是预防认知退化的重要手段。所有这些因素都可以调整和纠正，更重要的是你可以自己控制。在第三部分中，我们将了解如何做到这一点。

我们还将讨论压力、睡眠、社交互动、吸烟、毒素暴露和药物反应，以及最终对女性影响更大的文化和社会因素。这方面一个典型的例子是"照顾者负担"，它对女性的影响比男性更大，因为女性更可能担当照顾家人的角色，不管家人是生病还是遭遇其他情况。

那么男性呢？有没有什么因素是只增加男性的风险，而女性却安然无恙的？有点儿讽刺的是，令男性比女性更容易患阿尔茨海默病的主要因素是，生活中缺少一个女人。与已婚或有伴侣的男性以及未婚或丧偶的女性相比，一直单身的男性或者丧偶的男性似乎有更大的患病风险。这可能是因为，传统上女性一直承担着照顾家庭的责任，不仅要保证每个家人的健康饮食和卫生习惯，还要在必要时悉心照顾生病的配偶。当然，完全有可能（在逻辑上也说得通）真正起作用的是一种关怀的关系，而不是性别。尽管如此，到目前为止的数据表明，女性在照顾人这方面是专家。我希望本书能帮助我们更好地照顾自己。

好的，深呼吸。到现在为止，你已经读完了复杂的统计数据部分！我想我们可以坐在一起吃点儿巧克力或者以其他更带劲的方式放松一下，但在此之前，还有一些非常好的消息要宣布。我们之前提到的所有风险因素都是可控的，并且在许多情况下是完全可逆的。在接下来的章节中，我们将讨论一系列被证明可以提高记忆力、缓解情绪、控制压力水平、重新激活新陈代谢的策略。这些专门为女性设计的做法，可以帮助女性，而不是伤害女性，从而使女性的大脑保持快乐、富有营养和活力。

第4章

从孕期到绝经期的大脑变化历程

最早开始从事阿尔茨海默病的研究时，我从未想过自己有一天会研究激素的变化，更别说专门写一本关于激素变化的书了。尽管我们早就知道激素会影响大脑健康，但有关激素健康和女性认知健康之间紧密联系的一系列证据是相对较新的发现。事实证明，和以往人们印象中不同的是，激素更像是一位盟友，而激素水平的下降则是一个问题。

这并不意味着女性的行为是由激素控制的。很明显，激素并不决定性别差异，而性别刻板印象本身既有限又在逐渐消失。生物遗传只是一种与许多其他因素相互作用的力量，它与情感、文化、社会因素，以及个体的性格和自我表达相结合。考虑到这一点，承认激素对女性大脑和身体的巨大影响不仅不会阻碍女性，反而会让女性在科学的支持下做出更明智的决定。更好地理解女性大脑如何工作，是非常关键的一步，它可以使我们更加聚焦于女性在生命各个阶段的健康状况，并拓宽对女性健康的关注度。

让我们看看这些强大的激素及其在女性大脑中的作用，从孕期的起伏到绝经期之后的急剧下降。

多种激素共同维护女性健康

到目前为止，我们主要讨论的是雌激素，但另外三种关键的激素也会对女性的大脑和身体产生深刻的影响，因为它们会在整个月经周期中波动。它们是孕酮、促卵泡激素和黄体生成素。

如图 4-1 所示，女性经期的最后一天结束之后，身体开始为下一次排卵做准备。促卵泡激素刺激卵巢产生成熟卵子。这个成熟过程会产生雌激素（主要是雌二醇）。在月经周期里，孕酮低时雌激素高，反之亦然。具体而言，在月经周期的前半段，雌激素状态很好，水平很高，这让女性感觉自己很"性感"，同时促进子宫内膜的生长，从而为卵子提供养育婴儿所需的支持，孕酮紧随其后，等待着好消息。

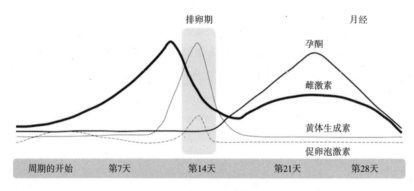

图 4-1　月经周期的性激素

在排卵过程中，成熟的卵子被释放到其中一个输卵管中，并进入子宫。如果它与精子接触并受精，那么女性就受孕了。但是如果卵子没有受精，另一种激素黄体生成素会达到峰值，然后开启所谓的黄体期。雌激素水平下降并自然退出，让位于孕酮，孕酮继续消除雌激素的作用，同时破坏子宫内膜。卵泡期形成的厚厚内膜和血液将离开身体，于是，月经开始，一个新的周期开始了。

由于雌激素在大脑中的能量和情绪提升效应，大多数女性在月经周期的前半段感觉更快乐，也更活跃。在排卵期（周期的中间阶段），雌激素开始下降，为孕酮的增加做准备，很多女性一开始会感到紧张或急躁，但之后就会平静很多。这是因为孕酮是一种舒缓并促进睡眠的激素，会对全身产生多种效应。这些效应中有许多可以归因于它对雌激素的平衡作用，这两种激素协同工作，相互补充，相互制约。想象一下，雌激素和孕酮坐在跷跷板的两端，在女性的月经周期里有节律地上下移动。然而，35 岁以后，女性身体里孕酮的分泌量开始逐渐减少。当孕酮水平下降时，雌激素水平会在跷跷板的另一端上升。这个变化的幅度会越来越大，孕酮水平最后跌落到底部。当孕酮水平变得较低或者失衡时（有经前期综合征困扰和在围绝经期的女性即如此），女性往往会经历失眠、焦虑、偏头痛、痛苦的经期、易怒甚至暴怒。由于孕酮也是一种天然的利尿剂，它的减少也会让身材变得浮肿。

虽然睾酮本身不是一种"女性"激素，但它也参与这个过程。男性的睾酮大约是女性的 10 倍，不过女性也会产生一些睾酮。这种激素有助于调节性欲，同时调节骨骼、肌肉群和脂肪的分布。当睾酮水平特别低的时候，女性不仅会性欲减退，而且会体重增加、精力不足。相反的情况也有可能发生。例如，多囊卵巢综合征是导致不孕的常见原因，患有此疾病的女性睾酮水平很高，会出现类似绝经期的症状，包括月经不规律、睡眠困难和胰岛素抵抗。

由于下丘脑－垂体－性腺轴（HPG 轴）这一高度特化网络的存在，女性大脑与卵巢以及体内所有激素持续相互作用。这个网络的名字来源于两个直接参与生殖周期的大脑结构——下丘脑和垂体。如图 4-2 所示，下丘脑位于大脑深处，垂体是下丘脑下方的一个小腺体。下丘脑负责刺激卵巢中雌激素和孕酮的产生，而垂体同时分泌促卵泡激素和黄体生成素。激素在 HPG 轴上的相互作用会受到身体反馈机制的调节，这个反馈机制日复一日地实时向大脑汇报，贯穿女性的一生。

下丘脑不仅与卵巢有关，还与大脑的许多其他部分有关，包括大脑的记忆和情感中枢（海马和杏仁核），以及另一个被称为后扣带皮质的区域，它负责记忆个体做过的所有事情和去过的所有地方。额叶皮质是大脑最大的部分，涉及注意、语言和推理，这些区域同样紧密相连。如果你还记得第 1 章的内容，就会知道这些脑区在女性身上的彼此关联度比男性的更高。

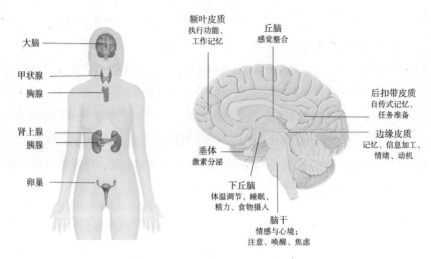

图 4-2　女性神经内分泌系统

此外，HPG 轴与两个脑结构相连，它们位于大脑最原始的部分，也就是脑干。这两个结构分别是中缝核和蓝斑核，前者是情绪调节激素血清素的主要来源，后者负责战斗 – 逃跑反应。所有这些区域都是大脑雌激素网络的一部分，对雌激素水平的变化迅速做出反应，这也有助于阐明激素对女性大部分的认知和情感生活所发挥的作用。

只要激素可以和谐地彼此支持并相互调节，这个复杂系统就会运作良好。但是，有两个重大的事件会打破这种微妙的平衡：一是怀孕，以及随着婴儿到来后的一系列麻烦；二是它的对立面——绝经，绝经期的开始意味着女性生育寿命的结束。虽然怀孕和绝经完全是两码事，但它们都会对女性的大脑产生强烈的影响，进而影响女性的心智能力。

怀孕：小事，还是灾难

很多人从亲身经历中了解到，从零开始创造一个生命不是一件小事。怀孕预示着一名女性的身体将发生巨大的变化，因为此时的女性身体实际上成了另一个生命的"初始家园"。当女性听到一声新的心跳，感受到体内的第一次胎动时，会体验到无与伦比的快乐。

怀孕的一个标志是性激素急剧上升，雌激素和孕酮的水平是正常情况的15 ～ 40 倍，以让身体做好孕育胎儿的准备。孕妇的肚子越来越大，脚踝肿胀，背部疼痛。与此同时，催产素的激增提示子宫即将收缩，同时让乳房做好产奶的准备。但变化并不止于此。很多女性提到，给世界带来新生命，对她们的大脑产生了重大影响。在孕期的某个时刻，许多女性会问自己："这一小簇的快乐是否偷走了我的身体、我的生活？哦，不，甚至是我的大脑？""孕脑"指的是大脑中有时伴随着怀孕而出现的健忘、注意力不集中和精神恍惚的感觉。激素是否会用某种方式挟持女性的大脑呢？

女性的身体会出现与孕期类似性激素水平的阶段只有青春期。研究表明，青春期不仅引起了体内激素的变化，还刺激了大脑结构和组织的剧烈变化。从子宫内的发育期到青春期，男孩和女孩大脑中的神经元都在快速疯长。婴儿的大脑包含超过 1 000 亿个神经元，构成的神经细胞数与银河系中的恒星数相当。在童年早期，突触（神经元之间的连接）以每秒高达 200 万次的爆炸性速度进一步发展。然而，随着孩子的成长，许多突触会由于一种叫作修剪的消除过程而遭到丢弃。到了青春期早期，在其大脑将自己塑造成更成熟的形式时，大约一半的原始突触会脱落。

新的研究让我们知道，类似的"重塑"发生在怀孕女性的大脑深处。一项在怀孕前后对女性进行脑部扫描的开创性研究发现，大脑中与处理并响应社会信号相关的区域在孕期发生了重大改变。女性的大脑好像在为婴儿出生后收集新信息腾出空间。有趣的是，这些惊人的变化在孩子出生后 2 年内仍然存在，当女性看到自己孩子的照片时，发生变化的这些脑区会在屏幕上亮起，激活程度与母亲与孩子之间的依恋程度直接相关。这些变化非常一致，以至于基于这些数据的计算机算法能够成功地将孕妇和没有怀孕的对照组女性区分开来。可以说，这种大脑的"改头换面"与女性的成熟和特化过程有关，怀孕可以让女性更加专注，并适应婴儿的需要。基本上，怀孕期间出现的健忘或迷糊并不会一直存在。你实际上正在打造一个全新的自己。你的大脑正忙着翻新空间和路径，以便你更敏锐地回应无数的母性要求。正是这种重塑的强度让女性注意到记忆和注意力的变化，这样一来，一切就都不足为奇了。

真的有"孕脑"吗

"孕脑"是一种非常著名的现象。不管这个词看起来多么可爱，它都可以被广义地描述为"一位母亲被各种琐事、噪声和孩子的需求压得喘不过气来，导致健忘的一种精神状态"。它指的是一种相当令人不安的感觉：你走进一个房间去拿东西，却忘了进来是为了什么；或者忘了把电卷棒的插头拔了；又或者在最后一分钟才想起当天约好了要带孩子去找小伙伴玩或参加足球练习。有一次，我把一辆空的婴儿车一路推到了超市，因为我不知怎么居然忘了保姆带着女儿去公园玩了。这样的例子数不胜数。这种新的"行为模式"如果一天中发生好多次，会让人非常恼火。丢钥匙、爽约和放错包都是家常便饭。

虽然并非所有的研究都认可，但一些证据表明，女性在怀孕期间和生产后，各种认知技能，尤其是记忆力，会经历明显的变化。

"她"研究

对 14 项不同研究的分析发现，新手妈妈通常在记忆测试中表现不佳，这些测试对自由回忆和工作记忆的要求很高。自由回忆是指记住列表中项目的能力，而工作记忆是指同时记住许多事情的能力，类似于计算机的内存。

值得一提的是，女性所生孩子的数量越多，记忆困难的情况就越明显，而这个因素似乎对父亲没有任何影响。这个问题到底是来自新手妈妈所面临的多重任务冲击，还是因为女性大脑的变化？这是一个很好的问题。在此，我可以激动地回答：两者都有！

虽然大多数妈妈的感觉可能不像以前那么敏锐，但她们的大脑容量绝对没有改变。你的智商没有丝毫变化，但你的优先级变了。举个例子，一个普通的妈妈在宝宝出生的第一年，有可能累积高达 700 小时的睡眠债务，全天候、全心全意照顾宝宝的时候，大脑的潜能都被耗尽了。任何一个人，如果他的睡眠量只有平时的一小部分，同时还要兼顾最基本、最重要的新任务，即便是聪明绝顶的大脑也受不了。睡眠剥夺、激素水平剧变、全新的角色等因素混杂在一起，都在考验新手妈妈能不能挺住。

考虑到无论在哪个阶段的母亲都面临着艰巨的任务，我的建议是，尊重并意识到这一点，善待自己。尽可能寻求帮助，让生活中的其他方面尽可能简单，以助你承受这一切。就在你认为你已经见识过所有的风浪时，生活将变得更加"有趣"。当你着手处理这个女性版"不可能的任务"时，是时候为自己定制一个专属游戏计划了，你可以让不可能变成可能。

当心两种妊娠并发症

怀孕带来的大多数变化，如小腹隆起、疲惫、对奇怪食物的渴求，都是健康的、暂时的、无害的。但是，怀孕可能会导致两种医学上的并发症，对心脏和大脑的健康产生长期的影响，因此需要非常认真地对待。

这两种并发症是：

- 妊娠高血压（先兆子痫）
- 妊娠糖尿病

这两种情况都不同于"普通"的高血压和糖尿病，因为这些状况与怀孕相关，通常会在婴儿出生后就消失。然而，研究表明，它们也可能是一个信号，预示着这些女性将来在绝经期前后更容易患心脏病。

"她"研究

在一项亲子的纵向研究中，研究者观察了 3 400 多名女性的怀孕情况，并对她们进行了近 20 年的追踪调查。当这些女性到了 50 岁时，在孕期时患先兆子痫的女性患心脏病的概率比孕期没有患先兆子痫的女性高 31%。患有妊娠糖尿病的女性在绝经期后患心脏病的风险比未患此病的女性高 26%。此外，患有先兆子痫的女性更可能早产并生下体重不足的婴儿，而患有妊娠糖尿病的女性更可能生下体重超重的婴儿。

好消息是，预防性干预措施可以确保母亲和婴儿在整个孕期和未来几年都保持健康。以上问题通常可以完全避免，只要女性在怀孕期间保持健康的体重增长、温和且有规律的运动，以及在怀孕前和怀孕期间保证健康的饮食。话虽如此，对所有这些因素都小心翼翼的女性仍然可能患上先兆子痫或妊娠糖尿病。如果你在怀孕期间出现了其中任何一种情况，最好和医生谈谈，随时跟踪你的血压、血糖和胰岛素水平。而如第二部分将详述的，控制体重和胆固醇水平等心脏风险因素也很重要。

产后抑郁症：应尽早寻求帮助

虽然婴儿的出生会引发一系列强烈的情绪，如兴奋、喜悦、恐惧、焦虑等，但它也会引发意想不到的情绪——抑郁。

"她"研究

最近的研究表明，多达 70% ~ 80% 的新手妈妈在分娩后的头两周会出现一些抑郁症状，通常包括情绪波动、哭闹、焦虑和睡眠困难，主要由分娩时激素的剧烈变化引起。

然而，大约每 10 个新手妈妈中就会有 1 个经历更严重的情况：发现自己在数周甚至更长的时间里都在与深深的悲伤、强烈的焦虑甚至自我价值感的丧失做斗争。这种情况称为产后抑郁症。如果不加以治疗，它会严重影响女性正常的日常生活能力。另一种可能但不常见的情况是患上一种叫作产后精神病的心境障碍。这种极为罕见的疾病的症状可能包括幻觉、偏执，以及更罕见的伤害自己或他人的想法。

产后抑郁症和产后精神病长期以来都遭到社会的污名化。长期以来，整个社会非但没有支持和帮助女性治愈这些创伤，反过来还攻击她们，将她们归类为"疯子"，甚至指责她们是女巫或巫术的受害者。非常值得注意的是，直到1994年底，精神病学界才认识到产后抑郁症是一种真实的疾病。因此，女性对公开谈论这一问题感到担忧毫不奇怪。2005年，波姬·小丝（Brooke Shields）借助她身为名人的影响力，通过公开分享她与产后抑郁症斗争的经历，提高了人们对这个历史上女性一直默默忍受的疾病的认识。现在，十多年过去了，产后抑郁症已经成了一个家喻户晓的专业术语，患者通常能够得到所需的服务，以克服抑郁症，恢复健康。孕妇通常会定期产检，由妇产科医生进行筛查，产后由儿科医生在婴儿检查期间进行筛查。

患有产后抑郁症并不是性格缺陷或弱点的一种反映，恰恰相反，这是一种分娩的生理并发症，需要坚强的性格才能控制和克服。如果成为一名新手妈妈给你带来了焦虑或抑郁的感觉，而这种感觉似乎比当前面对的其他挑战所引发的感觉更为强烈，那么你所经历的可能是一个公认的医学问题的症状。

无论你是在经历产后抑郁症的症状，还是对做母亲所必经的剧烈不适做出反应，你能为你的宝宝、家人和你自己做的最好的事情，就是去看医生并对医生如实相告。请放心，这些症状现在都可以得到有效治疗。它们往往是由于还没有明确的医疗方案所造成的。就在前几年，FDA批准了别孕烯醇酮作为第一种专门治疗产后抑郁症的药物，希望不久的将来有更多的治疗选择。产后抑郁症的治疗在症状初显时即开始，往往效果最好，因此，当有疑虑时，应尽早寻求帮助，而不要拖延，确保你可以获得需要的任何帮助。

所有的新手妈妈，无论你是经历了产后抑郁的阴霾、情绪波动，还是筋疲力尽，我都感同身受。初为人母时的身份调整是非常有压力的，你要学会适应新的角色、平衡对自己和宝宝的照顾，更不用说还要兼顾其他孩子和家庭成员。所有这些无法避免的事情叠加在一起，给你造成了巨大的负担。我向你保证，这种像交通大塞车的需求不会永远持续下去。但是，当你深陷其中时，本书第三部分描述的生活方式的改变和精心挑选的营养补充剂可以帮助你在前行的过程中缓解症状，感觉更好。

绝经期：女性健康的转折点

现在让我们来到生育期的另一端，在那里我们遇到了绝经期，又叫人生变化，或者是特殊时期。不管它叫什么名字，所有女人都会经历绝经期——这是女性激素水平下降、失去生育能力的时期。有些女性迫切地期待着这一刻的到来，感觉终于可以从怀孕的担忧、经前情绪波动，以及每月一次的月经和痛经中解放出来了。而对另外一些女性来说，绝经期是一种掺杂着复杂情绪的棘手状况，因为她们要开始考虑和青年时代截然不同的状态，尝试思考老龄的问题，并开始思考这一切对于女性意味着什么。

无论从哪个角度看，绝经期都是女性生命旅程中不那么美好的篇章的开始。这一篇章有可能会带着女性坐上一段狂野的过山车，最早从 30 岁开始，很容易持续 10 年或更长时间。从潮热、哭泣，再到失眠、健忘，绝经期对很多女性来说都是一个非常令人不安的时期。虽然有些女性几乎没有注意到这种转变，但很多女性却饱受潮热、关节疼痛、乳房酸痛、性欲减退的困扰，还会增加患上一系列可能对身体和大脑都产生负面影响的疾病的风险。

尽管绝经期常常伴随着巨大的生理和情感困扰，公开谈论绝经期仍然是一个禁忌。一些女性觉得她们独自经历了这些变化，而许多女性仍然不愿意公开讨论她们的症状。通常，当女性鼓起勇气提出这个问题时，不管是家人还是医生都面露疑惑或者不屑一顾。一些女性甚至没有意识到自己的经历和绝经期有什么关系。许多女性从一开始就对这些症状的出现感到尴尬，并努力掩饰。在鼓吹年轻的文化中，绝经期这个词似乎与年轻存在负面的联系，似乎是退化和羞耻的标志，而不是更有智慧、成就和思想的标志。因此，绝经期往往是大家都避而不谈的问题，大家把好奇心、理解和支持拒之门外，而不是去直面它。

然而，随着越来越多的女性以更加公开、自信的方式讲述自己的经历，情况正在发生变化。女演员金·凯特罗尔（Kim Cattrall）因在《欲望都市》（*Sex and the City*）中饰演萨曼莎而闻名，她这样描述许多女性都体验过的绝经期经历："通常前一秒你还好好的，但下一秒你就像置身于一个沸水缸中一样浑身发烫，接着又像有人突然从你脚下把地毯抽走一样失去稳定状态。"《X 档案》（*X Files*）的女演员吉莲·安德森（Gillian Anderson）说，她感觉自己的生活正在分崩离析，多年来都无法好好处理任何事情，直到度过绝经期。乌比·戈德堡（Whoopi Goldberg）非常坦率地讨论了许多女性在激素下降时性欲减退的问题，睡眠不足、健忘、在公共场所尴尬地突然出汗，在某些情况下有强烈的沮丧感等，这样的情况比比皆是。

2018 年，很多人对 55 岁的著名设计师凯特·斯派德（Kate Spade）自杀的消息感到震惊。就在几年前，50 岁的时装设计师劳伦·斯科特（L'Wren Scott）也遭遇了相似的命运。我们忍不住想，激素的变化是否在某种程度上导致了她们的悲惨命运。

我们永远无法知道这两起悲剧的真相，但我们知道，中年女性的自杀率近年来上升了近 60%。显然，有些事情正在默默发生，不能简单解释为中年危机或者不幸。评估这些统计数据还需要对女性目前在社会中面临的许多复杂且隐秘的挑战进行广泛的审视。本书已开始关注女性健康的这一重要方面，只是到目前为止，它都还没有引起大家的重视。

仅在美国，每天就有大约 6 000 名女性进入绝经期。许多女性对此完全措手不及。因为对绝经期缺乏了解，许多女性对自己的经历感到困惑，常常觉得被自己的身体出卖了，甚至觉得被医生骗了。有报道称，多达 80% 的绝经期女性有可能出现真正的神经系统症状，并且患痴呆的风险增加，这又进一步提高了后续的风险。

然而，不仅仅是那些自然绝经的女性面临雌激素丧失这一后果的潜在风险，每天都有女性因为手术或癌症治疗而进入绝经期。在美国，大约每 8 名女性中就有 1 名在自然绝经期之前接受卵巢切除术，在欧洲也有类似的比例。切除卵巢可能挽救了安吉丽娜·朱莉的生命，但这一选择也意味着她的身体将提前进入绝经期。

坏消息是，如果女性在绝经期之前切除双侧卵巢（甚至只切除一侧），记忆力下降和痴呆的风险都会更高，有时候甚至高达 70%。除此之外，焦虑和抑郁的风险也会增加，这是另一个在医疗实践中尚未解决的问题。大多数女性根本没有意识到这一点。事实上，大多数医生也没有意识到。但是，请振作起来！正如第三部分将讨论的，新的研究表明，术后的激素治疗似乎可以降低这些风险，至少对一部分女性来说如此。这表明这种治疗很可能有一个关键的治疗窗口，让女性可以保护自己的大脑免受不利影响。至于其他的解决方案，我们将在下一章中讨论。

关于绝经期的六大常见误解

所有这些新的研究都迫使我们正视这样一个事实：到目前为止，无论是母亲告诉女儿的信息，还是医生教给医学生的信息，我们所听到的关于绝经期的几乎所有信息，都是错误的，或者至少是有误导成分的。许多女性患者告诉我，她们最大的挑战之一是如何找到有用的信息，并且是可信的。因此，本章的目标是帮助女性了解她们的大脑和身体发生了哪些变化，以掌控不断变化的医疗需求。

我的研究遇到的一个问题是，关于绝经期的错误信息实在是太多了，让大家很难区分迷思和事实。因此，在开始寻找解决方案之前，我们迫切需要打破一些有关绝经期的常见迷思。

迷思 1：绝经期发生在年老的时候。

事实：绝大多数女性在 40 多岁至 50 多岁的时候就会进入绝经期。

所有的女性，在大约 42 ～ 58 岁都会经历绝经期。在大多数工业化国家，女性平均在 51 岁左右进入绝经期。有些女性在 42 岁之前就进入了比一般人更早的绝经期，被称为"早更"。这种情况甚至可能更早地发生在卵巢被手术切除的女性身上，不管是单独切除卵巢，还是与子宫一起切除（子宫切除术）；或者发生在因为其他原因，比如囊肿或服用去除体内雌激素的抗癌药物导致卵巢停止工作的女性身上。

迷思 2：经期有一天会突然停止。

事实：绝经期会持续好几年。

很多女性相信有一天月经会突然停止，绝经期就这样结束了。大多数女性希望一切真能这么简单。绝经期被定义为最后一次月经期，需要连续 12 个月没有来月经才能确认。但是，引起绝经期的激素变化发生在相当长的一段时间内，卵巢需要 1 ～ 8 年的时间才会正式退休，从而彻底结束绝经期。

当女性的身体处于绝经的过程中时，月经周期通常变得不那么频繁并且更加不规律，激素水平开始波动。这一阶段被称为围绝经期。虽然女性在围绝经期仍然会经历月经周期，但月经周期的持续时间和循环性激素的水平都变得十分不稳定。除对月经周期的扰乱之外，围绝经期还会导致身体和情绪的变化。由于月经周期在这段时间变得不那么频繁，大家都越来越习惯错过经期，往往也很难知道经期在什么时候真正停止。当然，对那些手术切除卵巢的女性来说，情况就非常不一样了。她们会从规律性来月经的阶段，突然就进入绝经期。

迷思 3：绝经期之后，女性身体停止分泌激素。

事实：绝经期的女性会继续分泌激素，但激素的种类不同。

虽然女性在绝经后激素的分泌量显著减少，但并没有完全停止，比如身体还会分泌一点点雌激素。弄清楚这一点很重要，虽然我们总是把雌激素看作一种激素，但实际上，雌激素有三种类型或者说亚型：雌二醇、雌三醇和雌酮。在本书中，除非有必要具体讨论每一种类型，否则我会用"雌激素"这个词来作为这三种类型的综合总称。

当医生谈到"雌激素"的时候，通常指的是雌二醇，它是三种类型中最强的一种。雌二醇在生殖期内由卵巢产生，绝经后其水平显著降低。雌三醇主要是在怀孕期间产生。雌酮是绝经期之后女性身体中最常见的雌激素，它不是由卵巢产生，而是来自脂肪。所以在绝经后，仍然会有些雌激素在发挥作用，主要是雌酮。但是，雌酮并不如雌二醇那么强效，因此绝经后，女性身体会出现各种症状和失衡。

迷思 4：绝经期对所有女性的影响都是一样的。

事实：女性体验到的绝经期各不相同。

所有女性都会经历绝经期，但每个女性经历的绝经期都各不相同，症状的类型和程度也因人而异。一些女性报告说，除月经变得不规律并最终停止之外，身体没有其他任何变化。另外一些女性则有很多症状，从每天的潮热和盗汗，再到更极端的症状，比如疼痛，甚至出现被电击的感觉。

绝经期的有效诊断因为西医的另一个常见医疗手段，即依赖"一刀切"的方法而变得复杂，这是从医生开始治疗女性以来对女性健康的误解和边缘化的陋习。好在越来越多的人认识到，每个女性都是独一无二的，会经历与其他女性不一样的绝经期体验。因此，每个女性都需要个性化的治疗。

迷思 5：绝经期只影响女性的身体。

事实：绝经期女性会经历生理和心理两方面的变化。

女性在四五十岁，甚至更早的时候就开始失去雌激素，这是因为神经内分泌系统正处在过渡期。顾名思义，神经内分泌系统包含着大脑（神经系统）和生殖器官（内分泌系统），因此，两者均会受到影响。如前面所述，绝经期的很多标志性症状始于大脑。

然而，如果讨论绝经期依然是禁忌的话，那么它对心理健康的影响就无法成为茶余饭后的话题。这样一来，很多女性会对这件事情担忧得要命，但不知道该向谁倾诉。我想在这里告诉你：你没有疯。你的大脑正在发生变化，你的身体和心理健康也在变化。如果你正在经历这些变化，要知道这是你对你大脑和身体内部发生的一切的一种完全正常的反应。当然，这个过程会令人不快，甚至让人感到害怕，但是，谢天谢地，你没有什么问题。由于我们对这一转变有了新的理解和尊重，有很多方法可以让你健康自信地度过这段人生，本书就是为了帮助你更轻松地走过这一转变。

迷思 6：女性无法控制绝经期。

事实：虽然生活中有些事情我们无法改变，但有些事情我们完全可以控制。

影响女性绝经期的因素有很多，其中有些是无法控制的，而另一些是完全可以干预的。你不能改变的一个因素是，绝经期在某种程度上与基因有关，因此你经历绝经期的年龄很有可能和你母亲经历时的年龄差不多，但也并不绝对，因为有些女性并不遵循这样的规律。如果你的母亲在 40 岁时进入绝经期，但她的姐妹和母亲都在 50 岁左右进入绝经期，那么很难说你会像谁。但通常，如果家族中的大多数女性，包括你母亲在内，进入绝经期更早或更晚又或者处于两者之间，你对自己进入绝经期的时间也会大概有个数了。

关于绝经期的体验，母亲和女儿也有类似的地方。如果你母亲没有绝经期症状，你也很有可能没什么症状。相反，如果她出现了各种症状，你也很有可能会出现这些症状，除非你积极采取预防措施，避免那些可能触发症状的行为。

有相当多的非遗传因素可能使绝经期症状提前出现并加重，而另外一些因素可能会让这个过程更加缓慢且平稳。当然，我们的目标是让绝经期尽可能缓慢且平稳。例如，在生活方式上，没有比吸烟对卵巢的伤害更大的了。如果你吸烟而你母亲不吸烟，你可能会比她更早进入绝经期。如果她吸烟而你不吸烟，你可能会比她更晚进入绝经期。影响绝经期的其他生活方式因素还包括饮食、运动、睡眠质量、压力水平，甚至各种药物。我们将在第三部分讨论这些因素。

绝经期的大脑症状

我们已经打破了绝经期的迷思，现在让我们更深入地了解绝经期变化对女性大脑的具体影响。对于那些仍然坚持把绝经期作为性别歧视笑话来讲的人，特别需要澄清的是，绝经期的雌激素消退不仅仅会导致潮热，还会带来一些更严重的问题，比如记忆力衰退和认知能力下降的风险有所增加。下面将介绍绝经期最常见的"大脑症状"。在这些症状中，即便不是全部，也有很多症状是可控的，而且可以通过遵循后面章节中罗列的方法，让症状完全逆转。绝经后的女性也将从本书提供的生活方式和医疗决策中获益，所有这些建议都已经被证明可以保护大脑、振奋精神，并适用于任何年龄段的女性。

脑雾和记忆力衰退

40岁以上的女性经常会抱怨"脑雾"、疲劳、健忘或者难以集中注意力，这种情况很常见。许多女性觉察到的记忆力衰退是真实存在的，而且可能在更年轻的时候就开始了，但随着激素水平的下降，情况会恶化。研究表明，高达60%的女性在经历围绝经期时，注意力和头脑清晰度都有所下降。绝经期相关的认知变化发生在四五十岁的女性身上，也有可能更早。女性可能会在正值壮年的时候突然经历绝经期，仿佛有人把地毯从脚下抽走了。对一些女性来说，认知能力会在绝经后的几年内恢复。但对其他很多女性来说，情况并非如此，而且可能进一步恶化，甚至在几年之后演变为痴呆。

潮热和盗汗

女性都清楚，潮热并不是真正的"热"。潮热以及在夜间出现的盗汗，是一种血管舒张的现象，表明大脑正在经历"全球变暖危机"。出汗确实是大脑不能正常工作的一个信号，说明它当下未能适当调节体温。

潮热出现时，一些女性会突然感受到一种突如其来的强烈热浪冲击，使她们的脸和脖子发红、过热；有时候，外在的表现和内在的感受一样明显。另一些女性则是先热后冷。热浪有时候会引起不规律的心跳或是心悸，甚至头痛、发抖和头晕。考虑到所有这些症状，这真的不是一件轻松的事情。

一次典型的潮热可以持续 30 秒到 10 分钟，有些还可能持续一个多小时。潮热的严重程度在不同女性身上各不相同。平均而言，只有 3% 的女性不必忍受盗汗的苦恼，另外有 17% 的女性只有轻微的、可以忍受的潮热。但是，绝大多数女性会经历严重的潮热，这给她们的生活带来相当大的压力。

直到最近，专家还认为这些突然而强烈的潮热只是暂时性问题，在女性经历最后一次月经周期之后，她们受潮热影响的时间不会超过 3 ～ 5 年——这就是所谓的"暂时性"的定义。

事实上，对许多女性来说，潮热会在绝经后持续很多年，尤其是现在抽烟或者过去曾经抽烟的女性，或者是超重的女性，以及有压力、抑郁或焦虑的女性。这让我们更有理由去关注这些问题。说真的，如果男性也有潮热的困扰，我们可能早就找到解决办法了！

此外，虽然大多数人坚持认为潮热只是生活质量的问题，但最近的研究对此提出了质疑。研究表明，更早出现潮热的女性的血管内皮功能往往较弱，这表明她们的动脉正在失去收缩和放松的能力，会增加她们未来患心脏病的风险。由于目前的诊断测试并没有准确到足以预测年轻女性患心脏病的可能性，潮热也许可以起到积极的警示作用，提醒有潮热的年轻女性尽早检查。本着乐观的心态，我们可以将这看成是一种令人不太舒适的正面作用。

睡眠障碍

除了失去对内部温度的控制，绝经期女性的大脑在调节睡眠 - 觉醒周期方面也举步维艰，这表明激素水平下降是许多女性睡眠问题的触发因素。失眠是绝经期的常见症状，常伴有盗汗、抑郁和认知障碍。当然，如果一个人睡不好，他的情绪和最终的心理平衡无疑也会受到影响。此外，睡眠对于记忆的形成和可导致阿尔茨海默病的淀粉样蛋白沉积的清除是必不可少的。因此，让忙碌的头脑得到休息，从长远来看至关重要。

情绪低落与抑郁

激素水平下降也会影响情绪，常会导致抑郁症状。快乐的生活变成了以泪洗面，或者快乐的时光之后紧接着是一连串糟糕的日子，这些状况哪怕是最处变不惊的人也无法忍受。还有一个非常棘手的问题，绝经期引起的抑郁症状很难与其他原因引起的抑郁症状区分开来。

除了与怀孕相关的抑郁症，抑郁症还包括可能具有更强遗传成分的重性抑郁症，以及情境性抑郁症，后者发生在特定的创伤事件之后，比如失业或者家庭成员的死亡。确定患者患的是哪种抑郁症很重要，因为病因不同，治疗方法可能会有很大差别。很多时候，女性去看医生讨论绝经期的问题，然后会带着抗抑郁的处方药离开。虽然在一些情况下确实需要抗抑郁药，但我们也可以或应该采取其他策略来专门处理和激素有关的抑郁症，才算对症下药。

压力增加

绝经期肯定会引起压力，而压力会使绝经期的大脑的症状逐渐恶化。压力本身起源于大脑，而对压力的复原能力主要掌握在激素的手中。让我们仔细分析。所有的性激素都是通过一系列步骤产生的，从胆固醇开始。胆固醇是做血常规检测中必查的一种特殊脂肪。身体利用胆固醇产生一种叫作孕烯醇酮的激素，它也被称为"性激素之母"。孕烯醇酮可以转化为孕酮，孕酮可以用来制造雌激素或者睾酮。只要没有压力，这个过程就像是按照节拍唱歌那样井然有序。

然而，当你处于压力之下时，另一种激素就会扰乱整场演出，它就是头号应激激素——皮质醇。

整个过程是这样的：你的肾上腺可以用孕烯醇酮来制造皮质醇。当你处于急性但是短暂的压力之下时，比如马上要参加一场考试，或者有一个马上需要解决的紧急事件，你的身体会改变一些孕烯醇酮的路线，以增加皮质醇的生成。一旦压力消失，皮质醇的分泌会减慢，你的身体就会恢复正常的雌激素和孕酮的分泌速度。但是，如果长期处于压力之下，你的皮质醇水平会飙升，并且在很长一段时间内保持高水平。这时你的身体别无选择，只能从你的性激素生产线中"偷取"孕烯醇酮来制造皮质醇。那时候，就会出现如下情况：孕烯醇酮下降，会让你感觉烦躁；孕酮下降，会让你晚上睡不着；雌激素下降，会让你感到潮热；甲状腺功能减退会减缓你的新陈代谢，让你感到筋疲力尽。如果以前你只是觉得自己有问题，那么现在你是真的陷入困境了。在短期内，太多的压力会让你筋疲力尽、不快乐，并且不堪重负。从长远来看，它还可能导致更严重的问题，如患抑郁症、心脏病和痴呆的风险增加。没有人希望这样，因此关键是想办法避免或减轻压力。你的身体和大脑将来会为此感谢你！

性欲减退

随着调节生殖周期、性欲和情绪的激素的减少，女性的性生活质量也会受到影响。在绝经前后的几年里，性欲减退很常见，在 35 ～ 64 岁之间最为严重。虽然这些变化并不会发生在所有女性身上，但女性激素的下降往往会导致阴道干燥、性交疼痛、性欲难以唤起，甚至性欲的全面丧失。雪上加霜的是，潮热还会让女性感到不自信、不受欢迎，从而给她们生活的方方面面带来巨大的影响，包括亲密关系。

从生物学的角度看，性欲的真正丧失也是发生在大脑中的。性快感和性愉悦感主要来自边缘系统，即大脑中负责记忆、情感和情绪的区域。因此，旨在支持大脑健康和激素分泌的疗法，无论是通过心理咨询、药物治疗还是生活方式干预，都有助于提高性欲和性持久力。

最后，对许多女性来说，绝经期不是一个可以调侃的事情。在过去几年里，我曾经与因为绝经期症状而被各种情绪困扰的女性交流，倾听她们讲述她们的医生、同事甚至伴侣是如何对待她们的。我每一天都会听到类似的故事，我知道，就像这些和我交谈的女性一样，还有成千上万的女性有类似的经历。现在是寻找解决方案的时候了！我所说的解决方案是指有实证研究支持的建议，而不是一些网络媒体告诉大家的那样，购买更多营养补充剂。

在本书的第二部分和第三部分，我将分享一些测试过程，这些过程对于挖掘绝经期症状的根本原因，以及其他影响我们大脑的医疗手段是必不可少的。我还提供了许多缓解并尽可能逆转症状的建议。在继续往下看之前，我想强调一个问题，这是我一开始研究绝经期的时候问自己的一个问题。

女性为什么要经历这一切

对任何一位有卵巢的女性来说，绝经期都是生命中无法避免的过程，这一切被认为是理所当然的。但绝经期是一个长期存在的生物学谜题，到目前为止科学家还没有完全弄清楚。事实上，地球上只有两个物种在生育能力丧失之后还能活着——人类和鲸！

要是从进化论的角度来看这一点，我们可能会问，为什么人类女性在生育期结束之后能继续生存，而其他物种的雌性一旦失去繁殖能力就会死亡？看起来，只有雌性持续繁殖，才能最大限度地传递基因。那么，为什么我们人类的身体构造不是这样的呢？

关于对虎鲸的最新研究提供了一个线索：也许绝经期是大自然避免母女生殖冲突的一种方式。虎鲸生活在母系氏族社会，子女和母亲一起生活，而不是和父亲在一起。此外，母亲会待在子女身边帮助抚养孙辈。在这种情况下，母亲失去生育能力确实是有利的，可以消除与儿子配偶、女儿的生殖竞争。

虎鲸这种社会模式与远古时代的人类相似。在狩猎采集社会，男人出去打猎，女人留下来抚养孩子。避免生殖竞争可能也是形成人类绝经期的基础。由于今天的女性比女性祖先活得更久，是时候撸起袖子想办法保护和激活女性的大脑了，即便雌激素正在消退。

绝经期：及时行动的警钟

直到最近，绝经期还被认为是女性预期寿命延长的非自然结果，是她们超出自然预设寿命所带来的不幸后果，远远超出了大自然原本的设定。随之而来的，是医学界对此的忽视。然而，近年来，研究取得了重大进展，证明绝经期不仅是女性健康的关键领域，需要获得更多关注，也是一个信息源泉，可以为女性保健的未来提供重要信息。

当绝经期的症状得到充分的研究和专门护理时，女性往往可以避免激素变化所产生的许多潜在问题。涉及女性的认知健康时，绝经期仍然是已知的唯一增加女性阿尔茨海默病风险的因素，它只出现在女性群体中，让女性仅仅因为性别而处于明显的劣势。这种激素的巨大作用会引发限制女性生活质量几十年的症状，而且会让女性面临人类最具破坏性的疾病之一，这点值得我们充分关注并迅速采取对策。

绝经期的挑战也许正是我们一直在等待的警钟，它促使我们采取行动，而不是继续睁一只眼闭一只眼。女性在这一转变过程中做出的选择会对她们未来的健康产生深远的影响。为了做出正确的选择，你需要确定你的风险因素和易感性，然后用最适合你的方式来制订个性化的计划。从下一章开始，我将帮助你完成这项工作。

THE
XX BRAIN

第二部分

行动:
通过测试确定自身风险

世界上没有两个一模一样的女性。对你有用的东西，可能对你的朋友，甚至对你的女儿完全不起作用，反之亦然。现在，是时候放弃几个世纪以来在女性健康领域占据主导地位的"一刀切"式做法，转而采取一种更动态的模型，将女性作为个体来关注了。

第5章

通过基因检测，关注遗传风险

无论是感到压力还是抑郁，或者因睡眠不足而脑子犯迷糊，又或者是在疲惫不堪和紧张兮兮之间来回切换，只要大脑不在最佳状态，人就会坐立难安。当女性与这些问题做斗争时，会发现自己要么质疑过去的决定，要么过度担忧未来。虽然并非每一位女性都会同时经历所有这些挑战，但很多人或多或少都会撞上这些人生的"减速带"。当这些症状组合在一起的时候，其破坏力就会大得让人不得不停下来。也许是因为随着时间的推移，女性的身体和大脑在经历着各种转变。我们有责任确保这些转变能够得到适当的关注，并确保每种症状都能得到妥善的解决。

我总是在强调，世界上没有两个一模一样的女性。对你有用的东西，可能对你的朋友，甚至对你的女儿完全不起作用，反之亦然。现在，是时候放弃几个世纪以来在女性健康领域占据主导地位的"一刀切"式做法，转而采取一种更动态的模型，将女性作为个体来关注了。

这就是精准医疗的核心。精准医疗是一种新兴的疾病防治方法，它充分考虑了个体差异。精准医疗采用了一种范式，让每个人能够摆脱被当成"平均人"、碰运气的"一刀切"治疗。它提供了一种基于个体的方法，包括基因、医疗状况、生活的特定环境，以及生活方式的选择等数据。所有这些因素都能提供同等重要的信息，特别是在预防方面。

其中的逻辑很简单：如果我们能够通过了解患者的健康和生活方式的"特

征"来为他们量身定制治疗方案，这些特征让我们不仅可以测定每个人的优势和易感性，还可以了解他们对各种干预措施的反应，那我们自然可以最大限度地提高患者获得更好的健康结果的机会。所有这些特征都很有预测价值，有助于识别每个人特有的风险，并让我们制订更有效的个性化预防计划，避开未来可能出现的陷阱。

让我们来看看需要解决哪些风险和担忧，以优化认知健康并保护大脑。首先，我们将关注遗传风险。其次，我们会研究各种可以解决，甚至可以完全逆转的临床状况。最后，在第三部分中，我们将回顾一系列被证明可以最小化甚至抵消已识别风险的影响的策略。

不是所有基因检测都值得你花钱

基因检测技术让很多人都想知道自己的未来，包括他们孩子和整个家族的未来。尽管这在美国是完全合法的，但有着不同的达成路径。一种方法深深根植于科学，即由经过认证的临床实验室（CLIA 实验室）实施；另一种方法是找直接面向消费者（DTC）的基因检测公司，这些公司的收费有合理的，也有高得离谱的。

由于基因检测价格的暴跌和 FDA 对监管的逐步放松，DTC 基因检测公司，如 23andMe、Family Tree DNA、MyHeritage 和 ancestry.com 都在蓬勃发展。据行业估计，目前通过 DTC 测试进行基因分析的人数超过了 1 200 万。

问题不在于能够告诉你你的血统如何或者你是否会有蓝眼睛（这点显然你已经知道）的 DTC 测试，这些测试都是基于可测量的数据。问题在于，除此之外的还有一些测试要么在精确度上可能只比星盘图高一点点，要么是不负责任的。常见的类似测试包括：承诺通过附带的基于 DNA 的个性化计划来提高孩子踢足球能力的测试，声称能够预测孩子学习语言能力的测试，可以推测一个人智商高低的测试。

作为一名科学工作者，我觉得基因检测提供的信息可能有价值，但前提是这些信息准确可靠。而实际情况恰恰相反，即使是规模大、信誉较好的公司也备受批评。例如，2008 年，FDA 对 23andMe 进行了严厉打击，命令该公司在测试准确性得到验证之前，停止为人们提供基因风险因素分析。基本上，没有人真正知道这些报告的可靠性如何。

无论 DTC 基因检测公司试图向你推销什么，除和血统相关的细节和关于特定健康风险的有限信息之外，你真的不能根据这些检测结果做出决定。我这样说是因为大多数 DTC 基因检测公司与用户共享的信息有限，但允许他们下载更多的原始数据（未经处理或分析的数据）以供参考，即使原始数据的准确性"没有任何保证"。这表示"原始数据可能是错误的"。许多用户忽略了这一关键点，转而寻求第三方服务，比如 Promethease.com 或 codegen.eu，以获取对用户友好的附加信息，包括癌症、阿尔茨海默病、帕金森病等疾病的遗传标记。

这种方法有两个主要问题：第一，原始数据可能是错误的；第二，对数据的解释也可能是不正确的。这是因为有些第三方公司利用免费公共档案中的内容进行基因变异的解读，尽管有证据表明许多可用信息可能是不准确的。

最近的一项研究显示，23andMe 在高达 40% 的病例中错误判断了癌症风险的遗传标记，如 BRCA 基因（又名"安吉丽娜·朱莉基因"），使得该测试只比扔硬币准确一点儿。这样的错误信息在很多层面让人感到不安。在阿尔茨海默病领域，不推荐通过 DTC 渠道进行基因检测，但许多人用它来确定自己的 ApoE 基因类型。本书在后面关于"阿尔茨海默病的基因检测"部分有更多相关的内容。目前需谨记的是，只有由 CLIA 实验室进行的基因检测才符合质量标准，值得你信任并支付金钱。

如果家人患有阿尔茨海默病，你有风险吗

数十年来，DNA 检测一直用于筛查某些特定类型的家族遗传性癌症、阿尔

茨海默病、多发性硬化、帕金森病、亨廷顿病以及癫痫等脑部疾病。基因检测的结果可以确认或排除可疑的遗传病，或帮助一个人确定自己得病的概率或者是否携带致病基因。

尤其是在认知健康方面，那些正在经历健忘、失忆，或者在专注力和语言功能上有困难的人会担心自己是否存在患阿尔茨海默病的风险。父母患阿尔茨海默病是否意味着他们的孩子最终注定要遭受同样的命运？如果你的父母患有阿尔茨海默病，你也会患病吗？与阿尔茨海默病相关的"坏"基因在人群中有多普遍呢？

这些都是非常合理的担忧。阿尔茨海默病是一种复杂的疾病，它的来龙去脉令人困惑，这一点对患者及其家庭来说尤其令人沮丧，因为他们原本希望可以从这种疾病的发展规律以及病患家属的护理经验中找到出路。

正如本书开头提到的，现在我们发现只有极少数人是因为 DNA 中罕见的基因突变而患阿尔茨海默病。这种突变被称为"常染色体显性遗传"，意味着单亲遗传的突变就足以致病。到目前为止，科学家已经在三个基因中发现了阿尔茨海默病的这种突变：淀粉样前体蛋白（*APP*）基因、早老蛋白 1（*PSEN1*）基因和早老蛋白 2（*PSEN2*）基因。这三种突变都会导致淀粉样斑块的过度产生，而淀粉样斑块又会导致个体早在 30 岁、40 岁或 50 岁时就患上阿尔茨海默病且病程发展迅速。这种早发性模式是阿尔茨海默病唯一的一种家族遗传决定形式，它是代代相传的。如果一个孩子的生母或生父携带早发性阿尔茨海默病的基因突变，那么他就有 50% 的概率遗传该突变。如果他遗传到了该突变，那么他也很有可能患早发性阿尔茨海默病。

再次强调，这些突变并没有像很多人担心的那么普遍。在大多数人中，阿尔茨海默病的遗传风险与罕见的基因突变无关，而是与易感基因有关，尤其是第 3 章提到的 *ApoE* 基因。了解并区分基因突变检测和遗传风险检测这两者的差别非常重要，我将很快谈到这部分内容。如果你的家人患有阿尔茨海默病，你因此担心自己会有风险，在接下来的内容里你会找到实用的行动指南，帮你确定基因检测是不是一个可行的选项。

基因检测也有弊，需三思而行

在继续之前，我们需要花点时间充分了解进行这个检测的各种后果。如果你现在 40 岁，身体非常健康，有一位患阿尔茨海默病的父亲或母亲，你想知道自己是否也面临同样的命运吗？这些知识将如何改变你的生活呢？知道这些究竟会帮助你还是伤害你？

对于这些问题，人们给出的答案形形色色。

包括医疗服务人员在内的大部分人会认为，该检测的价值完全取决于受测者获得治疗的可能性。由于治疗选择稀缺，知道自己处于危险中而造成心理伤害的风险可能远远超过所获得的好处。一些人决定进行检测是希望能及时为自己找出有效的治疗方案；一些人则是对拥有临床试验机会本身感兴趣；还有些人把它看作一个提前计划的机会，对长期护理和疾病保险、退休、生前预嘱或遗嘱的规划是他们了解更多健康风险的主要动力；对另一些人来说，仅仅知道未来可能会发生什么就足够了。特别是当那些有阿尔茨海默病家族史的人在年龄接近其家属开始遭受疾病折磨的年龄时，他们对自己患病的潜在风险感到焦虑也是可以理解的。有些人可能认为他们已经患病，导致他们过早地怀疑自己的心智能力，对每一次健忘或者脑雾都忧心忡忡。

不管动机是什么，了解一个人的基因状况确实会对其整个家庭产生影响。这个决定是非常个人化的，最好是经过一段时间的研究和三思之后再做出。

同样重要的是，要认识到虽然基因检测可以帮助你解决一些问题，但你不必把 DNA 检测看作排除基因突变的唯一可行办法。怎么做呢？接着往下看。

第一步：判断有无痴呆家族史

多年以来，我发现将阿尔茨海默病定义为"早期"或"晚期"可能会让患者感到困惑。许多人告诉我，他们的母亲、父亲或祖父母患有早发性阿尔茨海默病，但后来我发现，他们的亲属 60 岁以后才出现症状。从诊断的角度来看，60 岁以后患阿尔茨海默病的患者不是早发性患者，而是晚发性患者。这是一个重要的区别，因为晚年发病的患者不太可能携带导致该疾病的突变基因。因此，60 岁以后患阿尔茨海默病通常不是由基因突变引起的，所以不太可能由父母遗传给子女。

然而，这并不是普遍的情况，因此确定你或家人是否携带突变基因的第一步是让医生进行彻底的家族病史评估。该评估通常基于家族病史问卷，如表 5-1、表 5-2 所列，分为一级和二级家庭成员。这两张表可以作为收集所有必要信息的指南。你需要找到的关键事实是症状开始出现的年龄和出现的症状类型，如记忆丧失、意识混乱、抑郁、震颤、幻觉。虽然收集这些信息可能会很困难，在情感上也会很痛苦，但这确实是关键的一步。

我发现，当涉及亲属时，家庭成员往往能记住那些意外的或特殊行为的细节。你的亲属中有没有人经常丢钥匙或者把眼镜之类的东西放错地方？他们是否容易忘记名字，或者认不出熟悉的面孔或地方？他们是否一遍又一遍地重复同样的句子，对时间或日期感到困惑，甚至忘记了熟悉的东西是用来干什么的？

其他需要了解的内容包括当前的年龄、首次出现症状时的年龄、诊断时的年龄、死亡时的年龄，以及受影响和未受影响的亲属的死亡原因。此外，你的医生需要知道你的亲属中是否有人患有类似痴呆的疾病，如肌萎缩侧索硬化、癫痫、脑癌，或其他可能有基因联系的疾病，如唐氏综合征。

尽可能多地写下所有家庭成员的姓名和临床信息。根据需要添加尽可能多的栏目，并且尽力往前追溯。例如，如果你的曾祖父母中有一位患有痴呆，请务必在表格中填写此信息。

如果你的家中有人患有痴呆，表格中全面的信息将帮助你的医生确定该疾病是更可能由遗传因素导致，还是受心血管疾病或糖尿病等医疗问题的影响。

表5-1 一级家庭成员家族病史问卷

疾病	我自己	父母		子女				同胞			
		母亲	父亲	儿子 1	儿子 2	女儿 1	女儿 2	兄弟 1	兄弟 2	姐妹 1	姐妹 2
阿尔茨海默病											
帕金森病											
亨廷顿病											
额颞痴呆											
路易体病											
皮克病											
血管性痴呆											
脑卒中											
肌萎缩侧索硬化（ALS）											
唐氏综合征											
癫痫											
癌症（写明类型/位置）											
心脏病（心脏搭桥、心绞痛等）											
高血脂											
高血压											
糖尿病（写明 1 型或 2 型）											

表5-2 二级家族成员家族病史问卷

疾病	（外）祖父母				其他亲属			
	外祖母	外祖父	祖父	祖母	舅舅	姨妈	叔叔	姑姑
阿尔茨海默病								
帕金森病								
亨廷顿病								
额颞痴呆								
路易体病								
皮克病								
血管性痴呆								
脑卒中								
肌萎缩侧索硬化（ALS）								
唐氏综合征								
癫痫								
癌症（写明类型/位置）								
心脏病（心脏搭桥、心绞痛等）								
高血脂								
高血压								
糖尿病（写明1型或2型）								

准备好之后，以下指导将帮助你理解从问卷中得到的信息：

● 遗传病通常是"多代的"，这意味着任何基因突变都会影响你的曾祖父母、祖父母、父母和 / 或他们兄弟姐妹中的至少一个。如果你有两个或两个以上的近亲患有或曾患阿尔茨海默病，尤其是如果他们在年轻时（一般来说，在 60 岁之前，尤其要关注 40 岁或 50 岁时）出现症状，就有可能是基因突变。在这种情况下，询问医生是否进行基因检测。

● 如果你的父母中只有一人患病且没有其他亲属患有痴呆，特别是如果你患病的父亲或母亲在 60 岁之后才出现症状，你就不太可能携带突变基因。无论如何，和医生讨论你的家族病史总是一个明智的选择。

如果医生建议进行基因检测，以下是你需要知道的信息。基因检测可以应用于两种目的：一种是确认已经出现症状的患者是否存在阿尔茨海默病的突变基因，另一种是作为评估无任何症状人群的风险的手段。

第二步：检测是否携带风险基因

对有症状的人进行诊断性 DNA 检测

当一个年轻人或中年人出现阿尔茨海默病的症状，并且家族中有 60 岁之前患阿尔茨海默病的人，医生可能会建议他进行诊断性 DNA 检测。通常情况下，只有在家族中已知存在早发性阿尔茨海默病患者的情况下，医生才会建议这样做。

诊断性 DNA 检测最常用于 *PSEN1* 基因的检测，因为该基因的突变最为频繁。检测可以在商业公司进行，也可以在学术医疗中心下属的一些 CLIA 实验室进行。基因检测有时也会针对 *APP* 或 *PSEN2* 基因，这些检测目前没有商业性的，要么在一些学术医疗中心开展，要么作为临床试验的一部分开展。如果你参加了研究或临床试验，基因检测的费用通常由主办方承担。

至于检测程序，则相对简单。先抽血，然后送检，就像其他标准血液检测一样。如果检测结果呈阳性，医生将能够识别受测者的 DNA 中含导致阿尔茨海默病的突变基因，然后建议其他家庭成员也进行检测。如果检测结果为阴性，受测者就没有突变基因。

必须强调一点，无论是在检测之前还是之后，遗传咨询都是非常重要的。在没有适当咨询的情况下接收基因检测的信息，可能会对一些人，尤其是有焦虑或抑郁倾向的人，产生通常是负面的、意想不到的心理影响。幸亏这个领域从一开始就制定了比较谨慎且保守的基因检测方法，这种极端结果非常罕见。但即便灾难性后果产生的概率并不高，它也是会产生的。了解自己并确保在检测前后获得需要的帮助是很必要的。尤为重要的是，要避免草率做出决定，因此在决定进行检测之前，一定要向你的配偶、伴侣或者信任的朋友征询意见。

对高风险亲属进行预测性 DNA 检测

当一个家庭成员被发现携带一种特定的突变基因时，有风险的兄弟姐妹、成年子女或者其他亲属也可以通过基因检测查明自己是否遗传了该突变基因。大约有 10% 符合条件的亲属选择接受检测。

但是，预测性 DNA 检测比较复杂，因为它是给目前健康的、无症状的人预测未来，而不是检测已患病的人。因此，这种检测的指导方针会更加严格。特别是如果你因为家庭成员患有或曾患阿尔茨海默病而担忧，但这位亲属尚未进行基因突变检测，那么你就无法进行预测性 DNA 检测，因为那位患病的亲属需要先进行检测。如果事实证明他们确实有突变基因，你才可以接受检测。然而，在很多情况下，患阿尔茨海默病的亲属已经死亡，无法检测他们的基因。另一种可能性是受影响的亲属仍在世，但拒绝接受检测。在这两种情况下，医生都不能为你做检测。

如果你符合条件，就可以进行检测，并且了解你是否有因遗传患阿尔茨海默病的风险。如果你确有风险，下一步该做什么呢？首先，必须接受咨询。其次，支持和倡导团体会帮助你联系其他患者和家庭，为你提供相应的研究、资源和服务。许多组织都有专家担任医疗顾问或者提供医生和诊所名单。同样重要的是，你可以选择参加聚焦于基因遗传的临床试验。目前，有两项大型临床试验正在进行，一项是显性遗传性阿尔茨海默病网络（Dominantly Inherited Alzheimer Network，DIAN），另一项是阿尔茨海默病预防倡议（Alzheimer's Prevention Initiative's，API）的常染色体显性阿尔茨海默病（Autosomal Dominant Alzheimer's Disease，ADAD）试验，该试验正在测试淀粉样蛋白清除药物对携带阿尔茨海默病突变基因的被试的有效性。这些研究已经开放注册，并且有望很快提供更多的试验。

有助于医生诊治的 *ApoE* 检测

第 3 章中讲到，*ApoE* 是晚发性阿尔茨海默病唯一已经确定的遗传风险因素。我再重申一次，*ApoE* 不是坏的基因突变，但它确实会影响患阿尔茨海默病的风险。目前，*ApoE* 检测只在研究领域中使用，筛选确认可能有更高阿尔茨海默病患病风险的被试。了解 *ApoE* 对阿尔茨海默病的影响有助于我们找出大脑的早期病变，并比较不同 *ApoE* 患者的治疗效果。然而，该检测对确定个体的患病风险是无效的，因此不建议在临床中使用。原因如下。

ApoE 有 3 种变体或等位基因：*E2*、*E3* 和 *E4*。每个人都有 2 个等位基因，所以有 6 种可能的组合：*E2/E2*、*E2/E3*、*E2/E4*、*E3/E3*、*E3/E4* 或 *E4/E4*。*E2/E2* 组合人群患阿尔茨海默病的风险最低，而 *E4/E4* 组合人群患阿尔茨海默病的风险最高，也更有可能在较早的年龄段出现症状，虽然通常在 60 岁以后。一项针对 17 000 名非痴呆个体的研究估计，如果你的年龄在 60 ～ 75 岁，并且有两个 *ApoE4* 基因，即 *E4/E4*，那么到 85 岁时，你有 30% ～ 55% 的风险患上轻度认知障碍或阿尔茨海默病。如果你只有一个 *ApoE4* 基因，那么到 85 岁时，你有 20% ～ 25% 的风险患上这两种疾病中的任意一种。如果你没有这种基因，你患病的风险是 10% ～ 15%。

由此可以明白，为什么关于 *ApoE* 状况的信息对于预测未来痴呆没有多大帮助。此外，在由基因决定的阿尔茨海默病患者中，基因突变的影响大于 *ApoE4*，因此检测也不能为这些患者提供太多信息。

尽管如此，从精准医疗的角度来看，了解你的 *ApoE* 状况可能会有帮助，但前提是你的医生知道如何处理这些信息。一些治疗方法可能可以抵消 *ApoE* 的影响。越来越多的证据表明，*ApoE4* 携带者对一些治疗的反应各不相同，有时比非携带者更好，详见本书第三部分。参与那些针对 *ApoE* 的临床试验也是值得考虑的选择。例如，正在进行的 *API* 生成研究旨在测试两种用于预防或延缓痴呆的实验药物，尤其是针对拥有两个 *ApoE4* 基因的人群。

因此，对于确实想了解自己 *ApoE* 状况的人，有以下三种方法：

- 请医生对你进行 *ApoE* 检测。好处是你接受的是经过认证的实验室的检测，减少了检测中出错的可能性。检测结果直接由医生告诉你，医生将解决你的问题或将你转介给专家。

- 参加专门针对 *ApoE* 状况的研究或临床试验。好处是，你将接受经过认证的实验室的检测，且基因检测的费用将由主办方承担。临床试验还会提供可能抵消 *ApoE4* 作用的新药物。

- 订购 DTC 检测。自行订购检测，你的信息不会被用于试验，但你不会得到专家的指导。另一个缺点是检测错误的概率更高。如果你已经使用 DTC 渠道获取你的 *ApoE* 档案文件，我建议你通过 CLIA 实验室获得专业意见。

如果你有兴趣了解你的 *ApoE* 状况，请记住遗传咨询同样很重要。对一些人来说，知道自己是 *ApoE4* 携带者成了更好地照顾自己的强大动力，基本没有或者只有轻微的短期心理风险。而对另外一些人来说，这可能是一个非常可怕且充满焦虑的信息。只有你才知道自己你会对这个消息有什么样的反应，但即使是你也不一定知道这些信息最终会产生什么影响。这就是为什么我鼓励你在决定接受检测之前花点时间好好思考，并就出现的任何问题寻求可信的咨询师或者医生的帮助。

第6章

有目标地体检，锁定影响大脑健康的关键指标

我想再次强调，不管你的基因检测结果是什么，照顾好自己才是重中之重。在这一点上，不仅科学家可以提供帮助，医生也可以提供帮助。但是，你得明白你必须学会自助。就认知健康而言，女性的很多严重的担忧可以通过给予自己适当的关爱来避免。

管理好我们的健康状况，这一点至关重要。事实上，某些疾病会增加患阿尔茨海默病的风险或者加重其症状。这些疾病主要包括心脏病、糖尿病、肥胖症和抑郁症，它们本身都会影响认知能力，降低我们的心智敏锐度，模糊我们的记忆。

此外，目前已知有超过 40 种可能导致或出现类似痴呆症状的疾病，以至于大家误以为自己患上了某种剥夺心智的疾病。好在这些疾病大部分是可以治疗的，而且往往是完全可逆转的。两个常见的例子是维生素 B_{12} 缺乏和甲状腺活化不足（甲状腺功能减退）。大脑还可能会受到感染、炎症、金属中毒等因素和其他情况的显著影响，但这些都在我们的控制范围内。得到正确的诊断是至关重要的，因为在许多情况下，当潜在的问题得到治疗时，症状就会消失。因此，必须认识到这些可控的条件，并立即加以处理。

定期体检，并结合本书第三部分的建议，如健康饮食、适量饮酒、戒烟、控制压力和炎症、坚持运动等，不仅可以改善，而且可以逆转大部分甚至所有上述症状。其中一些转变你可以自己处理，另一些则需要医生的帮助。大部分人在充分理解并接纳了这一事实后，会松一口气。

接下来的章节将重点介绍如何制订一个全面的风险管理计划。该计划将从撰写临床病史开始，包括你当前和过去的医疗问题和担忧，如药物的使用、你的家族病史、你当前选择的生活方式以及你暴露于环境危害的情况。根据这些信息突出显示的需要关注的具体领域，为你的个性化治疗计划提供框架。我们将从概述大脑健康的典型临床评估开始，进行包括在医生的帮助下可以轻松完成的部分测试。在下一章中，我们将使用这些测试结果进一步完善你的个性化风险评估。

所有测试指标及其参考值都在表 6-1 中。[①]

表6-1　阿尔茨海默病预防和治疗的关键医学和实验室测试指标

指标	测试	参考值		
		最优	临界	高危
中心体脂	体重指数（BMI）	18.5～25	25～30	>30
	腰高比	0.42～0.48	0.49～0.5	>0.5
高血压	血压（mmHg）	<120/80	120/80～140/90	140/90
代谢指标	空腹血糖（mg/dL）	70～99	100～125	<70 或 >125
	空腹胰岛素（mcU/ml）	<5	5～15	>15
	糖化血红蛋白（HgA1c，%）	4%～5.7%	5.7%～6.4%	>6.4%
脂类指标	总胆固醇（mg/dL）	<200	200～240	>240
	高密度脂蛋白胆固醇（mg/dL）	>60	50～60	<50
	低密度脂蛋白胆固醇（mg/dL）	<100	100～160	>160
	甘油三酯（mg/dL）	<150	150～200	>200
	脂蛋白 a（mg/dL）	<30	30～50	>50
甲状腺功能	促甲状腺激素（μIU/mL）	<0.27	0.27～4.2	>4.2
同型半胱氨酸	同型半胱氨酸（mcmol/L）	<10	10～14	>14
营养素	维生素 B_{12}（ng/L）	190～900	150～190	<150
	叶酸（ng/L）	5.8～32.8	3～5.8	<3
	ω-3 DHA（mcg/mL）	>100	60～100	<60
	ω-3 指数	>8%	4%～8%	<4%
炎症	超敏 C 反应蛋白（mg/mL）	<1	1～3	>3

①书中所有医学指标表的数据均为美国数据，仅供参考。提醒广大读者若有不适，请及时就医。——编者注

续表

指标	测试	参考值		
		最优	临界	高危
		卵泡期	排卵期	绝经后期
激素	雌二醇（pg/mL）	12.4 ～ 233	41 ～ 398	<138
	孕酮（ng/mL）	0.06 ～ 0.89	0.12 ～ 12	<0.05 ～ 0.13
	促卵泡激素（mcIU/mL）	2.4 ～ 12.6	14 ～ 95.6	7.7 ～ 58.5
	黄体生成素（mcIU/mL）	3.5 ～ 12.5	4.7 ～ 21.5	25.8 ～ 134.8
		上午 6 ～ 8 时	下午 4 时	就寝时间
	皮质醇（mc/dL）	10 ～ 20	3 ～ 10	<5

体格检查：三项指标

第一步是评估体重、身高、腰围和血压。这些参数将有助于弄清楚你是否有患心血管疾病、肥胖症或糖尿病的风险。

BMI 指数

超重或肥胖会增加患心脏病和糖尿病的风险，继而增加患阿尔茨海默病的风险。顺便说一句，体重的增加也是引起潮热的因素之一。

"她"研究

在一项对 4 000 多名女性进行的元分析中，肥胖女性的潮热次数比苗条同龄女性高出近 80%。仅仅超重就足以使绝经期症状的发生率增加 13%。

BMI 指数可以让你知道自己健康的体重范围，如果需要减肥，它有助于你设定减肥目标。请记住，男性和女性的目标 BMI 指数不同，而且会因为年龄段不同而存在差异。一般来说，根据年龄和性别调整之后的 BMI 指数在 25 ～ 30

之间属于超重，超过 30 则属于肥胖。BMI 的计算公式为：BMI ＝体重÷身高²
（体重单位：千克；身高单位：米）。

腰高比

腰臀比是最常用的中心体脂指标，又称腹部脂肪指标，是评估全年龄段心脏病患病风险的标志，在绝经期前后尤为重要。计算方法如下：请在腰部最窄的位置测量，注意不要测量胃部！然后在臀部最宽的部位测量。最后将腰部的测量值除以臀部的测量值。例如，腰围为 30 英寸[①]（76.2 厘米），臀围为 38 英寸（96.52 厘米）的人腰臀比为 30/38=0.78。一般来说，女性的比例不应超过 0.8，男性不应超过 1.0。如果超过了这个值，那就意味着有风险。然而，由于女性的臀围通常比腰围宽，这项测试可能会低估女性的脂肪含量，从而低估了女性患心脏病的风险。

更准确的评估方法是腰高比，它是用你的腰围除以你的身高得到的。如果你的腰围小于你身高的一半，就不会有风险。具体来说，女性腰高比在 0.42 ～ 0.48 被认为是健康的。这个数值在绝经期之后需要做一些调整，因为这时候腰部周围有脂肪堆积是正常的。但根据经验，一个身高 164 厘米左右的女性应该将腰围控制在 81.28 厘米以下，而一个身高 175 厘米左右的女性应该将腰围控制在 87.63 厘米以下。

血压

高血压是众所周知的心脏病和脑卒中的风险因素。在症状出现之前，它会悄无声息地持续损害你的身体多年。如果放任不管，最后可能会导致你身体残疾、生活质量低下，甚至是致命的心脏病发作。也许很少有人知道，高血压也是女性阴道干燥和性欲减退的常见原因。从神经学的角度来看，有效管理高血

[①] 1 英寸等于 2.54 厘米。——编者注

压，尤其是在中年阶段，对于降低未来认知能力下降的风险也很重要。如果你的血压长期居高不下，降低血压可以减轻轻度认知障碍的影响，这是痴呆预防研究中排名第二的好方法。此外，一些研究表明 *ApoE4* 携带者可能特别受益于血压管理。

很少有证据表明低血压与心脏病或痴呆的风险增加有关。尽管如此，低血压会导致头晕、虚弱、晕厥和跌倒受伤的风险增加，因此也需要解决。

治疗和生活方式的改变有助于控制血压，从而降低出现危及生命的并发症的风险。因此，你需要定期测量血压，尤其是在绝经之后，最好是每隔 6 个月或一年测量一次。血压读数由两个数字组成，例如 140/90。第一个数字是收缩压，是心脏将血液推送到全身时血液对血管壁达到的最高压力。第二个数字是舒张压，它是心脏在两次跳动之间保持的压力水平。以下是一些关于血压需要注意的事项：

- 如果你的血压在数周时间内达到 140/90 或更高，你可能患有高血压。是时候在医生的帮助下降低血压了。

- 如果你的血压在 120/80 ～ 140/90，则略高于正常值。你的目标是稍微降低一点儿血压。

- 如果你的血压长期低于 90/60，你可能患有低血压。请和医生谈谈合适的治疗方法。

实验室检查：五类指标

在痴呆的临床诊断检查和预防中，人们会定期采集血液和尿液样本以检测是否有感染，并检查肝脏或肾脏等器官的功能。一定要让医生确认你有没有被感染，特别是尿路感染，因为这在女性中很常见。无症状的尿路感染最难被发现，因为它不会引发灼热或瘙痒等明显症状，但会严重影响你的大脑。

在我们这样更专业的研究中心，还会进行一些额外的实验室测试，以测量已知的影响认知功能的脂质和代谢指标（见表 6-1）。这些测试有助于确定你是否有胰岛素抵抗、糖尿病、高胆固醇、高甘油三酯或者营养缺乏，它们会产生类似痴呆的症状并增加患痴呆的风险。实验室测试也有助于评估你的激素水平。请尽量了解自己的相关数值！

空腹血糖和胰岛素

这些测试有助于你了解自己是否患有糖尿病或是有患糖尿病的风险：

- 空腹血糖应低于 90mg/dL，在 75mg/dL ～ 80mg/dL 范围内会更好。如果血糖水平在 100mg/dL ～ 125mg/dL，会被认为是糖尿病前期，可能有胰岛素抵抗。如果超过 125mg/dL，则可能患有糖尿病。

- 最佳空腹胰岛素水平应低于 5mcU/ml。任何较高的数值都表示存在胰岛素抵抗。

- 除测量空腹血糖之外，还要请医生测量糖化血红蛋白。该测试反映的是你过去 2 ～ 3 个月的平均血糖水平，而不是你做测试当天的。这是很有帮助的，因为有时候糖化血红蛋白测试可以检测出血糖测试没有检测出的糖尿病。糖化血红蛋白的健康范围是 4% ～ 5.7%。

携带 *ApoE4* 基因的女性需要特别注意这些代谢指标。有证据表明，尤其是在绝经期时，胰岛素抵抗的 *ApoE4* 携带者与代谢正常的携带者相比，记忆衰退更为严重。

脂肪

如果你血液中的脂肪含量异常（血脂异常），那么你可能有患心血管疾病和胰岛素抵抗的风险。如果总胆固醇高（超过 240mg/dL），特别是高密度脂蛋白胆固醇低（女性低于 50mg/dL，男性低于 40mg/dL），低密度脂蛋白胆固醇超高（超过 160 mg/dL），和 / 或甘油三酯高（超过 200mg/dL），就更是如此了。

此外，一些研究表明，一种名为脂蛋白（a）或称 Lp（a）的胆固醇在预测女性心血管风险方面可能更有效。对那些有心脏病史或者有早发性心脏病或猝死家族病史的女性来说，尤其如此。这类研究仍在进行中，但对那些基于标准检查被认为患心脏病风险较低的女性来说，Lp（a）水平升高反而可能带来更高风险。例如，如果你的总胆固醇水平正常，但 Lp（a）很高，那么你的患病风险也很高。

ApoE4 携带者也应该特别注意血脂水平。*ApoE4* 变体除了是阿尔茨海默病的风险因素，也会增加患心脏病的风险，这可能是因为它对低密度脂蛋白胆固醇的提高存在负面影响。低密度脂蛋白的高水平循环会增加血管系统中斑块的形成并减弱血液循环，同时对胆固醇和血液流动产生双重打击。

一般来说，建议参考值超标的患者降低血脂水平，尤其是低密度脂蛋白胆固醇超标的患者。有时候可以通过服用他汀类药物等手段来降血脂，但也要遵循第三部分所述的非药物干预的生活方式建议。

甲状腺

甲状腺疾病，尤其是甲状腺功能减退，会引起一系列和绝经期类似的症状，以及高胆固醇、体重增加和疲劳。它也是可逆性认知障碍的成因之一。

长期以来，促甲状腺激素一直是实验室检测痴呆的一个指标。最佳的促甲状腺激素水平在 0.27 μIU/mL ～ 4.2 μIU/mL。低于 0.27 μIU/mL 和高于 4.2 μIU/mL 可能表明甲状腺功能障碍。测量其他血液中循环的甲状腺激素（游离 T4、游离 T3）含量的测试，也是检测甲状腺功能的有效手段。医生可能还会检测血小板生成素和甲状腺球蛋白抗体，以排除攻击甲状腺的自身免疫性疾病，如桥本甲状腺炎、格雷夫斯病。如果检测结果呈阳性，请向医生咨询可用的治疗方法，并确保遵循下一章概述的激素平衡建议。

同型半胱氨酸

高水平的同型半胱氨酸不仅是心脏病、脑卒中和动脉硬化的风险因素，也是痴呆的风险因素。同型半胱氨酸水平高于14mcmol/mL时会被认为是高水平。然而，新的研究表明，同型半胱氨酸水平不低于13mcmol/mL的人患痴呆风险几乎翻倍。这表明我们的大脑对这种物质比我们以前所想象的更敏感。同型半胱氨酸的最佳水平应该低于10mcmol/mL。如果你的同型半胱氨酸水平较高，请确保与医生合作降低这一水平。

好消息是，由于同型半胱氨酸的水平部分受特定B族维生素调节，高水平的同型半胱氨酸可通过食用富含这些维生素的健康食物或服用特定营养补充剂来逆转，本书第11章中有述。

B族维生素和ω-3脂肪酸

某些B族维生素缺乏，特别是B_6、B_{12}和叶酸（B_9）缺乏，会导致大脑功能、神经系统和其他方面的健康问题。除改变同型半胱氨酸水平以外，缺乏B族维生素还会引起个体认知能力下降，甚至出现类似痴呆的症状。例如，低水平的B_{12}会导致先天性贫血，进而导致疲劳、思维模糊、情绪低落、行动迟缓。研究人员认为，在美国，高达15%的人缺乏维生素B_{12}。因此，如果有任何迹象表明血液中的营养素含量可能偏低，那么就需要检查血液中的营养素水平。有时候，如果B_{12}检测结果处于正常范围的下限，还可以追加一个甲基丙二酸的测试，该测试有助于诊断早期或轻度的B_{12}缺乏。

ω–3脂肪酸可以减少脑细胞衰老过程中自然发生的磨损，还能为心血管系统提供支持。充足的ω–3脂肪酸与减少大脑萎缩、保留记忆、降低晚年痴呆风险有关。并非所有的医生都会检查ω–3脂肪酸的水平，但我们相信这项测量有助于预防阿尔茨海默病。

ω-3 指数是另一个重要的衡量指标。较高的 ω-3 指数表明你摄入了均衡的 ω-3 和 ω-6 脂肪酸，这有助于降低许多慢性病，尤其是心血管疾病的风险。由于美国人日常从鱼或鱼油中摄入的 ω-3 脂肪酸太少，据估计有 95% 的美国人（阿拉斯加人除外）的 ω-3 指数偏低，这个结果毫不意外。一般来说，在亚洲、北欧等鱼类消耗量较大的国家，这一问题没那么严重。

大多数饮食均衡的人应该摄入了足够的 B 族维生素和 ω-3 脂肪酸，但也有例外。50 岁以后，我们的新陈代谢会自然放缓，维生素 B_{12} 的吸收可能随之减少。此外，胃炎、克罗恩病、乳糜泻，以及免疫系统疾病，如狼疮等，可能会导致 B_{12} 水平下降。有些药物也可能影响 B_{12} 的吸收，特别是治疗胃酸倒流、消化性溃疡和消化不良的药物，如抗酸药碳酸钙和质子泵抑制剂（如奥美拉唑、兰索拉唑），以及治疗糖尿病的药物二甲双胍。纯素饮食和严格素食饮食也会导致 B_{12} 和 ω-3 脂肪酸的缺乏。此外，女性在怀孕期间尤其有叶酸缺乏的风险，因为胎儿会从母亲那里吸收大量叶酸。避孕药也会消耗 B 族维生素，酗酒也是。

在这些情况下，请医生检查你的 B 族维生素和 ω-3 脂肪酸水平。在第 11 章中，我们将会讨论营养补充剂是否有用，以及在什么情况下有用。

C 反应蛋白

我们可以在血液中测量几个参数来检测是否存在炎症，最可靠的测试之一称为 C 反应蛋白（CRP）测试。

CRP 是免疫系统产生的化学物质，用来对抗体内的有害物质，也是导致炎症的化学物质之一。CRP 测试测量血液中这种蛋白质的含量。虽然它不能说明炎症发生在哪里，或者是什么原因导致了炎症，但它是一个能让人确定身体是否有什么不对劲的好方法。特别是，超敏 C 反应蛋白（hs-CRP）检测可以查出隐匿的轻度炎症，并且经常用于评估心脏病的风险。

高皮质醇

你可能不需要通过验血来确定你是否有压力。然而，压力可能是隐匿的，特别是如果你已经处于压力之下很长一段时间，在这种情况下，一个客观的措施可能有助于促使你认真对待压力问题。第 7 章中的压力筛选是确定你是否需要寻求医生指导的良好开始。对此，检查一下皮质醇（主要的应激激素）可能会有帮助。

皮质醇可以通过你的血液、尿液和唾液来测量。验血要准确得多，通常一天测两次，一次在上午，另一次在下午晚些时候。这是因为皮质醇水平在一天中的变化很大。皮质醇水平高可能说明存在感染或有库欣综合征，其特征是体重增加、瘀伤、皮肤变薄，甚至月经停止。即便如此，如果你像很多人一样感到有压力，不妨跳过验血，直接采取行动。第 13 章提供了一些消除压力的建议，行动起来吧。

性激素

女性怀疑自己处于围绝经期时，是进行全面体检的绝佳时机，可以寻求专业人员的帮助，或是妇产科医生，或是内分泌科医生。围绝经期的诊断通常可以通过回顾女性的病史、月经史，以及各种体征或症状来进行。

绝经期的诊断通常不需要验血。但在某些情况下，医生可能会建议你检查雌二醇、促卵泡激素和黄体生成素水平。随着绝经期的到来，你的雌二醇水平下降，而促卵泡激素和黄体生成素的水平会升高。

血液激素水平的测量最好让医生来做。虽然可以通过非处方家庭测试来检查尿液和唾液中的促卵泡激素水平，但这些测试并不特别可靠。

然而，即便是最准确的血液检测也不能确定你是否处于绝经期。因为促卵泡激素水平在月经周期中有升有降，它可能一天很低，第二天又很高。更重要的是，即使促卵泡激素水平很低，你也可能处于围绝经期。雌二醇水平也是如此，每个月都会有很大的波动。此外，如果你正在服用避孕药、使用宫内节育器，或者正在服用抗乳腺癌药物，检测结果可能不准确。如果你担心自己的绝经状况，我建议你填写第 7 章中的绝经期筛查表，并寻求医生的指导。

认知测试：需要注意性别差

心理认知状态测试是一种客观评估记忆、思考和解决问题能力的关键手段。有些测试比较简短，而另一些可能更复杂、更耗时。较为全面的认知测试通常是由神经心理学家进行，并且只有专业中心和有执照的临床医生才能进行。在线的认知测试和智力题虽被广泛使用，但目前不推荐用于诊断。稍后，我们将对此进行更详细的探究。

现在，我想提醒你注意一个重要的事实：男性和女性经历认知变化的方式不同。事实上，在男性身上更容易发现认知能力下降甚至阿尔茨海默病的早期迹象。因为成年女性在各种认知任务上的表现都优于男性。言语记忆尤其如此，即记忆单词和故事的能力，以及逐字逐句存取语言的能力。一项针对不同人生阶段的男性和女性的记忆力比较研究表明，女性只有在绝经期之后，才会在认知测试中表现出记忆力下降。尽管如此，许多绝经期之后的女性在中年和老年，甚至在阿尔茨海默病的早期阶段，在认知上仍然比男性更有优势。

这无疑是个好消息，但这种优势有一个缺点。那就是，记忆的言语和关联性是诊断记忆障碍的主要认知手段之一，也是人们寻求医疗帮助的主要原因之一。通常，人们对于弄丢钥匙或者乱放东西都抱着比较宽容的态度，但如果因为忘词或想不起曾经说过的话影响了自己的社交和工作生活，人们的容忍度则要低很多。然而，女性往往比男性更擅长完成认知测试，而且医学评估中所用的参考值是不分性别的，这很可能会妨碍医生识别和诊断阿尔茨海默病。女性也许要过很久才去看医生，结果等她们最终确诊时，疾病已经发展得很严重了，而男性患者反而能更快确诊。我们不禁要问，在疾病还没有恶化到必须医治的程度之前，有多少女性尚未被确诊。

希望很快会有适合女性的测试。与此同时，几乎所有人都同意，观察患者大脑比单纯认知测试所得的信息量更大，也更准确。

脑成像：最有用的检测技术

人类的大脑就像指纹一样独一无二。虽然所有人的大脑组成大体相同，都分为不同的脑叶、功能区和特定结构，但每个人大脑的大小、形状、活动状态和分子组成却存在显著差异。这种巨大的差异在观看脑部扫描时最为明显。

我从事脑成像工作已经超过 15 年了，检验和量化了数千次扫描，每一天我都对脑部扫描展示的独特性心怀敬畏，因为每个患者的大脑都不一样。大脑的独特性不仅基于独特的基因构成，还受到每个人的家庭背景、教育和经历的塑造、模式化和"书写"。再加上你接触过的许多食物、你的文化环境、你探索过的所有地方，以及你生活中的所有欢乐和悲伤等多种因素的影响，没有两个人的大脑是一样的。在我看来，大脑扫描对于了解一个人的大脑和任何可能影响认知功能的个体风险因素，是绝对有必要的。别忘了，脑部扫描可以在症状出现多年前就检测出阿尔茨海默病。

在临床实践和研究中，有几类脑部扫描技术被广泛使用。典型的临床检查从计算机断层扫描（CT）或磁共振成像（MRI）开始，这两种检查都会给大脑内部拍照，以揭示其构造和解剖结构。这些扫描技术特别有助于排查各种可能导致认知变化的病变，这些病变与在痴呆患者中观察到的情况非常相似。其中有四种情况对女性的风险较大，分别是脑瘤、脑动脉瘤、脑白质疾病和脑萎缩。

根据美国脑瘤协会的数据，每年约有 80 000 名成人和儿童被诊断为原发性脑瘤。个体患脑瘤的概率很小，终生风险为 1% 或更低。但男性和女性患脑瘤的风险存在差异。尤其是脑膜瘤这种最常见的原发性脑瘤，在女性中更常见，部分原因在于它会与女性的性激素相互作用。大多数脑膜瘤生长缓慢，呈良性，但它有时候也会引起认知问题，可能被误认为是阿尔茨海默病。幸运的是，脑膜瘤通常可以治愈，有时候可以在不对患者大脑造成严重损伤的情况下将其切除，尤其是如果发现得够早的话。脑膜瘤的发现离不开脑部扫描。

脑动脉瘤是另一个需要注意的问题。试想一下，脑动脉瘤就像是大脑一侧血管壁上的一个小点。随着血液不断流经血管，小点磨损并开始膨胀，几乎像一个小气泡。虽然许多脑动脉瘤不会引起症状，但在某些情况下，脑动脉瘤会变大、渗漏或破裂，导致脑出血，即出血性脑卒中，这是非常严重的状况，需要紧急医疗护理。在所有导致脑卒中的原因中，女性脑动脉瘤破裂的发生率是男性的2倍，尤其是50～59岁的女性，这通常与其绝经期雌激素水平下降有关。在预防方面，脑部扫描可以检测到这些风险，第三部分提到的积极医疗手段和生活方式改变可以显著降低女性脑动脉瘤渗漏或破裂的概率，更普遍的说法是降低脑卒中的概率。

现在来说一下脑白质疾病。这是由大脑最大、最深部分的脑组织——白质的磨损所致。白质包含数百万条神经纤维，这些神经纤维连接大脑和脊髓的不同部分，并使信号神经细胞相互交流。一种叫作髓鞘的脂肪物质保护着神经纤维，使白质呈乳白色。白质可以帮助你快速思考和笔直行走，并防止摔倒。当白质出问题时，髓鞘就会分解，损害神经交流。脑白质疾病会增加很多负面结果的可能性，尤其是对于女性，特别是处于绝经期的女性。然而，有些方法可以预防甚至逆转这种疾病，我将在下一章的心脏健康实践中讲述。

最后谈谈脑萎缩。MRI是判断大脑是否老化的关键技术。随着时间的推移，大脑的某些部分可能会缩小（萎缩），尤其是对学习、记忆、计划以及其他复杂认知活动非常重要的部分。这就是我们检查上了年纪的人的MRI结果时需要注意的。和同龄人相比较，他们的大脑是否同样大并饱满？有没有任何萎缩的迹象？一些扫描可以显示大脑皮质变薄或脑室增大的迹象，这是在大脑失去脑组织时会发生的。大脑萎缩可能是阿尔茨海默病的早期征兆，也可能是大脑老化过快的迹象，大脑老化过快在一些绝经期女性中很常见。正如我们现在知道的，与年龄相关的神经元丧失可能源于许多医疗因素和生活方式因素，我们不仅可以修正这些因素，甚至能够完全消除它们。

就我个人而言，我非常喜欢另一项大脑成像技术，即正电子发射断层成像（PET）。PET拥有观察大脑能量活动的独特能力，可以检查大脑的其他各种参数，比如大脑的神经递质组合、必需脂肪酸的摄入、炎症，以及大脑健康所需的多种重要化学物质。最重要的是，PET是目前唯一一种可以通过检测另一个主要大脑问题——淀粉样斑块，来确定患者是否患有阿尔茨海默病的技术。

在大脑中发现阿尔茨海默病标志性体征的能力对于临床目标至关重要，尤其是对诊断不明确的患者而言。"诊断不明确"意味着患者表现出的症状可能是由阿尔茨海默病或者其他形式的痴呆引起的，医生不确定是哪一种。例如，有诊断为阿尔茨海默病的患者表现出言语困难（失语症）或去抑制，但因为这些症状是阿尔茨海默病和额颞痴呆共有的，所以他们实际上可能所患的是两者之一。那么，患者究竟是患了阿尔茨海默病，还是额颞痴呆？由于阿尔茨海默病的淀粉样斑块并没有在其他形式的痴呆中被发现，PET扫描的阳性结果可以证实阿尔茨海默病的诊断。相对地，PET扫描的结果若为阴性，即表示没有阿尔茨海默病的淀粉样斑块，这可以有效地排除是阿尔茨海默病引起了目前的痴呆症状。

根据PET扫描结果，将近20%被诊断为阿尔茨海默病的患者实际上根本就没有患阿尔茨海默病。采用PET扫描技术可以修正高达69%的病例的诊断结果，并且有助于改变约25%的患者的治疗计划。很显然，这些信息非常有价值。

PET也是唯一一种能够检测阿尔茨海默病患者大脑早期变化的技术。PET扫描尤其擅长在患者尚未出现任何实际症状的几十年之前就检测出阿尔茨海默病的淀粉样斑块的存在。这类预测性扫描目前尚未获得FDA批准，这意味着你不能简单要求医生给你开这种检查单。获得这些扫描的唯一方法是参与研究或临床试验。参与脑成像研究是一个很好的机会，可以接受一流的大脑健康评估，建立一个坚实的基线，用于与以后的评估做比较，并获得除此之外无法获得的有价值的信息，例如发现你有（或没有）脑瘤、贫血或其他危及生命的脑部疾病，而且价格非常便宜。如果你表现出了认知障碍的迹象，或者有患阿尔茨海默病的遗传风险（见本章前文），临床试验也会对你特别有吸引力，因为在这种情况下，你既可以获得 PET 扫描提供的信息，又可能获得成功的治疗方案。此外，你还可获得咨询服务，这当然是至关重要的。请记住，目前大多数相关临床试验仅限于 60 岁及以上的人群。

我坚信脑成像对疾病预防的价值。尽管这些技术目前仅在少数专业诊所和研究中心可用，但我希望可以很快向更多人开放。关于女性健康，我期待着有一天，我们可以例行检查女性的大脑，并以大脑为指南，为优化女性健康提供最佳建议。就像目前女性中年保健的常规项目包括乳房 X 光检查等一样，更先进的女性保健系统也需要仔细关注大脑老化情况，充分关注激素在保护大脑方面的功能，以及设定精准策略以避免阿尔茨海默病成为女性不必要的宿命。

与此同时，解决目前能够检测到的风险因素，并利用当前研究得到的技术和方法做出反应，无疑是我们现有的最佳策略。我的使命是尽可能让每个人的大脑都能得到应有的支持，使其最大限度地正常运作，优雅老去，让痴呆的频繁发生成为过去。

第 7 章

利用问卷，量化个人健康风险

要确定你的大脑需要什么才能达到最佳状态，最好的方法是进行几次彻底的检查，其中最重要的是前一章提到的脑部扫描，但你可能没有条件通过脑部扫描了解大脑内部的实际情况。下面列出的一系列问卷将帮助你找出你的医疗状况和生活方式中最需要解决的方面。

这些问卷将促使你仔细审视自己的总体健康状况，以及每天所做的各种选择，以便更清楚地了解你在哪些方面维护着大脑健康，在哪些方面可能在无意中破坏着大脑健康。

把大脑照顾好并不容易，因为这并不像是合身的牛仔裤，或者更紧实的腹肌那样容易衡量。我们可以用调查问卷来确定与女性大脑主要风险相关的"基线"和整体健康状况，问卷涉及阿尔茨海默病、绝经期、炎症、心脏病、糖尿病、抑郁症等医学风险因素，别忘了还有压力！

填写这些问卷是一种便捷的方法，你可以借此了解自己的日常生活状态与保持大脑长期健康的最佳生活状态之间的距离。这些信息可以帮助你确定是否需要看医生，以及如何获得合适的帮助。说到女性健康，单一的标准并不适合所有人。拥有尽可能多的关于你自己健康状况的信息，会非常有助于指导你采取有力措施来达到平衡和实现目标。

仔细阅读每个问题，并尽可能准确地回答。其中一些问题包括我们在前一章中讨论过的体验项目和实验室检测项目。如果你已经有一段时间没有做这些测试了，请参考最新的测试结果，或者暂时先跳过，在获得相关信息后再填写。请确保从医生那里获取你的医疗记录和血液检测结果的副本。不要觉得不好意思，你有权获得这些信息。

完成测试后，阅读每个测试下面的分数解释。请记住，调查问卷不是诊断工具，请务必咨询健康护理专业人员以获得进一步的帮助。

测一测你患阿尔茨海默病的风险 [1]

是	否	不知道	问题
□	□	□	你是女性吗？
□	□	□	你的年龄是否超过 60 岁？
□	□	□	你是否有阿尔茨海默病的家族病史？
□	□	□	你的母亲、父亲，或者兄弟姐妹中，是否有人被诊断为阿尔茨海默病或者其他痴呆？
□	□	□	你是 *ApoE4* 的携带者吗？
□	□	□	你是否曾经遭受过头部外伤或者创伤性脑损伤？
□	□	□	你是否进行（或经常进行）易频繁受伤的运动或其他活动（如足球、拳击、建筑工作）？
□	□	□	你是否长期（超过 6 个月）遭受抑郁症的折磨？
□	□	□	你是否患有疱疹、梅毒或任何其他传染病？
□	□	□	你是否吸烟，或者戒烟不到 5 年？
□	□	□	你目前是否服用软性毒品或非法药物（如可卡因、安非他明、致幻剂），或者你是否有服用此类软性毒品或非法类药物的历史？
□	□	□	你是否服用苯二氮䓬类药物（地西泮、劳拉西泮、替马西泮、阿普唑仑）超过 6 个月？
□	□	□	你是否服用抗抑郁药（如舍曲林、氟西汀、西酞普兰、艾司西酞普兰）超过 6 个月？
□	□	□	你有酗酒史吗？

---

[1] 本书中的测试是基于美国地域背景下的研究，部分问题并不适用于所有人，请读者注意去掉不符合自身情况的问题及其分值。——编者注

是	否	不知道	问题
☐	☐	☐	你是否患有心血管疾病（如心脏病）？
☐	☐	☐	你是否患高血压？
☐	☐	☐	你是否患糖尿病？
☐	☐	☐	你是否患糖尿病前期或胰岛素抵抗？
☐	☐	☐	你的 BMI 指数是否大于 25？
☐	☐	☐	你是否有低 B 族维生素和 / 或低 ω-3 脂肪酸水平的血液测试结果？
☐	☐	☐	你是自然绝经还是因卵巢切除或子宫切除（手术切除卵巢或子宫）而绝经？
☐	☐	☐	你的饮食中是否富含脂肪、糖和 / 或加工食品（如汉堡、培根、火腿、香肠、奶酪、黄油、冰激凌、饼干）？
☐	☐	☐	你每天吃的水果和蔬菜是否少于两份（一份相当于一个小苹果或一杯蔬菜的量）？
☐	☐	☐	你是否过着久坐不动的生活（例如，你每周花在散步、跑步、健身房锻炼、跳舞等体育活动上的时间少于 2 小时）？
☐	☐	☐	你是否担心自己的记忆力不如过去（例如，你的记忆力比 10 年前差）？
☐	☐	☐	你是否难以辨认人，或难以记住姓名、约会或物品放置的位置？
☐	☐	☐	你是否需要多次提醒做自己以前做的事情，比如家务、购物或服药？
☐	☐	☐	你觉得你的记忆力明显下降了吗？
☐	☐	☐	你是否感到悲伤、情绪低落，或者比过去更容易哭泣，而且没有任何明显的原因？
☐	☐	☐	你是否经常忘记重要的约会、家庭聚会或假日？
☐	☐	☐	与过去相比，你在阅读时会感到疲劳吗？
☐	☐	☐	你在做日常计算、管理财务或平衡收支方面有困难吗？
☐	☐	☐	你是否对自己的爱好、阅读或去社交场合等日常活动失去了兴趣？
☐	☐	☐	你是否变得容易出人意料地易怒、烦躁或多疑？或者你已经开始想象（例如，听到、看到或相信）不真实的事情了吗？

　　如果你对 22 个及以上问题的回答是肯定的，那么你患阿尔茨海默病的风险很高。建议你联系医生进行进一步评估。神经科或老年科的咨询可以确定最佳预防措施。一定要与医生讨论如何降低风险，并遵循本书第三部分的建议，这将帮助你管理风险。

如果你对 11 ～ 21 个问题的回答是肯定的，那么你患阿尔茨海默病的风险是中等的。你可能需要联系医生进行进一步评估。首先，遵循本书第三部分中的建议，这将有助于你降低风险。

如果你对 10 个或更少的问题回答是肯定的，那么你患阿尔茨海默病的风险很低，此时不需要进一步评估。然而，如果你有所担心，请及时咨询医生意见。

测一测你患心脏病的风险

是	否	不知道	问题
☐	☐	☐	你的年龄是否超过 55 岁？
☐	☐	☐	你是非裔美国人、墨西哥裔美国人还是印第安人？
☐	☐	☐	你是否曾出现过以下情况：心脏病发作、脑卒中、短暂性脑缺血发作、外周动脉疾病（流向手臂和 / 或腿部的血流量减少）或腹主动脉瘤（身体的主要动脉的下部区域增大）？
☐	☐	☐	你是否曾接受过以下任何一种手术：冠状动脉搭桥手术、血管成形术或支架置入术［通过在动脉中放置一根小管（支架）以保持其开放，从而打开狭窄或堵塞的动脉］？
☐	☐	☐	你的父母、兄弟姐妹或孩子，是否在年龄较小的时候（55 岁以下）有过上述任何一种情况或手术？
☐	☐	☐	你是否患高血压？
☐	☐	☐	你目前是否在服用降压药？
☐	☐	☐	你是否患糖尿病？
☐	☐	☐	你的 BMI 是否超过 25 ？
☐	☐	☐	你的腰高比是否超过 0.5 ？
☐	☐	☐	你的总胆固醇水平高吗？（ >200mg/dL ）
☐	☐	☐	你的低密度脂蛋白胆固醇高吗？（ >130mg/dL ）
☐	☐	☐	你的高密度脂蛋白胆固醇低吗？（ <50mg/dL ）
☐	☐	☐	根据医生的测量结果，你的 CRP 水平高吗？
☐	☐	☐	你是否吸烟，或者戒烟不到 5 年？
☐	☐	☐	你的总吸烟量是否超过了 100 支以上？
☐	☐	☐	你是否经常感到愤怒、好斗，或者无缘无故心情低落？

是	否	不知道	问题
☐	☐	☐	你的饮食中是否富含脂肪、糖和/或加工食品（如汉堡、培根、火腿、香肠、奶酪、黄油、冰激凌、饼干）？
☐	☐	☐	你每天吃的水果和蔬菜是否少于两份（一份相当于一个小苹果或一杯蔬菜的量）？
☐	☐	☐	你是否过着久坐不动的生活（例如，你每周花在散步、跑步、健身房锻炼、跳舞等体育活动上的时间少于 2 小时）？
☐	☐	☐	你是否在怀孕期间被诊断为高血压（先兆子痫）？
☐	☐	☐	你是自然绝经还是因卵巢切除或子宫切除（手术切除卵巢或子宫）而绝经？

如果你对 12 个及以上问题的回答是肯定的，那么你患心脏病的风险很高。建议你联系医生进行进一步评估。心脏病咨询可以通过一系列测试确定你是否患有或即将患心脏病。一定要与医生讨论如何以最好的方式采取行动，并遵循本书第三部分的建议，这将有助于你降低患病风险。

如果你对 6～11 个问题的回答是肯定的，那么你患心脏病的风险是中等的。遵循本书第三部分的建议，开始降低风险。可以考虑联系医生做进一步的评估。

如果你对少于 6 个问题的回答是肯定的，那么你患心脏病的风险很低，目前不需要进行进一步评估。然而，如果你有所担心，尤其是假如你有心脏病家族史，请及时咨询医生意见。

测一测你患糖尿病的风险

是	否	不知道	问题
☐	☐	☐	你的年龄是否超过 60 岁？
☐	☐	☐	你是非裔美国人、墨西哥裔美国人还是印第安人？
☐	☐	☐	你的母亲、父亲或者兄弟姐妹中，是否有人被诊断为糖尿病？
☐	☐	☐	你是否有低血糖、糖尿病、高血压或高胆固醇的家族病史？
☐	☐	☐	你是否被诊断为高血压？

是	否	不知道	问题
☐	☐	☐	你是否被诊断为胰岛素抵抗？
☐	☐	☐	你的 BMI 是否超过 25？
☐	☐	☐	你的腰高比是否超过 0.5？
☐	☐	☐	你的总胆固醇水平高吗？（>200mg/dL）
☐	☐	☐	你的低密度脂蛋白胆固醇高吗？（>130mg/dL）
☐	☐	☐	你的高密度脂蛋白胆固醇低吗？（<50mg/dL）
☐	☐	☐	你的饮食是否高脂高糖？（如果不确定，可以参见第 10 章）
☐	☐	☐	你是否会突然和 / 或经常想吃甜食或者其他高碳水的食物？
☐	☐	☐	你是否会突然感到疲倦，或者每天都觉得疲倦？
☐	☐	☐	当你吃甜食的时候，2 ～ 3 小时之后还会想吃吗？
☐	☐	☐	你是否有过颤抖、紧张或者头痛的感觉，并且通过吃甜食得到缓解？
☐	☐	☐	你是否会因为睡觉时频繁出汗或者极度口渴而烦恼？
☐	☐	☐	你是否过着久坐不动的生活（例如，你每周花在散步、跑步、健身房锻炼、跳舞等体育活动上的时间少于 2 小时）？
☐	☐	☐	你在怀孕期间是否曾被诊断为妊娠糖尿病？
☐	☐	☐	你是自然绝经还是因卵巢切除或子宫切除（手术切除卵巢或子宫）而绝经？

如果你对 14 个及以上问题的回答是肯定的，那么你患 2 型糖尿病的风险很高。建议你联系医生进行进一步的评估。通过一系列测试，医生可以确定你是患有糖尿病还是糖尿病前期。一定要与医生讨论如何以最好的方式采取行动，并遵循第三部分的建议来恢复你的能量水平，重新启动你的新陈代谢。

如果你对 7 ～ 13 个问题的回答是肯定的，那么你患 2 型糖尿病的风险是中等的。建议你联系医生进行进一步评估。通过一系列测试，医生可以判断你是否有胰岛素抵抗或糖尿病前期的风险。一定要与医生讨论如何以最好的方式采取行动，并遵循第三部分的建议来降低风险。

如果你对少于 7 个问题的回答是肯定的，那么你患 2 型糖尿病的风险很低，无须进一步评估。然而，如果你有所担心，尤其是假如你有糖尿病家族史，请及时咨询医生意见。

测一测你患抑郁症的风险

以下这些问题是关于过去一个月以来你的感受，请选择最符合你感受的答案。

是	否	不知道	问题
☐	☐	☐	你是否对你的整体生活状态不满意？
☐	☐	☐	你是否觉得自己没有足够的社会支持和情感支持？
☐	☐	☐	你是否发现自己会没有具体缘由地情绪低落或悲伤？
☐	☐	☐	你有情绪波动吗？
☐	☐	☐	你是否会无缘无故感到疲倦或精力不足？
☐	☐	☐	你是否会对自己感兴趣的事情失去兴趣或者丧失愉悦感？
☐	☐	☐	你是否感到情绪低落、抑郁或者绝望？
☐	☐	☐	你是否有入睡困难，或睡不安稳，或睡得太多？
☐	☐	☐	你是否胃口不好，或者比平常吃得更多？
☐	☐	☐	你是否觉得自己很糟糕，或者觉得自己是个废物？
☐	☐	☐	在看报纸或者看电视的时候，你是否觉得很难集中注意力？
☐	☐	☐	你是否曾经想过自己死了更好，或者想用某种方式伤害自己？
☐	☐	☐	你是否曾遭受过产后抑郁症？
☐	☐	☐	你是否正在经历或者经历过经前期综合征相关的抑郁症？
☐	☐	☐	你是自然绝经还是因卵巢切除或子宫切除（手术切除卵巢或子宫）而绝经？

如果你对 8 个及以上问题的回答是肯定的，那么你患抑郁症的风险很高。建议你联系医生进行进一步的评估。对女性来说，如果你对最后 3 个问题的回答是肯定的，那么你所经历的抑郁情绪很可能与激素水平的变化有关。遵循本书第三部分的建议，将帮助你改善这些症状。

如果你对 4～7 个问题的回答是肯定的，那么你患抑郁症的风险是中等的。如果你有所担心，尤其是如果你处于围绝经期或绝经期，或者曾患抑郁症，请和医生进一步讨论。本书第三部分的建议将有助于你应对任何症状，并有望完全摆脱它们。

如果你对少于 4 个问题的回答是肯定的，那么你患抑郁症的风险可能很低，无须进行进一步评估。然而，如果你有所担心，尤其是如果你曾患抑郁症或有抑郁症家族史，请及时咨询医生意见。

测一测你进入绝经期了吗

是	否	不知道	问题
☐	☐	☐	你的年龄超过 35 岁了吗？
☐	☐	☐	你的月经是否变得不规律（比如，跳过周期）？
☐	☐	☐	你的月经量是否变大（比如，流量变大，流水样）？
☐	☐	☐	你的月经量是否变小（比如，流量变小，星点状）？
☐	☐	☐	你的月经周期是否变短（比如，间隔少于 28 天，或者比平常的周期短）？
☐	☐	☐	你上一次月经期是在 12 个月之前吗？
☐	☐	☐	你是否有潮热（强烈而突然的热浪，伴随出汗过多）的困扰？
☐	☐	☐	你是否有夜间盗汗（夜间强烈而突然的热浪，伴随出汗过多）？
☐	☐	☐	你的乳房是否比平常更加敏感或一碰就疼？
☐	☐	☐	你是否有阴道干燥或性交疼痛？
☐	☐	☐	你的性欲或性愉悦度是否有减退？
☐	☐	☐	你的皮肤是否经历了明显的变化（比如，比平常更干燥，有痤疮或湿疹等）？
☐	☐	☐	你是否经历过毛发生长的变化（比如，多余的面部毛发或身体其他部位的毛发）？
☐	☐	☐	你的头发明显变稀疏了吗？
☐	☐	☐	你是否有消化方面的问题（如腹胀、胀气、腹泻、便秘、恶心或胃灼热）？
☐	☐	☐	你是否出现大小便失禁（尿液和/或粪便突然意外排出）？
☐	☐	☐	你有没有无缘无故长胖？
☐	☐	☐	你是否感到身体肿胀和不舒服，尤其是在生理周期的后半段？
☐	☐	☐	在月经期前后，或者经期以外的时间，你是否有经前期综合征的症状（抽筋、腹痛、头痛、易怒）？
☐	☐	☐	你是否有关节僵硬或疼痛的症状？

是	否	不知道	问题
☐	☐	☐	你是否被诊断为骨质减少或骨质疏松?
☐	☐	☐	你是否觉得比平常更疲倦或者睡眠困难?
☐	☐	☐	在集中注意力或者记忆东西方面,你是否觉得有困难?
☐	☐	☐	你是否经常感到健忘、头脑迷糊,或糊里糊涂?
☐	☐	☐	经期前后,你会头痛吗?
☐	☐	☐	你是否经历了反常的情绪变化(如悲伤、易怒等)?
☐	☐	☐	你是否有抑郁情绪或者感到绝望?
☐	☐	☐	你是否很容易流泪,会无缘无故地哭泣,或者很容易情绪化?
☐	☐	☐	你是否感到不堪重负或状态不好?
☐	☐	☐	你是否感到超出正常水平的焦虑?
☐	☐	☐	你是否有惊恐发作?
☐	☐	☐	你是否曾患有激素紊乱(甲状腺疾病、多囊卵巢综合征、胰岛素抵抗、糖尿病)?
☐	☐	☐	你在服用某种处方的避孕药吗?
☐	☐	☐	你是否患有不孕症或者生育能力低下(不能怀孕到足月)?
☐	☐	☐	你是否接受过导致或加速绝经的任何医疗手段,比如子宫切除术或化疗?
☐	☐	☐	你是否正在接受激素替代疗法,或者是正在尝试摆脱它?

如果你对 18 个及以上问题的回答是肯定的,你似乎表现出许多激素失衡的症状。你很可能处于围绝经期或绝经期。建议你联系医生进行进一步的评估。同时遵循本书第三部分的建议,这将帮助你通过改善激素水平使这些症状正常化。

如果你对 9 ~ 17 个问题的回答是肯定的,你似乎表现出一些激素失衡的症状。最好请医生进行进一步评估,同时遵循本书第三部分的激素平衡建议。

如果你对少于 9 个问题的回答是肯定的,那么你似乎很少表现出激素失衡的症状,无须进一步的评估。请记住,这是为未来做准备的最佳时机,请密切遵循以下章节中概述的预防性建议。

测一测你现在压力有多大

以下问题是关于你过去 2～3 个月以来的感受，请选择最符合你感受的答案。

经常	偶尔	很少	问题
□	□	□	你是否有以下症状：头痛、胸口痛、肌肉紧张、恶心或者性欲改变？
□	□	□	你是否过度担忧，并且感到责任过重？
□	□	□	你是否难以专注工作或者保持动力？
□	□	□	你是否经历过易怒、悲伤或愤怒？
□	□	□	你是否觉得缺乏食欲或曾过度进食？
□	□	□	你是否觉得自己在喝咖啡、喝酒和抽烟上有些失控？
□	□	□	你是否会回避社交，或者在人群中感到不知所措？
□	□	□	你是否经常感冒或得流感？
□	□	□	你是否有消化不良、胃酸倒流或胃溃疡？
□	□	□	你是否对甜食充满渴望，尤其在晚餐之后？
□	□	□	你是不是有了小肚腩？你腰上的肉是不是越来越多了？
□	□	□	你有心悸吗？
□	□	□	你是否发现入睡困难和/或睡不好？
□	□	□	你是否曾突然出现强烈的焦虑感？
□	□	□	你是否感到疲劳或精疲力竭（例如，得用咖啡来提神）？
□	□	□	你看待生活和他人的方式是不是很消极？
□	□	□	你是否感到耐力的减退，尤其在下午和晚上？
□	□	□	你是否担心自己解决问题的能力下降？
□	□	□	你是否一直在和感冒、流感或感染做斗争？
□	□	□	你是否发现自己有"情绪化进食"（例如，吃不健康的食物或在不饿的时候吃东西，以应对压力或者困难情绪）？
□	□	□	从坐姿或仰卧姿势起身后，你是否感到头晕？
□	□	□	你是否发现自己会无缘无故哭泣，或者很容易情绪化？
□	□	□	早晨你是否觉得起床很难，或者只有在喝完两杯咖啡之后才能"醒过来"？

经常	偶尔	很少	问题
☐	☐	☐	你是否感到自己对压力的承受能力在下降?
☐	☐	☐	你是否有低血糖或血糖不稳定?
☐	☐	☐	你是否有焦虑或抑郁?
☐	☐	☐	你有紧张性头痛吗?
☐	☐	☐	根据医生的测量结果,你的血液皮质醇水平高吗?

如果你对 18 个及以上问题的回答是肯定的,那么你就有很高的风险因为压力导致健康问题,或者你可能已经在经历这些问题了。同时,你也可能有较高的皮质醇水平。建议你联系医生进行进一步的评估和检测。对你来说,在生活中管理压力非常重要,你可以通过严格遵循下一章概述的减压策略来守护自己的健康。

如果你对 8 ~ 17 个问题的回答是肯定的,那么你的健康可能在一定程度上正受到压力的影响。虽然可能还没有对健康造成严重的后果,但你需要采取包括减压技巧在内的健康生活方式。通过健康的饮食和高质量的睡眠来管理你的压力,并通过密切遵循下一章列出的建议来学习如何管理你的情绪健康。

如果你对少于 8 个问题的回答是肯定的,那么你的压力水平很低,也不太可能有较高的皮质醇水平。然而,如果你在生活中感受到了压力,或者如果你偶尔感到筋疲力尽且不堪重负,请务必采用健康的饮食、锻炼、睡眠和下一章概述的减压技巧来避免压力。

通观全局: 问卷结果分析

现在你已经完成了问卷,请在下表中将你的结果标记为高风险、中风险或低风险。

风险	阿尔茨海默病	心脏病	糖尿病	抑郁症	绝经期	压力
高						
中						
低						

下面是几个例子，说明了为什么这么做很有帮助。我的一位患者——53 岁的 KS 女士，在不久前被诊断为绝经，她得到了以下结果：

风险	阿尔茨海默病	心脏病	糖尿病	抑郁症	绝经期	压力
高	○		○		○	
中		○				
低				○		○

在 KS 女士的案例中，解决绝经期和糖尿病的症状是至关重要的，这些症状可能会增加患阿尔茨海默病的风险。考虑到绝经期和胰岛素抵抗之间的关系，稳定她的胰岛素和血糖水平是健康管理方案中的关键一步。

我的另外一位患者——处于围绝经期的 45 岁 MV 女士，得到了以下结果：

风险	阿尔茨海默病	心脏病	糖尿病	抑郁症	绝经期	压力
高	○			○	○	○
中		○	○			
低						

根据 MV 女士的情况，我们需要解决她高压力水平的问题，高压力可能会使围绝经期的大脑症状出现恶化，并通过影响激素健康影响她的情绪。压力、抑郁症和绝经期都是已知的阿尔茨海默病的风险因素。

既然你已经确定了自己的风险，请继续阅读下一章，找到针对特定风险的定制化建议。这些建议的目的是为你提供可以在家里和日常生活中进行的生活方式指南。

我的建议始终是从改变生活方式开始，并且遵循这些建议至少 3 个月，然后再转向药物治疗。选择那些能够解决你具体风险的方案，为你的个人需求带来最大的益处，看看会有什么变化。今天，每一位女性终于能够将健康掌握在自己手中，优化自己的生活方式选择，以强化自己的大脑，最大限度地延续生命，让自己寿命更长、身体更健康、记忆更丰富。

THE
XX BRAIN

第三部分

改变:
优化大脑健康, 让风险最小化

如今，由于女性身上背负的"神奇女侠"期望常常得不到承认，再加上女性健康管理和激素管理等方面一系列误导性的错误信息，一场全面的危机产生了。面对市面上眼花缭乱的快速节食法、健身训练营、安眠药、抗抑郁药和整形手术，女性往往会求助于事实上根本不健康的所谓健康解决方案。

第 8 章

激素和抗抑郁药：你需要它们吗

当你迈入 40 岁大关时，雌激素替代疗法可能会引起你的注意。如果你已经 40 多岁，即将进入绝经期，你也许会想，是时候更深入地探索雌激素疗法或最新的绝经期激素疗法（menopause hormonal treatment，MHT）到底是怎么回事了。要是你已经到了绝经期，MHT 是否适合你呢？如果你已经 60 多岁了，是选择服用激素还是选择其他办法比较好呢？不管哪种情况，你如何判断自己的选择是不是正确的呢？

是否使用绝经期处方药是当今美国中年女性面临的最复杂的医疗决策之一。在美国，最常用的办法是绝经期一到，就该服用激素了。就在 15 年前，绝经期的女性会自然而然地采用 MHT 处方药，它是治疗绝经期症状最显而易见的方法。MHT 取代了绝经后卵巢停止分泌的雌激素，或者说是取代了雌激素和孕酮。

虽然在原则上来说，替代激素的做法是有用的，但 MHT 的好处和风险在不断发生变化，前景也不太明朗，这就让医疗从业者和患者面临着巨大的挑战。事实上，很多女性不太敢尝试 MHT，因为有报道称，MHT 治疗会增加罹患癌症的风险。我们来看看这个说法是如何产生的，以及是否准确。

回顾历史：MHT 的起源、流行与搁浅

一直以来，人们用尽方法应对绝经期，从针灸到祈祷，再到手术。直到 20

世纪 30 年代，科学家才发现了雌激素，揭示了雌激素的缺失与绝经期之间的联系。这一发现加快了寻求解决方案的脚步，最终 FDA 在 20 世纪 40 年代批准使用雌激素治疗绝经期症状。通过补充女性身体不再自行产生的雌激素，替代激素将保护女性免受心脏病和骨质流失（骨质疏松）的影响，同时缓解扰人的潮热症状。

1942 年，美国惠氏制药（Wyeth Pharmaceuticals）推出了倍美力（Premarin）这种雌激素药片。倍美力很快畅销全美，销量一直飙升，直到 20 世纪 70 年代，科研人员发现它与子宫内膜癌的风险增加有关为止。然而，将雌激素与黄体制剂（孕酮的一种合成形式）结合起来，可以让治疗重新变得安全、有效，于是诞生了第二种药物，称为倍美安（Prempro）。倍美安同时含有雌激素和孕酮，这一改良非常合理，因为这两种激素在女性体内共同发挥作用。雌激素促进乳房和子宫中细胞的生长，而孕酮的作用是监控这些细胞的生长。到了 90 年代，美国心脏协会、美国医师学会和美国妇产科医师学会都确信，新的 MHT 配方对绝经后的女性来说是完美的。

观察研究表明，MHT 对心脏健康和总体死亡率有保护作用，这一观点在一定程度上得到了证实。例如，护士健康研究指出，与从未服用激素的女性相比，使用 MHT 的女性患冠状动脉疾病的风险降低了 11%。该研究是对女性主要慢性疾病的风险因素所进行的最大规模的前瞻性调查。这一结果引起了广泛关注，因为在美国，冠状动脉疾病不仅是最常见的心脏病类型，也是男性和女性死亡的主因。

新的 MHT 配方在政府进行正式的临床试验测试之前就已经被广泛使用。最终，在 1993 年，美国国家心肺血液研究所启动了女性健康倡议项目（Women's Health Initiative），进行了一项长达 15 年的多阶段试验，共有 16 万绝经后的女性参加，旨在正式测试 MHT 的疗效，尤其侧重心脏病的预防。那时，为了预防子宫癌，在子宫完好的女性的雌激素治疗中添加孕酮已成为标准做法，因为子宫癌与仅使用雌激素的药物有关。对于切除子宫的女性，标准的做法是纯雌激素疗法，这是因为没有子宫，降低了癌症生长的风险。女性健康倡议项目包括了两项旨在验证这一区别的大规模随机临床试验。

第一项临床试验叫作纯雌激素研究，研究对象是那些进行了子宫切除术并接受倍美力治疗，即纯雌激素治疗的女性。第二项试验是雌激素加黄体制剂的研究，针对子宫未切除并接受雌激素和黄体制剂联合疗法（倍美安）的女性。在这两项试验中，数千名女性被试被随机分配到实验组或对照组，研究持续了很多年。

接着有一个消息像重磅炸弹般击中了医疗机构。2003 年，由于试验初期数据显示 MHT 的结果与预期完全相反，两项试验都被紧急叫停。研究发现，这两种疗法不仅没有降低心脏病的风险，反而都显示出脑卒中和血栓风险的增加。除此之外，雌激素和黄体制剂联合疗法还会增加患乳腺癌的风险。

这个消息让大家极为震惊，彻底动摇了医生们半个多世纪以来的信念。几乎是在一夜之间，接近 80% 一直在使用该疗法的美国女性突然停药，还引发了好几起诉讼，药物的销售额暴跌。MHT 被认为是致命的疗法。更糟糕的是，有消息称 MHT 也与痴呆风险的增加有关，这进一步让女性对该疗法的长期效果感到恐惧。随着这些负面消息像滚雪球一般迅速发展，针对绝经期药物的进一步开发戏剧性地停止了。

这场危机并没有促使新的研究成功克服困难，取而代之的是一片空白。时至今日，尽管 20 多年前的那项研究早已声名狼藉，女性健康倡议项目仍然是世界上关于 MHT 风险和益处的最全面的信息来源。由于没有更好的资源，世界各地的女性仍然对 MHT 感到恐惧，并且对如何成功地驾驭她们生命中另一个重要篇章感到矛盾和担忧，这完全是可以理解的。

最新认识：什么时候开始 MHT 很重要

在女性健康倡议项目试验失败的几年内，研究人员得出结论：对这项研究结果最初的解释至少有一部分是错误的。经过更深入的探究之后，大家对研究方法的有效性和研究结果的相关性都提出了批评。

其中最突出的不足是，这些试验的被试主要是六七十岁的女性，已经进入绝经期多年。后来发现，这些女性中许多人患上的疾病，尤其是心脏病相关的疾病，如果更早开始接受 MHT 治疗，是有可能预防的。由于女性的动脉通常在绝经后开始硬化，六七十岁才开始接受 MHT 很有可能降低了该疗法对已有症状的逆转或改善能力。MHT 似乎也增加了血栓的风险，这是一种在老年女性身上更容易出现的状况，它反过来又增加了心脏病发作的风险。

药物的剂量和使用频率问题也引起了一些关注。例如，在当时的情况下，只测试了高剂量的激素。至于激素在不同剂量、不同形式或不同给药方法的情况下，是否更安全或更有效，研究未进行探索。另一个问题是，当时人们以为让女性终身服用雌激素是安全的，这一点后来得到重新评估。目前的想法是，MHT 应主要作为一种短期的解决方案，且只适用于部分女性。

同样不幸的是，几十年以来，医生们一直采用"一刀切"的方法治疗绝经期。许多专业的医学协会现在一致同意，全面使用雌激素确实是一个错误。医学界现在也承认，因为女性群体的绝经期体验差异巨大，任何治疗计划都应该因人而异。但遗憾的是，女性健康倡议项目的结果被广泛应用于所有女性和所有 MHT 方案。

诸如此类的见解引发了更多值得进一步探究的思考，尤其是现在人们对此提出了更多问题。例如，激素的使用是否会给那些比被试更年轻的女性带来不一样的风险和益处？是否存在开始 MHT 治疗的最佳年龄或理想的治疗时长？是否有更安全、更有效的配方和使用方法？

近年来，研究者对女性健康倡议项目的数据进行了重新分析，并对一些原始结论进行了更新和修订。其中之一是提出了"机会之窗"的概念，即什么时候开始首次治疗。最近，这一观点受到了更多的关注，因为我们逐渐认识到，服用这些激素的风险和益处似乎因以下两个关键参数而异：女性的年龄和绝经了多长时间。

幸亏有了对试验中收集的数据的后续分析，这两个因素的重要性变得更加明显，因为分析显示了与最初分析结论截然相反的结果。后续分析结果显示，在 60 岁以下或者在绝经后 10 年内开始接受 MHT 治疗的女性死亡率低于未接受 MHT 治疗的女性。随后对 30 项临床试验的联合分析结果也显示，60 岁之前开始接受 MHT 治疗的女性死亡风险比未接受 MHT 治疗的女性低 39%。

此外，以 600 多名女性为研究对象的一项新临床试验提供了确凿的证据，试验的名字叫作雌二醇早期与晚期干预试验（ELITE）。该试验表明，如果被试在绝经期之后不久开始治疗，MHT 有可能减缓其动脉粥样硬化斑块的发展。这与心脏病发作和致死的人数减少 32% 有关。此外，MHT 的早期介入与降低因骨质疏松而造成髋部骨折和骨折后死亡的风险有关。

另一个转折点是，一些专家现在认为，在没有癌症等禁忌证的情况下，纯雌激素治疗可能是提前进入绝经期女性的救命稻草，对做过子宫切除术的女性来说尤其如此。出人意料的是，子宫切除术是美国女性中第二常见的手术，也是造成绝经期提前最常见的原因。因手术造成的绝经与自然绝经有许多不同之处。接受子宫切除术的女性往往更年轻，很多人的年龄在 40 岁出头，而不是 50 多岁；手术导致雌激素水平突然下降而不是逐渐下降，使得患者更容易受到激素耗竭的负面影响，可能导致心脏病、骨质疏松、认知能力下降，甚至是过早死亡的风险增加。虽然需要更多的研究来探讨两者之间关联的可靠性，但有数据显示，在女性健康倡议项目结束后的 10 年期间，有 18 601～91 610 名做过子宫切除术的绝经后女性因心脏病而过早死亡，原因可能是未服用雌激素。

总体而言，目前正在进行的研究表明，如果在适当时间内谨慎地使用 MHT（具体取决于患者的个人病史），MHT 可能会带来广泛的益处。然而，由于这些证据来自观察性研究，以及在探究其他问题时对临床试验的重新检验，最终答案还需要更多的研究。

与此同时，许多医生在如何应对广大女性对 MHT 治疗的担忧方面还没有做好充分的准备。对每一位即将进入绝经期的女性来说，首要的问题在于是否服用雌激素，以及可能患癌症的风险高低。如果拒绝使用雌激素，她们该如何应对潮热的日常困扰？该如何缓解和绝经期有关的抑郁、焦虑和睡眠不足？又该如何面对痴呆的风险？哪些医生有足够的能力提供帮助？作为女性，我们一直在寻找可以有效应对绝经期的解决方案。尽管需求量巨大，但我们在寻找的建议和解决方案在很大程度上依然是我们无法获得的。

希望本章可以为许多十分紧迫的问题提供答案。首先，我们将分析 MHT 治疗的实际基本风险和收益。其次，我们将探讨激素疗法是否适合你，或者是否还有更适合的解决方案让你摆脱绝经期症状。

两大问题：明辨利害，科学权衡 MHT

MHT 真的可能导致癌症吗

患癌风险是大多数女性决定不采用 MHT 治疗的核心原因，这不奇怪，且需要认真对待。

正如本章开头所述，女性健康倡议项目提供了激素疗法和癌症之间关系的证据。在雌激素和黄体制剂联合疗法的试验中，服用 MHT 的女性比服用安慰剂的女性乳腺癌发病率更高。然而，纯雌激素的研究却显示了完全相反的效果：接受过子宫切除术的女性在 MHT 治疗后，乳腺癌发病率相比对照组降低了 23%。即使在女性健康倡议项目中断多年之后，这些被试患乳腺癌的风险仍然非常低。显然，这些研究结果中存在一个值得好好研究的矛盾。

值得注意的是，这两项试验的终止都不是因为癌症风险，而是因为心脏病风险的增加。无论这些研究结果多么细致，最终结果多么令人困惑，当时的媒体都聚焦在了和癌症的相关性上，以致引发了公众对女性患癌症风险的恐慌。现在，我们对使用 MHT 影响癌症风险的因素有了更好的了解。

你是否做过子宫切除术在评估你的治疗选择时会起到重要作用。如前所述，通常认为纯雌激素治疗对于子宫切除后的女性来说是安全的，而雌激素和黄体制剂联合疗法对子宫完好的女性来说则是更安全的选择。但是，对曾经有乳腺癌、子宫癌或卵巢癌病史的女性来说，不建议采用 MHT 治疗，因为它会增加癌症复发的风险。一般来说，乳腺癌幸存者以及有癌症家族史的女性应该考虑非激素疗法。这一点，我们将在下一章进行讨论。

没有癌症病史的女性的患癌风险主要取决于持续使用 MHT 的时长，女性接受治疗的时间越长，风险越高。有限的数据显示，风险似乎也随着所用孕酮类型的不同而不同。女性健康倡议项目试验中使用的醋酸甲羟孕酮已被证明会显著增加风险，而其他孕酮，如微粒化孕酮，则风险较低。

对没有做过子宫切除术的女性来说，区分 MHT 相关的癌症"相对风险"和"绝对风险"也很重要。当你去看医生的时候，你们会讨论所有与健康相关的风险，医生给你的估计往往是所谓的相对风险。相对风险是相对于其他人风险的一般估计，通常是相对于未服用药物的一组患者。绝对风险是对特定个体所存在的风险程度的估计。

让我们来分别看看这些术语对应的具体例子，我会逐一解说涉及的一些数字。

假设你在新闻中读到有一种新药在缓解潮热方面有奇效，但它的副作用是增加 50% 的癌症风险。听起来很吓人，对不对？但这个数字是对相对风险的估计。它表明，与另一组未服用该药物的患者相比，服用该药物的患者在患癌症的风险上增加了 50%。这是否真的是个坏消息取决于两个因素：研究开始时有多少患者参与，以及有多少未经治疗的患者患上癌症。举个例子，假设在 100 名未服用该药物的患者中，有 2 人患上了癌症，而另外 100 名接受该药物治疗的患者中，有 3 人患上了癌症。换句话说，这种新药无论因为何种原因，在 100 人中实际上只增加了 1 例的癌症患者，从 2 个病例增加到 3 个病例。突然之间，刚刚那个令人印象深刻的 50% 就不再具有那么大的冲击力了。

然而，如果该药物将 100 人中癌症患者的数量从 20 人增加到 30 人，那就很成问题了！尽管从比例来看，这两个例子中患病风险都增加了 50%，但受影响生命的实际数量比百分比更重要。在查看 MHT 和癌症风险的实际数据时，请牢记这些数字。

根据女性健康倡议项目研究中雌激素和黄体制剂组（与癌症有关的那组），在每 10 000 名服用激素一年的女性中，乳腺癌发病者估计为 38 例，而在相应的未治疗组中，该项数据为 30 例。这意味着采用 MHT 治疗的女性患癌的相对风险增加了约 27%。但从实际数量来看，这意味着如果 10 000 名女性服用激素一年，与不服用激素相比，治疗会导致增加 8 例乳腺癌病例。即使只是多 1 个病例，也至关重要，但与"癌症风险增加约 27%"所表明的情况相比，10 000 例中增加 8 例的概率就显得没那么可怕了。当我们尝试着去理解数据及其解释时，正是这些区别值得我们花费时间和精力。

经过了多年的大量研究之后，人们普遍认为，MHT 引起癌症风险增加的可能很小，小到足以让女性重新考虑它，只要这些女性没有预先存在的癌症高风险状况，并且在适当的治疗时长内采用正确的配方即可。每位女性患者都应该作为 MHT 治疗的候选人进行个体评估，以便权衡和考量其风险和获益的总体平衡。

本章的最后一部分描述了如何评估你采用 MHT 治疗的癌症风险，并且包含了一个流程图，帮助你根据自己的风险因素确定最佳的治疗方案。

MHT 会增加痴呆的风险吗

现在让我们把关注点转向另一个棘手的问题：激素疗法是否会增加痴呆的风险？

在痴呆研究领域，没有比 MHT 更受关注的女性专用治疗方法了。即便如此，这方面的大多数证据仍然仅仅来自我们非常熟悉的女性健康倡议项目的研究，而且还在继续为我们的大部分决定提供信息。

这是因为这项研究还包括一个分支，称为女性健康倡议项目记忆研究（Women's Health Initiative Memory Study，WHIMS）。迄今为止，就探究 MHT 对痴呆风险的影响这一课题来说，该研究仍然是规模最大且持续时间最长的随机安慰剂对照试验。为了测试 MHT 对预防痴呆是否有效，研究人员将注意力集中在绝经后的女性身上，这些女性被试的年龄为 65 岁及以上。这些试验分为两个小组：没有子宫的女性使用纯雌激素，有子宫的女性使用雌激素和黄体制剂。使用纯雌激素的那组痴呆风险没有显著改变；使用雌激素和黄体制剂的那组在使用 MHT 后，痴呆风险增加了一倍。

因此，除增加患心脏病和癌症的风险之外，雌激素和黄体制剂疗法对认知功能也会产生损害，可能会加速老年女性现有的大脑问题。

然而，鉴于最近有报告显示 MHT 对年轻女性患心脏病的风险会产生有益影响，尽早开始 MHT 可能对痴呆也会有预防作用。事实上，对超过 18 项研究结果的综合统计评估显示，在年龄更小的 50～59 岁女性群体中，与未服用激素的女性相比，服用激素的女性患阿尔茨海默病的风险降低了 30%～44%。这是一个好消息。

更多关于 MHT 对预防痴呆可能有价值的证据，来自对做过子宫切除术的女性的研究。正如之前提到的，通过手术切除子宫，尤其是同时切除卵巢，会增加女性未来痴呆的风险。然而，一项针对 1 884 名女性的研究表明，与采用药物治疗的患者相比，子宫切除术术后 5 年内开始使用纯雌激素并持续到自然绝经年龄的患者痴呆的风险更低。此外，对接受子宫切除术的年轻女性进行的随机临床试验表明，与未使用雌激素以及未接受持续治疗的患者相比，使用纯雌激素治疗的患者在记忆表现和大脑活跃度上均有普遍的积极改善。

两项最新的随机临床试验得出的结果却并不那么令人振奋。这两项试验表明，绝经后 6 年内开始 MHT 治疗的女性在认知能力上并没有改善。不过，被试的认知能力也没有恶化，MHT 没有增加这两项试验中被试的痴呆风险。

我们需要更多的临床试验来专门研究 MHT 对年轻女性，尤其是对围绝经期女性的影响。第 1 章中描述的脑成像结果鼓励我们进一步探讨，如果女性在绝经期前就开始采用基于雌激素的疗法，在支持健康大脑正常衰老方面会有怎样的潜在效果。

总结：MHT 适合哪些女性

后文的图 8-1 将帮助你在考虑了一系列诸如心脏病、癌症和痴呆的风险之后，确定你和家人是否可以从 MHT 中受益。如果这幅流程图对你来说太过复杂，可以跳过。现在，我想简单地总结一下到目前为止本书提到的数据。虽然涉及 MHT 使用的风险证据看起来非常复杂，但有些事情似乎很清楚。

对于切除子宫的女性，纯雌激素疗法通常是安全的：

- 绝经前接受子宫切除术的女性在术后 5 年内开始采用纯雌激素疗法，并持续治疗，直到绝经自然开始的大约年龄，似乎有可能降低其心脏病和痴呆的风险。警告：这些激素不应该无限期服用。这是一个必须直接咨询医生的问题。
- 对于绝经前做过子宫切除术、术后 5 年以上或超过自然绝经年龄的女性，MHT 的价值不太明确。例如，如果一名女性在 42 岁时做过手术，现在已经 50 岁了（大约是绝经的平均年龄），那么 MHT 可能对她预防痴呆没有帮助。不过，MHT 可能对其他问题仍有帮助，所以一定要咨询医生意见。
- 只切除卵巢而不切除子宫的女性需要同时使用雌激素和黄体制剂。这是因为雌激素本身会增加子宫癌的风险。

雌激素和黄体制剂疗法对有子宫的女性存在不同的治疗效果。这些效果是否可以被视为潜在的积极影响取决于年龄和其他特定因素，其中一些因素如下：

- MHT 可能有助于防止女性在绝经后 5 年内的认知能力下降。然而，要确定两者之间的强相关性需要做更多工作。警告：雌激素和黄体制剂治疗会增加乳腺癌的风险，尤其是当服用时间超过 3～5 年时。在使用的前 2～3 年内，女性患乳腺癌的风险更高，但在停止治疗大约 2 年后，风险似乎又回到了平均水平。由于该风险受到许多因素的影响，也必须直接咨询医生意见。

- 如果女性在 60 岁以后或者在绝经 5 年以后才开始 MHT 的治疗，该疗法可能会增加其痴呆的风险。所以，如果你还不到 60 岁，但在 5 年前就已经绝经了，那么，MHT 可能没有什么帮助。

- MHT 治疗对已经被诊断为阿尔茨海默病的女性来说，没有帮助，反而可能有害。

- 虽然还需要更多证据，但一些研究已表明，雌激素和黄体制剂治疗可能会对携带 *ApoE4* 基因的女性产生更多负面的影响。因此，*ApoE4* 携带者在考虑这一选择时应特别谨慎，并且应该专门向医生征询意见。

治疗癌症时也要保护大脑

2018 年，我在《纽约时报》上写了一篇专栏文章，介绍了绝经期与阿尔茨海默病的关系，希望可以提高人们对激素健康重要性的认识。对女性大脑的整体健康状况来说，激素健康是一个强有力的因素，但在很大程度上为人们所忽略。我原以为这一举动会引起人们对绝经期或阿尔茨海默病的讨论，让我吃惊的是，我收到了大量来自乳腺癌患者的电子邮件。

乳腺癌是全世界公认的一项重大公共健康危机。在美国，每 8 位女性中就有 1 位因为乳腺癌而死亡。有 60%～80% 的乳腺癌与雌激素等性激素相关。雌激素受体阳性癌症（一般指乳腺癌）的癌细胞具有与雌激素结合的蛋白质受体，有助于它们的生长。因此，对这些癌症的治疗旨在阻断或抑制雌激素，以防止癌症复发。

这就是为什么我从乳腺癌社区收到了如此多的回复。由于雌激素缺乏与阿尔茨海默病的风险增加之间存在联系，乳腺癌患者和幸存者都担心抗癌药物会对她们的大脑健康产生负面的影响。目前，有 300 万美国女性是乳腺癌的幸存者。由于她们所使用的抗癌药物的特性，她们的雌激素也会大量减少。

我不是癌症专家，但我觉得有必要研究这个问题。用于治疗乳腺癌的药物延长了数百万人的寿命，有时甚至可以彻底治愈癌症。然而，它们会损害卵巢，引起闭经或月经不足，这些影响中有一些是暂时的，也有一些是永久的。具体来说，这类癌症治疗有两种主要的化疗方法：雌激素阻滞剂和芳香化酶抑制剂。顾名思义，雌激素阻滞剂的作用是阻断雌激素受体。它们的工作原理就像是在锁里塞了一把断了的钥匙。通过黏附于雌激素受体（锁），它们阻止了正常钥匙（雌激素）的插入，从而阻止了肿瘤的发展。芳香化酶抑制剂会阻止雌激素在全身产生，甚至包括大脑内部。绝经前的患者可能会服用雌激素阻滞剂，通常会用他莫昔芬，而绝经后的患者通常会服用芳香化酶抑制剂。

虽然这些药物对于认知功能的影响尚不明确，但雌激素的丧失和阻断均会引起各种各样的大脑症状。例如，雌激素阻滞剂他莫昔芬会在大约 40% 的患者中引发潮热。乳腺癌患者也常会有记忆问题和脑雾的困扰，这种情况被称为"化疗脑"。更加复杂的是，这些症状还会和其他因素混杂在一起，比如手术和放疗的影响。

也就是说，没有确切的证据表明化疗会增加痴呆的风险。但是，现有数据远远没有达到能下定论的程度。一些研究报告了化疗对认知功能的轻微影响，或者不会增加阿尔茨海默病的风险，而此外一些研究则提出了一些担忧。鉴于目前研究数据的缺乏，我们还无法确定最终的影响结果。

然而，我们知道一些化疗手段确实有可能会增加心脏病的风险，两者之间的联系也经常被忽视。这些药物中有相当一部分会对心脏产生不良影响，比如他莫昔芬、多柔比星、曲妥珠单抗和一些芳香化酶抑制剂。虽然这些药物的风险似乎很低，但却是确确实实存在的，对 65 岁以上的女性来说，尤为如此。

需要说明的是，我无意让癌症患者拒绝治疗。远非如此。

我分享这些数据是因为女性想要了解，也需要知道它们，并不是让女性停止服用抗癌药物而危及自己的生命。关于这些极其重要并且基本上未被充分研究的问题，她们应该要求获得更多信息，并寻求一种将身体视为整体的更好、更安全的治疗方案。患者全面地了解自己的医疗健康是非常重要的。同样重要的是，她们的肿瘤医生也要意识到这些额外的风险。从现在开始，我们要认识到预防是关键。考虑到雌激素对大脑产生影响的充分证据，癌症幸存者应该收集所有可用的事实依据，并与医生讨论治疗选择。我们希望患者接受最好的治疗，至少应该定期检查心脏和大脑功能。我希望可以在这些方面帮助到你。第二部分中的指南就是为了帮你发现那些会导致你认知能力下降和患心脏病的可能风险因素。其中的知识对于预防未来的问题、调整治疗方案以平衡癌症复发风险和其他风险而言至关重要。而第三部分中的建议可以帮助癌症患者和幸存者在康复过程中保护自己的大脑和心脏。

新一代激素大盘点

口服与外用激素

激素的使用有不同的方式。有一些是口服，或者局部高剂量给药，实际上作用于全身。另一些是外用，或者经皮外用，也就是说它们被设计成通过你的皮肤被吸收。

之前被认为完全失败的女性健康倡议项目只测试了系统激素疗法。通过该疗法，激素进入血液循环并输送到身体的各个部位。这些药物大多做成药片或贴片的形式，是比较受欢迎的选择。另一种选择是宫内节育器，可以向全身输送更大剂量的激素（注意：铜制的宫内节育器不含激素）。向肌肉或者皮下注射激素也是可行的方案。系统激素疗法的一个优点是激素能到达大脑，帮助缓解各种绝经期的症状；缺点是激素同样也会到达其他器官，可能会增加不必要的副作用风险，包括癌症风险。

在局部激素疗法中，激素的作用局限在更小的范围。外用配方包括涂抹在皮肤上的乳霜和油、阴道乳霜、低剂量的阴道环或阴道栓剂。大多数阴道环会释放低剂量的激素，属于局部治疗，但如果你不确定自己所使用的阴道环类型，请咨询医生。这些阴道环或内置物通常用来治疗阴道萎缩，阴道萎缩是阴道不适的主要原因，其特征是瘙痒、干燥、性交不适，甚至尿失禁。

关于局部激素产品是否具有和口服给药的 MHT 同等的效果和风险，依然存在很多疑问。值得注意的是，尽管这些产品与女性健康倡议项目中测试的系统激素疗法有很大不同，但它们仍然带有同样的医用警告标签，列举出会增加心脏病、脑卒中和癌症的风险。因此，女性仍然需要保持警惕。目前，有阴道萎缩问题的女性中只有 25% 接受了这种治疗。

然而，最新研究表明，与全身使用雌激素相比，局部使用雌激素具有更低的血栓风险，因此对有心脏病和糖尿病风险的女性来说，局部使用更可取。此外，一项针对近 4.6 万名女性的调查研究发现，使用低剂量阴道雌激素的女性患心脏病的风险比未使用雌激素的女性低 61%，髋部骨折的人数也减少了 60%。因此，看来局部激素治疗不仅有助于治疗阴道萎缩，可能还有其他的健康益处。可惜的是，它对潮热和盗汗没什么帮助。关于该治疗方式对痴呆风险的影响，我们仍然缺乏足够的实证研究数据，无法给出任何答案。

生物同源性激素

关于 MHT 治疗中所含激素的来源是否会影响其安全性和风险性，一直都存在大量争论。历史上，雌激素制剂是由共轭马雌激素制成的。说得再直白一点儿，这些雌激素是从怀孕母马的尿液中提取的。我不是在开玩笑。制药厂甚至都没有试图隐藏这个事实，倍美力这个名字就清楚地表明了这一点，有些恶心。① 其他常用的激素包括合成雌激素和孕激素。

最近，纯天然或者生物同源性激素被广泛讨论。"生物同源性"激素指的是由植物（通常是大豆或野生山药根）制成的化合物，但其化学结构与人体内产生的激素相同。制药公司生产了一些经过 FDA 批准并以标准剂量出售的生物同源性激素。这些产品包括各种各样的贴片、凝胶和面霜，可以按处方购买。

你也可以通过药店定制生物同源性激素。有一种被称为"定制配方"的做法，可以根据医生的处方要求，按照你的个人需求，以任何剂量制备生物同源性激素。这种做法基于的观点是，与服用标准剂量的 MHT 药物相比，定制剂量的天然激素可能更有效，有更好的耐受性。虽然这个观点在逻辑上看是合理的，而且更倾向于我们讨论过的精准医疗模型的概念，但目前还存在一个问题。

目前，定制复合配方的生物同源性激素没有得到 FDA 批准。这并不奇怪，因为 FDA 批准的药物都是以标准化剂量生产的，并且已经在临床试验中进行了测试，所以它们的效果和副作用是可预测、可控的。而定制复合激素的定义与标准化恰恰相反——剂量因人而异。与 FDA 批准的治疗方法不同，它们没有经过测试来证明自己的活性成分被人体正确吸收，或是在血液和组织中达到了预测的激素水平。因此，尽管定制配方的生物同源性激素被认为是零风险的，但我们不能认为它们比政府批准的激素更安全，因为它们的功效和风险还没有得到检验。因此，就目前而言，无论激素是来自马、植物还是试管，最好假设它们的风险是差不多的，并遵循本章中讨论的建议谨慎操作。

避孕药

女性可能会出于各种各样的原因选择激素类避孕药，可能是因为子宫内膜异位症，也有可能是痛经或为避孕。现有的激素类避孕药都是通过植入、注射，

---

① Premarin 是怀孕母马尿液（pregnant mare's urine）的缩写。——编者注

或通过药片、贴片、指环、宫内节育器等向女性身体输送小剂量的雌激素、孕酮或雌激素加孕酮，作用是抑制女性身体的自然激素，防止怀孕。有些方法会阻止身体排卵，而另一些方法会影响宫颈黏液，使精子难以找到卵子，或者使子宫内膜对受精卵不那么"友好"，从而使受精卵无法着床。

关于激素类避孕药的风险和益处的更多信息可以通过其他资源获取，例如，美国国家儿童健康与人类发展研究所。接下来，让我们直接进入正题：使用避孕药会影响女性绝经期的状态吗？这些避孕药会伤害卵巢吗？它们会对女性的认知能力产生负面影响吗？

虽然一些避孕药可以阻止排卵，但无法阻止卵泡的衰退。因此，这些避孕药不导致绝经，也不会加速绝经。但是，避孕会掩盖绝经期的迹象，包括月经不规律，而月经不规律可能是你临近绝经期时可供参考的第一个线索。事实上，如果你在围绝经期服用避孕药，甚至是在绝经后服用避孕药，由于药物本身的激素，你可能仍然会有周期性的出血。这种所谓的撤退性出血并非真正的月经，尽管它看起来、感觉起来都很像月经。因此，如果碰巧绝经期在这个时候发生，你可能会错过经期缩短或者消失的迹象。因为避孕药会抑制你的经期（或减少经期），还有可能让你出现撤退性出血的情况。这种混淆无疑会让人很难知道绝经期什么时候开始，以及是否已经开始。很多女性告诉我，一旦她们停止使用避孕药，就会直接进入绝经期，出现各种症状，通常是让人不安且尴尬的症状。

鉴于我们对激素、绝经期和大脑健康之间关系的所有了解，还有一个更大的问题需要回答：避孕会影响大脑健康吗？奇怪的是，尽管全世界有1亿多女性在服用避孕药，但只有少数研究致力于探究避孕药对大脑造成的影响。

无论是否因为研究不足，目前没有明确的证据表明避孕药会增加或减少认知能力下降或痴呆的风险。但是，有证据表明它会影响情绪。有时候，它会以积极的方式起作用，比如成功缓解经前期综合征的症状。一些使用激素类避孕药的围绝经期女性也报告说，潮热发生的次数越来越少，强度越来越小，情绪波动也越来越小。但在另一些时候，治疗的效果正好相反，增加了使用者患抑郁症的风险。最近一项对 100 多万名 14 ～ 34 岁女性进行调研的结果表明，所有常见的激素类避孕方法都会增加患抑郁症的可能性。虽然增加的风险本身相当小，但如果仅使用孕酮，尤其是采用宫内节育器的方式，风险就会较高。因此，如果你患有抑郁症或有抑郁倾向，宫内节育器可能不是你避孕的最佳选择，除非你使用的是非激素的铜制节育器。建议你咨询一下妇产科医生。

尽管大家普遍认为宫内节育器只是在身体的局部起作用，对身体其他部位没有任何影响，但事实证明，这种说法是不正确的。如果这种所谓的"局部"疗法居然可以一方面引发抑郁，另一方面缓解情绪波动，从而影响你的大脑，那么我们就更应该仔细地看看其他诸如避孕药这样的系统激素疗法可能对大脑产生的影响。事实上，服用避孕药的女性服用抗抑郁药的可能性要比不用避孕药的女性高 25%。

对女性而言，避孕措施是一项宝贵的资源。由于节育所带来的重要积极影响，美国疾病控制和预防中心宣布节育是 20 世纪十大最重要的公共卫生成就之一。尽管这一进步极大地改善了女性的健康和生活质量，但它迫切需要与时俱进的关注，从而帮助人们以最安全的方法获取益处。

此外，在考虑任何药物治疗时，尽可能了解相关信息并谨慎选择是比较明智的做法。展望未来，我们需要让这样的声音被听到，即要求对目前可用的避孕选择进行仔细考察，并鼓励必要的研究，以创造更多全新的、改良的配方。

综合判断 MHT 是否适合你

我们已经仔细研究了各种可用的选择，现在让我们来谈谈解决方案。你需要 MHT 治疗吗？你应该采用它吗？如果打算用的话，会用哪一种？抗抑郁药是更好的选择吗？如果不用药的话呢？

接下来，你将找到具体的指导方针，来确定 MHT 是否适合你。这些信息还可以为你提供和医生一起评估利与弊的机会。

许多正在经历绝经期的女性并不需要激素的帮助。毕竟，绝经期是一个自然的过程，一些女性可以在没有任何药物干预的情况下非常顺利地度过这个时期。但对此外一些女性来说，绝经期的症状可能非常严重并且具有破坏性，因此，适当地引入激素会有很大帮助。而有许多女性完全不接受 MHT 的治疗建议，好在还有其他解决方案可以考虑。

在进入主题之前，我们还有一件事需要考虑。除非你是科学家，否则可能不知道雌激素并不仅仅是雌激素那么简单。事实上，有一种雌激素只存在于大脑内部，与卵巢或身体脂肪产生的雌激素不同。

记住，大脑中的雌激素除了生殖功能还有很多其他功能，因此它的功能完全独立于身体其他部位的雌激素。身体产生的雌激素主要保护我们的心脏和骨骼，而大脑产生的雌激素专门保护我们的记忆、想法和感觉。大脑的雌激素与身体的雌激素之间存在着一种呼叫和响应的关系，前者通过连接大脑和卵巢的 HPG 轴对后者的作用与不作用做出反应。除了这种身体间的来回互动，大脑内部也会产生大量的雌激素，并且有一套自己的激素生态系统。

这个过程很复杂，原因之一是我们有办法测量体内的雌激素（通过血液测试），但没有什么好办法测量大脑中的雌激素。直到今天，后者仍然是一个真正的黑匣子。不过别担心，我们正在努力解决这个问题！我希望在不久的将来，甚至是在你看到本书的时候，一些基础研究已经有所突破，从而让我们获取有关大脑中雌激素活动的有意义信息。

同时应想想，大脑"难以触达"的特征是 MHT 治疗对认知功能有不同影响的另外一个原因，这让我们很难预测接受治疗的人会有什么样的反应。

话虽如此，有几件事情是明确的。例如，哪些人不应该选择 MHT 治疗。如果你目前患有表 8-1 中所罗列的任何一种疾病，或者曾经患过其中任一种疾病，MHT 就不适合你。快速总结一下，有癌症病史（比如乳腺癌、子宫癌或子宫内膜癌）的女性不应该选用 MHT，有冠心病、脑卒中或心脏病发作病史的女性也不应该选用 MHT，有血栓、深静脉血栓或严重肝病的患者同样不应该选用 MHT。当然，MHT 也不适合妊娠期或备孕的女性。这样就排除了很多女性。

表8-1　MHT的禁忌证

症状	建议
不明原因的阴道出血	避免使用 MHT
怀孕（确认或疑似）	避免使用 MHT
肝病	避免使用 MHT
乳腺癌、子宫癌、卵巢癌或其他与雌激素有关的肿瘤病史	避免使用 MHT
心脏病发作、心绞痛、冠状动脉搭桥手术、血管成形术／支架、脑卒中或短暂性脑缺血发作病史	避免使用 MHT
腿部血栓或肺部血栓	避免使用 MHT
凝血疾病和／或因子 V 莱登检测呈阳性	避免使用 MHT
未经治疗的高血压	避免使用 MHT
一名近亲或多名亲属患有乳腺癌或乳腺癌患病风险高	考虑非激素类的疗法
高甘油三酯	避免口服雌激素；考虑经皮雌激素
胆囊疾病	避免口服雌激素；考虑经皮雌激素

　　如果你没有上述禁忌证，那么你的年龄（尤其是和绝经期有关的年龄）、是否做过子宫切除术，以及许多其他因素（包括个人病史和家族病史、是否吸烟以及避孕需求）都会影响这个决定。

　　还有一些不那么显而易见但也需要考虑的因素，比如治疗的费用和覆盖范围，它们也会在治疗方案的风险效益评估中发挥作用。对此，你和医生需要组成一个团队，一起仔细权衡。

　　我再强调一下，MHT 的主要适应证仍然是潮热、盗汗和阴道干燥。不建议将 MHT 用于预防心脏病、阿尔茨海默病、认知衰退或其他疾病。也许随着我们收集到更多新信息，情况会发生变化，但就目前而言，MHT 并不是解决这些问题的最佳方案。

下面总结了关于 MHT 治疗绝经期症状的最佳证据和建议。

但这些信息无论多么有用，都无法取代你的医生。在面对一个非常复杂的医疗问题时，它们只是帮助你更好地与医生进行讨论的第一步。

通过和医生的讨论，你可以做出最安全、最合理的个性化治疗决定，包括决定是否在一开始就采用处方药，如果是的话，如何选择最佳的疗程。

开始之前，请确保你手头有以下信息：

- 你绝经了吗？

  如果这个问题让你感到很惊讶，接下来的内容可能会让你更惊讶。很多女性发现她们真的不知道或者不能确切地知道她们是否已经开始进入绝经期，是否正处于绝经期，或者已经绝经了。说实话，绝经期的判断并不像我们认为的那么简单。为了帮助你更好地辨别月经周期紊乱和绝经期之间的区别，表 8-2 列出了一些会扰乱月经周期的情况，它们是让女性混淆月经周期紊乱和绝经期的罪魁祸首。

- 确定你的绝经期年龄：如果距上一次月经期已经过了 12 个月，那么你现在就处于绝经期。假如符合这种情况，请在这里写下你的绝经期年龄：＿＿＿＿＿＿＿＿。

- 使用美国心脏病学会 / 美国卫生协会的心脏风险计算器来计算你的心血管风险分数（例如，你在未来 10 年患心脏病或脑卒中的风险）。在这里写下你的动脉粥样硬化性心血管疾病风险评分：＿＿＿＿＿＿＿＿。

- 使用美国国家癌症研究所的乳腺癌风险评估工具来计算你患乳腺癌的风险：www.cancer.gov/bcrisktool。你的分数是高、中，还是低？请写在这里：＿＿＿＿＿＿＿＿。

表8-2　月经周期中断的可能原因

原因	详解
意外怀孕	当你误以为自己年纪够大，可以进行无保护的性行为时，意外就发生了
宫内节育器；注射避孕	一些宫内节育器和注射剂可能会让子宫停止出血，而不会导致绝经。在这种情况下，你的雌激素会保持正常水平，直到自然进入绝经期
避孕药	激素类避孕药无法阻止卵泡的减少，所以即使你没有出血，避孕药也不会导致或加速绝经期的到来
子宫内膜切除术	该手术去除了子宫内膜，通常会在不引起绝经的情况下停止或大大减少大多数的子宫出血状况。雌激素水平在自然绝经前都会保持正常
原发性卵巢功能不全	指年轻女性，甚至在青少年时期就有只是偶尔来月经，或根本没有月经的情况。也有可能会提前绝经
子宫切除术	切除了子宫但仍保留卵巢的女性会停止月经（闭经），直到自然绝经年龄才会真正经历绝经期。然而，手术会干扰流向卵巢的血液，可能会导致激素水平低下
卵巢切除术	不管有没有切除子宫，切除两个卵巢（卵巢切除术）会立刻绝经。只切除一个卵巢的女性可能会在自然年龄绝经，也可能会提前绝经
化疗和放疗	这两种治疗方式都可能导致暂时或永久的绝经。虽然这种情况和自然绝经不同，但会引起很多相同的症状

现在，我们有了关键的数据，准备好讨论哪一种治疗方案最适合你了。

图 8-1 将帮助你确定最佳的行动方案。回答"是"或"否"，按照箭头指示的方向移动。如果结果表明你最好不要做 MHT 治疗，图中将会为你指出更安全的替代选择。例如，已知不推荐乳腺癌患者使用 MHT，一些更安全的选择可能包括使用低剂量的抗抑郁药。

然而，有乳腺癌病史且正在服用他莫昔芬的女性应该避免服用 SSRI 抗抑郁药，因为已经证明 SSRI 抗抑郁药会干扰药效。在这种情况下，SNRI 抗抑郁药可能是更安全的选择。这个图会指引你做出切实可行的选择。

当然，你仍需要和医生进行讨论。

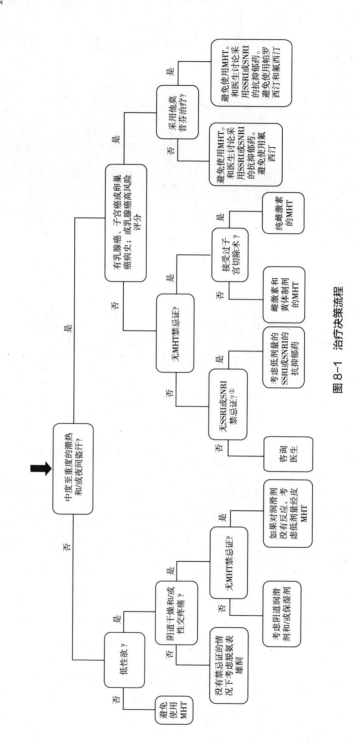

图 8-1 治疗决策流程

① 包括对药物成分过敏，患有严重肝肾重疾病或心血管疾病等。——编者注

如果图中显示你符合使用 MHT 的条件，请接着参照图 8-2 来进一步确定该疗法是否对你的大脑健康有益，以及采用哪种配方最好。MHT 的使用时长应当根据个人的症状和相关风险来确定。如果女性在绝经期之前或者临近绝经期的时候开始使用 MHT，益处会更明显。此外需要考虑的是风险，随着持续使用和 / 或年龄的增长，风险也会变得更大。

未曾做过子宫切除术

心血管疾病风险分数	绝经年限		
	≤5	6～10	>10
低（<5%）	建议用EPT	建议用EPT	避免用EPT
中（5%～10%）	建议用EPT（考虑经皮外用）	建议用EPT（考虑经皮外用）	避免用EPT
高（>10%）	避免用EPT	避免用EPT	避免用EPT

痴呆风险
高
中
低

曾经做过子宫切除术

心血管疾病风险分数	手术年限		
	1～5	5～10	>10 或过了自然绝经的年龄
低（<5%）	建议用ET	建议用ET	避免用ET
中（5%～10%）	建议用ET	建议用ET	避免用ET
高（>10%）	和医生讨论方案	和医生讨论方案	避免用ET

痴呆风险
高
中
低

图 8-2　MHT：选择还是远离
EPT 为雌激素和黄体制剂联合疗法；ET 为纯雌激素疗法。

嘿，先等一等！在拿着处方跑去药房之前，我建议你先做个实验，先尝试在不服用药物的情况下控制自己的症状。我并不是让你在没有帮助的情况下进行实验，在接下来的章节中，我将和大家分享宝贵的钥匙，它们也许会让你获得与吃药类似的疗效。在给你的身体使用 MHT 之前，给这些替代性选择一个机会，尽管你刚刚非常顺利地完成了所有的图表。

我必须重申，处方药本身有许多潜在的危险副作用，我们大可不必在不经意间把一种负面的副作用换成另一种。我们需要越过雌激素替代品的另一个原因是，雌激素实际上并不总是一种友好且有益的物质，当它不是由你的身体产生的时候，尤其如此。通过饮食、运动和其他自然疗法来改善身体激素水平，这样的方式更安全，成本也不高。这些方法可以促进大脑和身体中的激素分泌，同时改善记忆、强化大脑，为身体康复提供支持，同时降低所有年龄段女性的痴呆风险。而且，即使你选择了 MHT，最终也可能需要一个替代品。一旦停止MHT，即便是绝经数年之后，潮热往往也会卷土重来。因此，无论你是否选择MHT，非药物疗法都是你的朋友，能和你长期合作的朋友。

不管你是否符合使用 MHT 的条件并对此感兴趣，接下来的章节将介绍经过科学验证的、针对绝经期症状的非药物疗法。这些解决方案针对的是源自大脑内部的症状，这些症状对我们大多数人来说是十分令人困扰的。有可能的话，我希望你在使用 MHT 或抗抑郁药物之前至少用 3 个月的时间遵循这些建议（除非有其他医学方面的原因）。对许多患者来说，改变生活方式可以极大地帮助她们应对不愉快的症状，如潮热和夜间盗汗，同时不需要承担服用药物带来的副作用。在这样的双赢局面之下，可以"无脑"选它！

第9章
你选择的食物，直接影响大脑

生活中，我们更关心怎么利用饮食来减小腰围，而不太关心饮食如何影响我们的健康。我们十有八九会忘了这样一个事实：我们吃什么将决定我们是否可以充满活力、不受阻碍地享受生活，而不是处处受限。当我们担忧如何在外形上达成"美好身体"的同时，常常会忽视一点，饮食正忙着为我们创设包括我们大脑在内的内部健康。无论我们是否意识到这个过程，食物都在支持着我们身体的所有系统，直接影响大脑的健康，夜以继日，无休无止。

我们都是凭感觉用食物舒缓情绪、提神醒脑。心情低落时，我们可能会吃点巧克力；累了的时候，就再倒一杯咖啡。我们吃的食物会影响我们的心理状态，就像多米诺骨牌效应，进而影响我们的想法、记忆和行动，这方面的例子多得数不清。

事实证明，在身体的所有器官中，大脑是最容易被不良饮食破坏的器官。从大脑标志性的结构到它不同寻常的功能，大脑和我们身体的其他部位一样迫切需要合适的燃料。我在自己的第一本书《健脑食物》（*Brain Food*）中详细探讨了这个话题。更简单地说，大脑是我们身体器官中新陈代谢最活跃的器官，因此也是最容易饿的器官，消耗身体总能量的 20% 以上。大脑更加与众不同之处在于，脑细胞是不可替代的。这一点和身体其他部位的细胞不同，其他细胞会不断自我更新并替换，而大脑的绝大多数细胞一生都与我们同在。所以，额外的护理和营养对大脑来说至关重要，它们有助于大脑一生维持有效的运转。

一餐接着一餐，我们摄入的食物会分解成营养素，被血液吸收，进入我们的神经系统。这些营养素一旦到达大脑，就开始工作——补充消耗，触发相应的细胞反应，最终成为大脑结构的一部分。下次，你去拿糖果而不是苹果时，需要考虑到这一点。毕竟你选择的食物，都将成为你大脑功能的重要组成部分。

一系列的最新研究，包括我们团队的研究在内，都发现了健康的饮食和健康的大脑之间存在关联。当我们摄入适量且适当的食物时，食物会对大脑的健康和功能发挥显著且可衡量的有益影响。正确的饮食确实可以确保大脑更持久地处于强健状态，并且不管我们多大年纪，大脑都可以有更强的复原力和活力。除此之外，健康的饮食可以成为我们提高能量水平、支持心脏健康和激素平衡的强大盟友，同时避免影响大多数成年女性从新陈代谢缓慢到失眠和焦虑等的各种常见症状。此外，我们摄入的食物是一个强大的杠杆，可以打开和关闭数十万个基因，健康饮食有助于最大限度地降低罹患阿尔茨海默病等损害心智的疾病的遗传风险。

然而，遗憾的是，营养领域与一般的科学研究一样，也存在着短视问题。只有女性怀孕了，我们才会考虑到性别因素对营养的需求。长期以来，我们对于两性在为身体补充足够的营养上有不同的需求和要求这方面缺乏了解。在日常生活中，两性的身体和大脑的运作方式不同，这些差异有时还表现为不同的饮食需求。在本章中，我们将回顾饮食和营养对大脑健康的性别差异研究。在第 10 章中，你会获得一些具体的行为建议，包括哪些食物和营养素值得关注，哪些需要避而远之！

健康饮食对女性尤为重要，因为……

节食的效果在男性和女性身上存在巨大差异，对于这一点，恐怕所有曾经尝试过减肥的女性都心知肚明。当一位女性说"我要节食"的时候，她通常会很有计划。她会尽可能地增加一切绿色食物的摄入量，如生西兰花、麦草汁，甚至可能完全放弃糖、面包和黄油。她还会在吃饭时减少餐盘里食物的分量，并为全家设计新的健康膳食。最后，她满怀希望地跳上体重秤，发现体重的变化少得可怜，也许有轻 1 千克～ 2 千克，但远非她满心期待和苦心经营应该达到的成果。与此同时，她的丈夫戒了一周的碳酸饮料，看上去就瘦了近 5 千克。天哪，这也太不公平了！男性真的在节食方面有优势吗？还是说，这只是一种错觉？

事实证明，两者皆有可能。男性和女性在代谢需求上有巨大差别，这不仅会影响两性的身体状况和健康状况，也会影响两性对饮食的反应，更不用说体型了。

众所周知，遗传因素和激素水平与男性和女性在身体脂肪分布上的差异有关。通常，男性的内脏脂肪较多，储存在腹部器官周围，而女性的外周皮下脂肪较多，储存在臀部和背部。这就形成了"苹果型"和"梨型"两种体型。男性的苹果型身材瘦下来时更容易被注意到，因为原先脂肪很集中。但不利的一面是，苹果型身材的健康风险更高，因为腹部脂肪的堆积会增加患心脏病、脑卒中、糖尿病，甚至某些癌症的风险。

此外，从青春期到绝经期，女性的体脂率往往比男性更高，即便吃得更少，摄入热量更低。女性的健康体脂率范围是 20%～ 25%，而男性的体脂率推荐值则为 10%～ 15%。换句话说，正常体重女性的体脂率和超重男性的体脂率在数值上是近似的。造成这种现象的原因之一是，男性通常比女性拥有更多肌肉，肌肉越多，燃烧的脂肪越多。此外，占据主导地位的雄性激素——睾酮会增加蛋白质合成和瘦体重（lean body mass，LBM），从而提高男性的新陈代谢。男性哪怕一整天什么都不干，也会比女性燃烧更多的卡路里。正是这种具有加速效果的新陈代谢机制使他们的身体对节食反应更快，效果更明显。

相对地，女性的雌激素在减肥方面不具有任何优势。除了在体脂率上高于男性，女性燃烧脂肪的能力也因为雌激素而低于男性。实际上，女性的身体在收集和储存脂肪方面特别有天赋！

从人类以狩猎采集维生起，至后来的农业社会时期，女性的身体进化出了将能量储存为脂肪的能力，因为下一次饥荒很可能是世界末日。这种能力极有可能是为了保障女性健康的妊娠和随之而来的喂养过程。在食物非常稀缺的时代，这对当时的女性来说确实是一大优势。但对于现代女性，这并不是一种财富。我们现在面临着大量的高热量食物供给和无穷无尽的进食机会，身体很有必要通过进化调整来消耗掉这些"多余的负担"，可惜这样的进化尚未发生。

与之相对应的是，女性的身体是擅于堆积脂肪并靠碳水化合物运转的机器。这在一定程度上要归因于雌激素对胰岛素的积极作用。胰岛素是一种帮助身体从血液循环中消除糖分的激素，它使身体能够保持稳定的血糖水平。即便是摄入健康的高碳水食物，大部分女性会立刻燃烧掉多余的碳水化合物，而男性则会将它们以糖原的形式储存在肌肉中。

女性的身体机能会以这种方式良好运转，直到接近 40 岁，这时候激素水平开始下降。然后，很可能会发生两个变化：女性的新陈代谢减慢，体内的胰岛素开始变得不稳定。有意思的是，在这种情况下，大脑和饮食一样开始给女性带来麻烦。雌激素的减少也会在下丘脑内搞破坏，降低了大脑燃烧碳水化合物和调节脂肪组织分布的能力。这一切最终会导致体重和腰围的增加。于是，许多女性在进入绝经期后，体重会增加 2.5 千克～ 5 千克，这一切并不是偶然，而是必然，因为一旦雌激素开始减少，身体自然会储存更多的脂肪。到了这个时候，就轮到腹部堆积脂肪了。为什么呢？因为内脏脂肪会产生雌激素，这是女性绝经后雌激素的储备形式。

那么，这是好事吗？

好心也会办坏事。腹部脂肪的增加与心脏病、糖尿病和肥胖症的风险密切相关，所有这些都是在绝经后出现的。然而讽刺的是，就在大脑和身体需要更多热量和营养的时候，很多这个阶段的女性却在拼命减肥。

女性要保持稳定的新陈代谢水平是一个不小的挑战。最重要的是，女性需要找到一种方式为自己提供最充足的能量，同时又不至于失去控制。这就意味着，关注女性在这个阶段的饮食变得比其他任何阶段都要重要。

当然，不仅仅是对于女性，体重增加对于全人类都是一个挑战。然而，女性的身体变化确实比男性的更大。我们需要面对这样一个事实：女性的身体在不断发生蜕变。身体经过了童年形态，到了青春期发育出与此前迥异的新身体，然后继续发展和变化；怀孕时变成了一个可移动的家，接着迅速重新配置成产后全新的身体形态为婴儿服务；一旦停止哺乳，身体会再次发生变化；到了绝经期，又重新调整一次；当女性进入老年阶段的时候，身体会再次发生改变。

不管女性的身体在变化方面有多么出色，做这样的"变形人"并不好玩。这样的"超能力"需要更多的尊重和关注，却经常遭到忽略。当女性试图以最健康的方式来更好地面对这些特殊阶段时，她们特别需要善待和关心自己。

"在追逐潮流的世界里，我只想保持经典"

这句名言来自超模、设计师和企业家伊曼（Iman），在此我想向她致敬。这句名言表达了一个很重要的观点：最新的潮流往往无法经受时间的考验。营养领域也是如此。社会上倾向于从一种极端饮食转向另一种，有时甚至毫无缘由，只要有名人或者媒体不断鼓吹、营销，一种饮食热潮就会风靡全国。无论是素食主义、无麸质、无脂肪还是生酮饮食，人们对于"神奇饮食"的探索永无止境。需要警惕的是，许多流行饮食并非基于真正的科学，除非我们讨论的是营销科学。

更糟糕的是，这些饮食中几乎没有一种，甚至可以说完全没有，对女性的生理特征进行适当的考量。如果说我们从临床试验中学到了什么，那就是当涉及女性群体时，极端的饮食方式是没什么用的。它们不仅不会产生所承诺的结果，还有可能损害高度精密化的身体和大脑之间微妙的完整性。

我们再回到女性健康倡议这一研究项目，多年前，这个项目在 MHT 方面引发了很多问题。具有讽刺意味的是，我们所知道的关于哪些饮食不适合女性的大部分信息也来自这个研究。该试验的众多分支里包括一个膳食改良组。截至本书完成之时，它仍然是女性膳食干预中规模最大的临床试验。

这项研究始于 1993 年，当时正值低脂高淀粉饮食热潮席卷美国的高峰期。你走进任何一家超市，都会发现绝大多数产品的包装上都有"低脂"或"0 脂"这样的标识。大家都认为肥胖是有害的，因此，低脂被看作"唯一的出路"，是治疗所有困扰我们的疾病的最新疗法，这些疾病包括心脏病、癌症以及肥胖症。基于时代背景，膳食改良组的研究人员在他们的研究中应用了这种低脂饮食方法。

"她"研究

超过 48 000 名绝经后的女性参与了该试验。其中，约 40% 被随机分配到低脂饮食。其余的女性继续她们的日常饮食。低脂组的干预措施是将被试的总脂肪摄入量降低到其总热量的 20%。8 年后，研究人员观察了每组中有多少女性有心脏病发作、脑卒中和其他形式的心脏病。此外，他们还统计了乳腺癌和结直肠癌的发生率，并且考察了体重增加、胆固醇水平，当然还有潮热。结果再次令人失望。低脂饮食组的女性对癌症或心脏病的抵抗力并没有增加。此外，她们出现潮热的频率和严重程度与对照组并无二致，而且体重没有明显减轻。

膳食改良组从一开始就备受争议。被质疑的问题还有，研究开始时绝大多数女性的年龄都在六七十岁。在生命的这个阶段，通过改变饮食来降低心脏病和其他慢性病的风险可能为时已晚。最重要的是，饮食计划本身受到了质疑。那时，低脂通常意味着碳水化合物含量很高，每天共摄入 6 份谷物。而且为了减少脂肪摄入，这些可怜的女性很可能摄入了当时最新的低脂和 0 脂食物，而我们现在知道那些食物经过高度加工，含有隐藏的糖和添加剂。

根据我的经验，在绝经期前后进行严格的低脂饮食是不可取的，此时女性的身体需要更多脂肪来产生更多的雌激素。当女性采用低脂饮食时，她们的雌激素水平通常会显著下降。

这项昂贵的试验突显了一个重要的事实——警惕流行的趋势！膳食改良组给予那个时代主导美国饮食的低脂高淀粉趋势以致命一击。然而，媒体并没有利用这些新知识来促进饮食平衡的恢复，而是对这些令人失望的结果进行了大量报道，从而催生了另一种趋势，即阿特金斯饮食。这是当今流行的高脂肪饮食的前身。

女性受到流行饮食文化中极端变化的不良影响尤为严重，因为大量摄入培根和黄油等高脂肪食物既不安全，也肯定不是一个好主意。鉴于女性身体对脂肪的有效利用能力有限（我们更擅长把脂肪变成身上的肥肉），女性不应该胡乱摄入高脂肪食物这一建议是有明确生物学原因的。

但是，许多女性现在正在尝试高脂肪或生酮饮食，希望可以快速减肥并增进健康。这些饮食法基于的原则是，如果你吃低碳水的饮食或完全不吃碳水化合物，你的身体将被迫燃烧额外的脂肪，这可能会令腰围变小或运动能力提高，但也有可能达不到这样的效果。

关于大脑健康，目前还没有明确的证据表明高脂肪饮食对认知功能有帮助。到目前为止，有关生酮饮食对人类认知影响的研究只有 5 个，每个研究的样本量都很小。2017 年，该领域规模最大的临床试验（约 100 名患者）发现轻度阿尔茨海默病患者的认知能力并未在补充一种叫三辛酰甘油的酮源之后得到改善，这项试验也因此而终止。目前，还没有针对更年轻群体的临床试验，也没有观察性研究将高脂肪饮食与改善认知能力或降低阿尔茨海默病风险联系起来。所以，到现在为止，没有理由相信摄入更多脂肪会对你的大脑有好处。

那么，我们应该吃些什么呢？

让我们明确一点：身体和大脑都需要各种营养素来维持健康，碳水化合物和脂肪也包括在内。如果有饮食建议让你完全避免这些营养素，要三思而后行。

这不仅不会是明智之选，而且从长远来看可能对你的健康有损害。事实上，我们真的不需要节食。大部分节食建议都注重对食物或营养的限制，因而几乎不可能坚持下去，甚至可能让你崩溃，变得更重。我们需要一种全新的饮食建议和营养摄入方式，可以让我们以舒适的状态持续一生。

在下一章中，我们将探索一个均衡、全面、精心设计的饮食计划，并且它对女性会产生有意义且持久的效果。但首先，让我们先解决碳水化合物和脂肪的相关争论，回顾一下，作为一名女性，你眼中的健康饮食是什么样的。

好、坏碳水化合物和好、坏脂肪

所有的证据都表明，重要的不是把碳水化合物和脂肪看成某种单一的东西，而是把关注点放在我们摄入的碳水化合物和脂肪的类型以及来源上。比如，有一些碳水化合物有益于女性的新陈代谢，而一些碳水化合物反而会破坏胰岛素水平。同样，有一些脂肪会促进大脑功能，而一些脂肪会严重扰乱大脑和激素，尤其是在摄入过量时。换句话说，饮食质量以及它满足营养需求的能力才是真正产生差别之处。

目前，高脂肪饮食话题的热度居高不下，所以我得先消除一些关于脂肪和女性健康的迷思。首先，脂肪有很多种，每种脂肪对女性的身体和大脑都会产生不同的影响。许多证据表明，在评估女性健康风险时，关键因素是脂肪的种类，而不是饮食中脂肪的总量。

简而言之，脂肪要么是饱和的（如黄油、肉、乳制品和某些油，如椰子油），要么是不饱和的。不饱和脂肪可以是单不饱和脂肪酸，如橄榄和鳄梨，也可以是多不饱和脂肪酸，如鱼类、贝类，还有各种坚果和种子。虽然大自然为我们提供了这些可以信赖的脂肪，但商业制品通常会对它们动手脚，例如通过氢化不饱和油这一程序来制造反式脂肪。

"她"研究

专门针对女性的研究表明，不饱和脂肪，尤其是多不饱和脂肪酸，对女性健康非常有帮助，可以降低女性患痴呆、心脏病、癌症、肥胖症和糖尿病的风险。而反式脂肪的研究结果截然相反，它会损害女性健康。摄入过多的饱和脂肪也可能有害，尤其是来自动物的饱和脂肪。

为了让你认识到问题的严重性，请了解一下护士健康研究，它是对女性群体进行的样本量最大的前瞻性饮食调查之一。该研究显示，在 75 000 多名被试中，摄入较高水平反式脂肪的女性患心脏病的风险增加了 33%。摄入较多的多不饱和脂肪酸则会产生相反的效果，将风险降低 25% 以上。这些影响在 65 岁以下的女性中尤其显著，摄入较高反式脂肪会使她们的心脏病发作风险增加 50%。这些发现表明，最大限度地增加多不饱和脂肪酸并减少反式脂肪是实现最佳脂肪摄入的第一步。事实上，这些研究估计，在女性每日一般通过饮食摄入约 1 500 千卡热量的背景下，将 3 克反式脂肪替换成等量的不饱和脂肪可以让女性患心脏病的风险降低 67% 之多。具体来说，相当于用一把杏仁代替了一份普通分量的炸薯条。此外，你只需要把 8 克饱和脂肪（2 盎司①培根或 1 片切达奶酪）换成同样分量的不饱和脂肪（4 盎司三文鱼），就可以将心脏病风险减半。

摄入的脂肪类型对你患阿尔茨海默病的风险也有很大影响。大量研究表明，每天摄入 2 克或更多反式脂肪的人痴呆的风险是摄入量少于 2 克的人的 2 倍。虽然这个分量看起来很小，但在这些研究中，大多数被试每天至少吃 2 克，而且其中大部分人的摄入量是常规饮食摄入量的 2 倍以上。在饱和脂肪方面也有类似的发现，尤其是从红肉和乳制品中摄取的饱和脂肪。每天摄入量超过 13 克的人发生认知障碍的可能性是摄入量只有一半的人的 2 倍。

相反，每天摄入至少 2 克多不饱和脂肪酸的人患阿尔茨海默病的风险比摄

---

① 盎司既是重量单位，也是容积单位。表重量时，1 盎司约等于 28 克；表容积时，1 美制盎司（本书作者所用的单位）约为 29 毫升。——编者注

入较少的人低 70%。这与数千名非痴呆老年人的报告一致，报告显示，缺乏不饱和脂肪的饮食会加快大脑衰老的速度，而富含不饱和脂肪的饮食从长远来看会保护我们的脑细胞。如果你需要更多的激励，脑成像研究表明，在中年早期到晚期，饮食中多不饱和脂肪酸含量更丰富的女性不仅大脑活动水平最高，而且阿尔茨海默病淀粉样斑块的水平最低。这与饮食中反式脂肪和饱和脂肪含量较高的人相反，她们的大脑活动减少，大脑萎缩加剧。

所以，女性需要更多地摄入不饱和脂肪，避免摄入反式脂肪。对饱和脂肪来说，适量很重要，来源也很重要。大多数报告饱和脂肪负面影响的研究都集中在动物来源的摄入上。越来越多的证据表明，植物脂肪，包括饱和脂肪和不饱和脂肪，能对女性的激素产生有益的影响，对女性健康更有帮助。例如，用橄榄油等植物油代替黄油等动物脂肪，可以大大降低女性患心脏病、糖尿病和乳腺癌的风险。

这里特别要提一下膳食脂肪对乳腺癌的影响。有一种普遍的错误观点认为，乳腺癌患者应该通过低碳水饮食来"饿死"癌细胞。这种想法可能会误导人们以为高脂肪饮食可能是有益的。首先，我们需要考虑癌症的类型。高动物脂肪饮食会增加与性激素相关的癌症风险，包括乳腺癌、子宫癌和卵巢癌。在护士健康研究中，食用大量动物制品，尤其是在成年早期食用的女性，患乳腺癌的风险是食用大量植物油女性的 3 倍。红肉和高脂肪乳制品再次成为罪魁祸首。女性健康倡议项目发现，尽管低脂饮食不是最终解决方案，但低脂饮食干预组中的绝经后女性似乎患乳腺癌的风险较低，癌症存活率也较高。

这些影响可能是由于动物脂肪会抑制一种叫作性激素结合球蛋白的特殊载体分子的作用。性激素结合球蛋白在血液中循环，并负责确保雌激素水平得到控制。性激素结合球蛋白运作不良可能导致雌激素的过度分泌，这不是一个好兆头，尤其是对癌症患者来说。研究表明，接受高脂肪饮食的雌激素敏感性癌症患者体内性激素结合球蛋白水平较低，而"有害"的雌激素水平异常高。

因此，我们应该在脂肪摄取方面采取新的方法。与其像躲瘟疫一样躲着脂肪，不如择优摄入脂肪。我们的目标是在尽量减少不健康脂肪摄入的同时，充分利用对健康有益的脂肪。在下一章中，我将介绍如何做到这点。

现在，我们来谈谈碳水化合物。目前碳水化合物很不受欢迎，所以，我需要先解决你的担忧。研究表明，相比于含有不健康脂肪的饮食，偏好高碳水化合物的饮食反而有利于女性的健康。

前面提到了，把反式脂肪和饱和脂肪替换成多不饱和脂肪酸会给女性带来更好的健康结果。事实证明，用碳水化合物替代更多的脂肪也是一个很好的主意，可以显著降低女性在未来生活中心脏病发作和脑卒中的风险。在每天摄入1 500千卡热量的饮食中，只用将3克反式脂肪替换成7克碳水化合物，如将1份薯条换成28克糙米，女性患心脏病的风险就会降低93%。此外，用19克碳水化合物代替8克饱和脂肪，如用1个小苹果代替3片培根，可以进一步将风险降低17%。研究表明，增加碳水化合物摄入量的同时，尽量减少反式脂肪和饱和脂肪的摄入，也可以降低2型糖尿病、癌症和痴呆的风险。

但是，你所选择的碳水化合物类型之间也存在很大的差异。进一步讲，比起脂肪更偏好碳水化合物的女性总体上一般有更好的健康状况，而"好"碳水化合物会带来比"坏"碳水化合物更好的效果。

什么是"好"碳水化合物，什么是"坏"碳水化合物，你可能会根据直觉来判断。实际上，所谓的好坏反映的是每种碳水化合物对血糖水平的影响。好的碳水化合物，或者说复杂的碳水化合物具有较低的血糖负荷，意味着它们的含糖量较低，纤维含量较高。

此外，好的碳水化合物所含的糖通常是天然的，而不是精制白糖，比如，几颗草莓或是一片全麦面包。纯天然的糖和纤维的平衡可以为大脑提供所需的能量，同时，稳定血糖水平。

相反，坏的或者说高血糖指数[①]的碳水化合物含有大量的糖（通常比非精制糖更多）和低到可以忽略不计的纤维。这种不平衡会引发血糖水平飙升，使

---

① 血糖指数指某种食物升高血糖效应与标准食品（通常为葡萄糖）升高血糖效应之比。——编者注

身体的胰岛素难以代谢所有的糖分。同时，坏的碳水化合物还会刺激你的食欲，因为摄入它们之后会出现"血糖崩溃"①。尽管女性的身体在燃烧碳水化合物方面通常很高效，但摄入太多高血糖指数的食物最终会让你的胰腺出问题，从而导致慢性高血糖，产生胰岛素抵抗。衰老和绝经期则会进一步降低胰岛素敏感性，这些食物会对女性的身体、大脑和激素构成严重威胁，尤其是当女性超过40岁时。正如我们已经讨论过的，胰岛素抵抗会引发炎症，这是代谢紊乱、2型糖尿病和心脏病的风险因素，所有这些都会增加痴呆的风险。研究表明，血液中的糖分含量越高，痴呆的风险就越高，即使在没有糖尿病的人群中也是如此。尽管有一些药物可以帮助我们控制高血糖和胰岛素抵抗，但它们并不能带来与健康饮食同等的益处。

因此，我们需要去掉"糖衣"，不管是字面意义还是比喻意义的糖衣。女性为了优化健康状况，需要摒弃坏的碳水化合物，摄入好的碳水化合物，并确保自己在日常饮食中不会混淆两者。高血糖负荷的食物包括所有加工过的食物，精制糖和加工过的谷物，如白色三明治面包、百吉饼、面包卷、所有的苏打水和甜饮料，以及含糖食物和零食，包括售卖的糖果、曲奇饼、蛋糕、酥皮糕点和薄脆饼干。应该尽量少食用这些食物，并用富含纤维的低血糖负荷的食物代替。在下一章中，我们将更好地了解推荐摄入的碳水化合物。但首先，我想提请大家注意一种特殊的饮食模式，它不仅能最大限度地增加好的碳水化合物和好的脂肪，而且是唯一经科学证明可以让女性更健康的饮食模式。

地中海饮食：久经考验的饮食法

大量研究表明，地中海饮食是一个很好的选择，非常适合女性健康。据说这种饮食模式已经存在了数千年。与许多其他饮食不同，它并不是由名厨调制

---

① 指人们在摄入大量糖分后，血糖水平迅速上升，随后又迅速下降，导致身体出现一系列不适症状的现象。这些症状可能包括疲劳、头痛、注意力不集中、情绪波动等。——编者注

的，也不是由媒体狂热宣传的。它是由在各种地中海文明里持续数千年的生活方式凝聚而成的智慧结晶。从古埃及人、古希腊人、罗马人，到阿拉伯人、土耳其人，地中海文明的人都在这种美味佳肴的发展上留下了自己的印记。通过相互交流和学习技巧，这些民族学会利用地中海盆地丰富的食物资源，发展和繁荣他们的文化，同时滋养他们的健康。这些文化中的女性由此获益最大，直到今天，她们在全球预期寿命图表中的排名仍稳居榜首。

地中海饮食的一些最令人信服的证据来自地中海饮食对端粒长度的影响的研究。端粒是在染色体末端发现的重复 DNA 序列，其长短是细胞衰老程度的标志。

"她"研究

一项近 5 000 名健康女性参与的研究发现，女性对地中海饮食的遵循程度越高，端粒越长，这是长寿的积极迹象。简言之，遵循地中海饮食的女性在生理上比不遵循地中海饮食的女性更年轻。

也许正因如此，遵循地中海饮食的女性患糖尿病、肥胖症和心脏病的可能性较小，而且随着年龄的增长，出现认知损伤和阿尔茨海默病的风险也较低。

"她"研究

一项对 78 000 多名女性的大规模研究表明，与常食用加工食品、肉类、糖果和含糖饮料等西式饮食的女性相比，遵循地中海饮食的女性患心脏病的风险低 24%，患脑卒中的风险低 26%。此外，当地中海饮食者将健康饮食与定期锻炼相结合时，风险可以降低高达 83%。

临床试验也支持地中海饮食对疾病预防的实质性帮助。例如，在迄今为止规模最大的相关研究——地中海饮食预防研究中，772 名有心脏病风险的无症状者随机分为三组，分别遵循以下三种饮食：辅以特级初榨橄榄油的地中海饮食、辅以坚果的地中海饮食或低脂饮食。三年后，两种地中海饮食方案都降低了被试心脏病发作和脑卒中的风险，改善了血糖水平，稳定了血压，降低了胆固醇水平。锦上添花的是，这些被试的认知能力下降也比低脂饮食的被试少得多。

地中海饮食除了对心脏有一定的好处，对大脑也相当有益。在一系列脑成像研究中，我们收集了数百名被试的脑成像数据，结果发现遵循地中海饮食的人比采用西式饮食的同龄人拥有更健康、更年轻的大脑。西式饮食者的大脑似乎萎缩得更快，估计比实际年龄老了 5 岁。

更令人震惊的是，尽管所有被试都没有表现出任何认知损伤的迹象，但西式饮食者的阿尔茨海默病淀粉样斑块已经比同年龄段的人多，而地中海饮食者则没有表现出这种迹象。这些有益效果在男性身上很明显，在女性身上则更为明显。这与许多研究表明遵循地中海饮食的男女痴呆的风险都有所降低是一致的。男人可能来自火星，女人可能来自金星，但在地球上，两性都受益于正确的饮食。

地中海饮食一直以来也和女性乳腺癌风险的降低有关。这在一定程度上要归功于它的高纤维含量。动物脂肪会损害性激素结合球蛋白分子，该分子的功能是控制雌激素，而纤维则会促进性激素结合球蛋白分子的功能，从而帮助女性平衡雌激素水平。这是非常重要的，不仅可以降低乳腺癌风险，还可以缓解癌症治疗后经常出现的绝经期症状。

"她"研究

地中海饮食预防研究的试验表明，在一组 4 152 名无既往乳腺癌病史的女性中，长期坚持地中海饮食可将乳腺癌发生的风险降低一半。还有其他的一些报告，比如女性健康饮食和生活研究的报告显示，在 2 198 名接受早期乳腺癌治疗的女性中，遵循高纤维饮食的女性在短短一年内，潮热的严重程度就有所下降。

更多的好消息是，遵循地中海饮食的女性似乎经历了更少、更温和的绝经期症状。

一项范围较广的针对 6 040 名 50 ~ 55 岁女性的研究发现，遵循地中海饮食的女性潮热和夜间盗汗减少了 20%。有趣的是，摄入更多水果，尤其是草莓、菠萝和甜瓜的人出现任何绝经期症状的可能性都更小（我们将在下一章找出原因）。相反，遵循西式饮食的女性在绝经期间出现潮热和盗汗的可能性要高 23%。

如果你能够在更早的年龄阶段就遵循这样的健康饮食，那么获益肯定更大。但研究表明，将饮食习惯调整到更好的选择并从中获益，永远都不晚。

一项对 10 000 多名女性的研究表明，在中年开始地中海饮食的人比饮食不健康的人更有可能活到 70 岁以上，并且更不容易患上常见的慢性病和精神疾病。

你可能会想，这种饮食有什么特别之处呢？

虽然这种饮食模式被称为地中海饮食，但它和基于食物剥夺的节食减肥不同。它更像是一种生活方式，而不只是饮食，它包括一些可持续的日常实践和观念，并且能为我们带来滋养。此外，和西方国家通常的情况相比，这种生活方式会带来更低的压力水平。其中一个很明显的例子是，地中海饮食文化认为吃饭不是拿什么就吃什么，随便凑合，而是和家人围坐在餐桌旁一起分享，当面前摆满了色味俱佳的美食时，没有人会想着看电视。

当然，食物的质量是关键。在《健脑食物》这本书里，我将地中海饮食描述为"新鲜和日晒充足的"。我坚信，地中海餐桌就是一场美食盛宴。在用餐的这一天，你可能会发现洋蓟上撒着橄榄油，小蘑菇是用大蒜和欧芹炒的，或是上面撒有罗勒和松子的炖瑞士甜菜，铺在刚刚出炉的面包上。你每天在餐桌上看到的菜肴总是五颜六色、芳香四溢的，以蔬菜为主。如果你想吃比萨和意大利面，别担心，会让你吃饱的。但蔬菜、豆类、全谷物、水果、坚果，搭配充足的特级初榨橄榄油，才是这顿饭里真正的明星。鱼类和贝类也是受关注的焦点，而其他形式的瘦肉蛋白，如家禽，则要适量食用。红肉和高档奶酪偶尔会出现，比如在一个特别的周日午宴中。餐后通常会喝一杯红酒，最后是一杯浓缩咖啡。如果说巧克力、蛋糕和糕点（还有冰激凌）从来不会在我们的餐桌上出现，那肯定不现实，但新鲜的水果沙拉更可能成为餐后的甜点之选。

从营养角度来看，地中海饮食富含纤维和复杂的碳水化合物，脂肪含量适中（大部分是不饱和脂肪，来源于植物），富含维生素和矿物质，这些似乎都非常符合女性的需求。要遵循地中海饮食，你不必搬到意大利或希腊，和欧洲南部的人们吃得一样。我在纽约度过了几乎一半的成年时光，并且毫无困难地贯彻了这一饮食原则，同时享受着鳄梨和红薯等营养丰富的食物。地中海饮食的美妙之处在于，无论你生活在哪个国家，都可以随时享用，并且可以轻易对其进行调整，以满足每个人的需求和口味。下一章将帮助你做到这点，只需要八个简单的步骤。此外，附录提供了每周的饮食计划和美味食谱，可以让你尽快上手。

第 10 章

打造活力大脑的八步法

在本章中，我将介绍八个步骤，帮助你打造营养状况良好、有活力且强韧的女性大脑。基于对女性群体的研究和随机临床试验的结果，我们发现下面的饮食模式可以使女性最大限度地摄入对大脑有益的营养元素，尤其利于保持大脑年轻、平衡激素、提升能量和情绪，同时还可以减少绝经期症状、保护心脏、支持免疫系统。

下文罗列出了所需要的营养素和最能提供这些营养素的食物，以及如何以更好的方式将它们结合起来，从而实现最佳且持久的健康状态。

第一步　巧妙搭配碳水化合物

如第 9 章所述，我们不能对所有的碳水化合物一视同仁。以下是我提出的食用碳水化合物的三条黄金法则：

1. 蔬菜和水果都是碳水化合物。在任何一餐饭中，蔬菜都应该占盘子的一半。
2. 摄入全谷物，淘汰白面粉、白面点和白面包等精制谷物。
3. 豆类和红薯这样富含淀粉的食物也是优质碳水化合物的极好来源。

彩虹饮食：果蔬越多彩，身体越健康

一提到碳水化合物，大多数人想到的是面包和土豆。其实水果和蔬菜也是富含碳水化合物的食物，两者对你的健康都是必不可少的。它们不仅富含健康的碳水化合物，还富含维生素、矿物质和植物营养素，有助于减少全身的有害炎症，并促进成年后脑细胞的复原。

颇具讽刺意味的是，大多数人摄入了过量的卡路里，却缺乏大脑所需的一系列重要微量元素，其中大部分可以从常见的植物类食物中获取。尽管我们都知道水果和蔬菜对身体有益，但美国疾病控制和预防中心的调查报告显示，只有 1/10 美国成年人的饮食达到美国联邦政府对水果和蔬菜的最低每日推荐量。为了解决这个问题，大多数营养专家建议"饮食彩虹"，即食用各种各样的五颜六色的水果和蔬菜。

在这些蔬菜中，有些"全明星食物"：深色的绿叶蔬菜，如菠菜、瑞士甜菜、羽衣甘蓝，以及十字花科蔬菜，如西兰花和花椰菜。这些蔬菜富含维生素、矿物质和纤维，以及保持神经系统健康所需的营养素。大规模研究表明，与很少食用这些健康蔬菜的人相比，每天食用一两份绿叶蔬菜的人出现记忆问题和认知衰退的情况更少。要记得，每天吃一份蔬菜沙拉可以让你的大脑年轻 11 年！低到中度血糖指数的蔬菜，如洋葱、甜菜、南瓜和胡萝卜也是不错的选择。

有一些人可能被告知要禁食水果，因为水果含有糖分。不要贸然听信。许多水果特别有助于提高记忆力和智力，因为它们富含维生素和抗氧化剂，后者具有强大的抗衰老特性。如果你担心糖分超标，那就多吃一些低糖分的水果，比如浆果、苹果、柠檬、橘子和葡萄柚，少吃葡萄和芒果等高糖分的水果。

"她"研究

一项对 16 000 多名女性的研究表明，经常食用富含类黄酮的浆果（如蓝莓和草莓）的女性与不食用这些浆果的女性相比，认知能力下降的速度

较慢。具体来说，每周至少吃 1 份蓝莓和 2 份草莓可以让女性的大脑年轻
25 年。

还是不够有说服力？再来看看这个。水果和蔬菜摄入量较高的女性超重或
肥胖的概率较低，绝经期症状也少得多；而蔬菜水果摄入量较低，肉类和加工
食品摄入量较高的女性，出现上述症状的概率更高。

复杂碳水化合物：纤维是你的新朋友

那么，是什么让复杂碳水化合物如此复杂呢？因为营养标签并不总会告诉
你食物中碳水化合物的成分是简单的还是复杂的，下面介绍一个简单的分辨方
法。碳水化合物包含三种成分：纤维、淀粉和糖。纤维和淀粉构成了复杂碳水
化合物的主要部分，而糖则构成了单一的碳水化合物，就这么简单。这些营养
素的平衡决定了碳水化合物的"复杂"程度。

对女性来说，让自己保持最佳状态确实需要一些努力。信不信由你，这一
切都从爱上纤维开始。广泛的研究表明，纤维是女性饮食中最重要的东西。纤
维是一种人体无法消化的碳水化合物。为什么它是好东西呢？富含纤维的食物
不仅消化速度较慢，而且比单一碳水化合物更能填饱肚子，有助于避免暴饮暴
食。它还能让你保持饮食规律，帮助控制胆固醇。此外，纤维对雌激素水平的
平衡作用众所周知，在稳定血糖和胰岛素水平方面还扮演了重要角色，这对激
素平衡也至关重要。

但是，许多西方国家的人均纤维摄入量徘徊在每天 10 ～ 15 克之间，这让
美国在世界上纤维摄入量最低的国家中位居榜首。大多数美国人每天摄入的纤
维不到推荐最低摄入量的一半。这也解释了为什么这个国家的人从便秘到肠易
激综合征等的各种胃肠道疾病发病率那么高，而且患结肠癌的风险也在日益增
加。实际上，我们可以做得更好。多吃富含纤维的食物，以确保你的大脑、身
体和激素都能充分发挥作用。

目前的指南建议每 1 000 千卡热量摄入 14 克纤维，这意味着女性每天大约需要摄入 25 克纤维，男性每天摄入 38 克纤维。我并不完全认同这一点。我认为女性应该摄入更多的纤维（不管如何，都不会比男性少！），不过先行动起来，25 克也不错。这到底是要吃多少呢？一种选择是早餐吃 1/4 杯的钢切燕麦和 3 个梅子干（7 克纤维），午餐吃菠菜和羽衣甘蓝沙拉加半个鳄梨（9 克），晚餐吃含豆类的意大利蔬菜汤（12 克）。好极了，你做到了！你还可以在这些基础上添加喜欢的蛋白质或其他任何东西。

基本上，我们需要所有能够获取的纤维。纤维有两种类型：可溶性纤维和不可溶性纤维。可溶性纤维在消化过程中会溶解在水和胃肠液中，变成凝胶状物质，在大肠中消化吸收，并具有多种功能。它可以减少脂肪和胆固醇的吸收，减缓糖类的消化，同时还能喂养肠道中的有益细菌。不可溶性纤维不能被消化。当它通过消化道时几乎没什么变化，可以促进废物的移动和处理。

这两种纤维都对你有益。可以参考表 10-1，首先来看一下概览。可溶性纤维主要来自土豆和根茎类蔬菜，如胡萝卜、甜菜，以及小绿叶蔬菜，如小菠菜和水芹。其他的优质来源还有南瓜、西葫芦和大多数豆类。不可溶性纤维来自大叶蔬菜，如菠菜、羽衣甘蓝和甜菜；松脆多叶的蔬菜，如紫叶菊苣和芝麻菜；还有西兰花和抱子甘蓝等十字花科蔬菜。除此之外，甘薯、山药（最好带皮吃），以及未去壳的全麦类食物，都富含具有补水和饱腹作用的纤维。水果也有很多纤维！还有一个有趣的知识点：水果煮熟后，纤维会变得易于溶解，可以起到通便的作用。

表10-1　富含纤维的食物（按纤维含量列出）

	分量	纤维总量（克）		分量	纤维总量（克）
水果			蔬菜		
树莓	一杯①	8.0	煮熟的大豆	一杯	20.6
梅子干	一杯	7.7	煮熟的南瓜	半杯	13.0

① 1 杯约合 237 毫升。——译者注

续表

	分量	纤维总量（克）		分量	纤维总量（克）
黑莓	一杯	7.6	煮熟的洋蓟	一杯	10.3
梨	中等大小	5.5	煮熟的青豆	一杯	9.0
鳄梨	半个	5.0	煮熟的冬瓜	一杯	5.7
芒果	一个	5.0	煮熟的菠菜	一杯	5.1
椰枣、甜枣	三颗	4.8	煮熟的西兰花	一杯	5.0
带皮的苹果	中等大小	4.5	煮熟的抱子甘蓝	一杯	4.0
香蕉	中等大小	3.0	带皮烤红薯	中等大小	3.8
橘子	中等大小	3.0	煮熟的甜菜	一杯	3.8
草莓	一杯	3.0	酸菜	半杯	3.4
奇异果	中等大小	2.2	煮熟的羽衣甘蓝	切碎的一杯	2.6
谷物、谷类			**坚果和种子**		
干的燕麦皮、燕麦片	一杯	8.2	煮白芸豆	一杯	19.0
煮熟的全麦意大利面	一杯	6.0	煮豌豆	一杯	16.0
煮熟的珍珠大麦	一杯	6.0	煮小扁豆	一杯	15.5
煮熟的藜麦	一杯	5.0	煮黑豆	一杯	15.0
烤小麦胚芽	一盎司	4.2	罐装鹰嘴豆	一杯	10.6
煮熟的糙米	一杯	3.5	奇亚籽	一盎司	10.0
车前籽壳	1/4 杯	3.0	亚麻籽	一盎司	7.2
全麦面包	一片	2.0	杏仁	一盎司	3.5

谷物：无监管的无麸质饮食弊大于利

虽然大多数人会同意水果和蔬菜应该是健康饮食的关键组成部分，但是对于谷物是否也在其中则存在一些疑问。从女性健康的角度来看，许多临床试验和疾病预防研究表明，富含全谷物的饮食对两性的大脑健康和阿尔茨海默病的预防都至关重要。此外，对数以千计的女性进行的观察性研究报告表明，坚持吃粗粮的女性患心脏病的风险最低，患 2 型糖尿病的风险也更低。

然而，今天，多达 1/3 的美国人不吃麸质这种存在于小麦、大麦和黑麦中的蛋白质。因此，这些人的饮食中去除了大部分的谷物和谷类食物。作为一名神经科学家和营养学家，我经常被问及谷物是否对大脑有害，是否应该避免食用。我的回答是：对聪明的大脑而言，并非如此。

目前，同行评议的科学研究没有发现确凿的证据表明吃谷物会增加认知能力下降或者痴呆的风险，这个话题我在《健脑食物》中进行了更详细的讨论。除与乳糜泻有关的病例以外，没有任何临床试验证明麸质是认知缺陷的诱因，也没有任何观察性研究报告说食用谷物与认知健康存在负向关联。

全球人口中约有 1% 的人患有乳糜泻，对麸质过敏，应避免麸质。据目前的估计，至少有 6% 的人对麸质敏感，而不是过敏，这些人也要小心麸质。但如果你对麸质没有过敏，也不敏感，那么在日常饮食中加入一定量未经精加工的全谷物食物是非常健康的。

相反，无监管的无麸质饮食弊大于利。所谓"无监管"的无麸质饮食，指的是不仅避免食用谷物，还避免一般碳水化合物，即低碳水或无碳水饮食。如果这些人可以吃足够多的高纤维蔬菜、水果和豆类来弥补这一差距，那没什么问题。但我们从人口调查中了解到，现实并非如此。很多无麸质饮食中的膳食纤维含量低得惊人。营养缺乏对任何人都不好，还有可能对女性的激素平衡产生严重的负面影响。

从好的方面看，提倡无麸质饮食让许多消费者远离加工食品，转而寻找天然的无麸质谷物。这些食物包括大米、苋菜、荞麦、小米、藜麦、高粱和苔麸，它们都是纤维和为大脑供能的葡萄糖的合理来源。

要警惕无麸质产品的市场资本化问题！太多的食品被标榜为健康的替代食品，但它们只不过是加工过的垃圾食品，在避免麸质的同时，往往糖分较高，含有害脂肪和大量的人工添加剂。

最后，如果你想要最大限度地提高认知健康和预防阿尔茨海默病，复杂碳水化合物，尤其是纤维，应该是你日常饮食的重要组成部分。我完全不同意西方的标准化饮食，其中充斥着精致的碳水化合物和垃圾食品。豆类和全谷物食品对人体是有益的，它们是地球上长寿人群的饮食基石。

如果你担心吃麸质会有问题，一定要摄入大量富含纤维的蔬菜、水果和豆类作为补偿，并且充分摄入上面提到的天然无麸质谷物，偶尔在里面加一个红薯。

甜点：黑巧克力和天然甜味剂更好

如果你像我一样，需要时不时吃点儿甜食，我强烈推荐可可含量在 70% 以上的黑巧克力。当以最简单的方式食用时，黑巧克力是一种强大的超级食品，对健康有很多益处。首先，它富含可可碱，这是一种强力的抗氧化剂，可以减缓细胞老化。其次，它含有许多强力的黄酮醇，可以降低心脏病的风险。临床试验表明，摄入高黄酮醇含量的可可能够提高健康成年人的注意力和记忆力，同时在短短 8 周内就能减少炎症并降低胰岛素水平。

此外，黑巧克力是一种血糖负荷较低的零食，在给我们带来满足感的同时，不会产生不必要的血糖崩溃。此外，黑巧克力还含有一种叫儿茶素的物质，这种物质类似于雌激素，有助于减轻激素水平下降的影响。关键是要选择添加少量或不添加任何糖的高品质黑巧克力。

然而，人们吃的绝大多数巧克力是牛奶巧克力、白巧克力、"糖果"巧克力或其他巧克力口味的糖果，这几种都只含有微量的可可，而含有大量的糖、脂肪和添加剂，把原本可能是好选择的零食变成了非常糟糕的东西。

在甜味剂的选择上，野生蜂蜜、枫糖浆、甜菊糖、椰子糖和椰子花蜜比精制白糖或代糖更好。这些天然甜味剂所含的维生素和矿物质更多，对肝脏的影响也较为温和，对血糖水平的影响也没那么大。

第二步　适当摄入植物雌激素

雌激素被誉为所有激素中最古老的一种。正因为如此，我们在动物和植物王国里都能找到它，而且它可以在物种间共享。这是什么意思呢？这就意味着由植物制作的雌激素或植物雌激素可以转化为人体可用的雌激素，但效果更温和。植物雌激素主要有两种：异黄酮，主要存在于大豆中；木脂素，主要存在于种子、全谷物、豆类，以及许多水果和蔬菜中。这使得植物性饮食成为一种极好的天然雌激素替代疗法！额外的好处是，持续食用这些食物可能有助于增强性欲，缓解绝经后性交带来的疼痛，这是许多药物无法达到的神奇疗效。

由于大豆中的异黄酮对改善绝经期症状，如潮热等有积极作用，多年来大豆一直备受关注。临床试验表明，异黄酮可以帮助稳定雌激素水平，使高达45%的被试的潮热症状有所减轻。然而，大豆已经成为地球上最有争议的食物之一。你会发现前一分钟它还被宣传为健康的超级食物，下一分钟就被列入致癌物的黑名单。

这个问题值得我们深思，因为亚洲女性经常食用大豆，与西方女性相比，她们患乳腺癌的可能性要低80%。与美国女性相比，她们更不容易出现潮热，也更不容易患上骨质疏松和心脏病。这怎么可能呢？

更神奇的是，日本是世界上预期寿命最长的国家，女性为90岁，男性为84岁，其中居住在冲绳省的女性寿命最长。在冲绳人的饮食中，豆腐和纳豆（一种传统的日本食品，由发酵的大豆制成）等大豆制品是典型的主食。此外，他们摄入的热量中超过80%来自蔬菜、水果和豆类，以及复杂的碳水化合物，如全谷物、糙米和红薯。冲绳人平常摄入的肉类、蛋类和奶制品非常少，而新鲜捕获的鱼则更为常见。虽然具体的成分不一样，但这种饮食方式和我们在前一章中提到的地中海饮食有一些明显的相似之处。结果也是类似的。

这些冲绳百岁女性老人在阿尔茨海默病、心脏病和癌症等慢性疾病的发病时间上有明显的延后，甚至可以完全避免这些疾病。虽然饮食以外的其他因素也在发挥作用，但强有力的迹象表明，在健康方面，植物性食物，尤其是大豆似乎发挥了重要作用。那么，大豆是如何在日本成为"英雄"、在美国成为"大反派"的呢？

在西方世界，大豆首先流行起来，是因为冲绳百岁女性在饮食中更喜欢大豆，而不是肉。然而，在 20 世纪 90 年代，一些研究表明，对于因基因改造而患乳腺癌的小鼠，异黄酮会促进其癌细胞的生长。这引起了人们对异黄酮可能会诱发遗传易感性患者患乳腺癌的担忧。许多健康专家采取了一种谨慎的态度，为了安全起见，建议所有女性避免食用大豆制品。

然而，进入 21 世纪，广泛的研究开始澄清异黄酮本身并不会增加女性患乳腺癌的风险。虽然还需要进行更多的研究，但对总计 20 000 名乳腺癌患者的不同研究的交叉分析表明，异黄酮不会增加乳腺肿瘤复发的概率，在某些情况下甚至反而可以降低死亡率。此外，研究发现大豆对子宫内膜癌、卵巢癌或其他癌症没有负面影响。

从化学角度来看，大豆中的植物雌激素是非常独特的化合物，它们对身体的影响取决于血液循环中已有的雌激素水平。如果你体内有大量的雌激素，就像乳腺癌患者一样，植物雌激素将成为雌激素阻滞剂（有点儿像药物他莫昔芬）。如果你是处于绝经期的女性，雌激素分泌量过少，植物雌激素就会补充缺失的雌激素，与服用温和的补充剂效果类似。这些发现促使美国癌症研究所和美国癌症协会在 2013 年重新审视了大豆，最终得出结论，即使是乳腺癌患者也可以安全地食用富含异黄酮的大豆食品。然而，这两个组织都因为担心过度摄入而不认可异黄酮补充剂。从天然食物中摄取异黄酮无疑是更安全的选择。

也就是说，并非所有的大豆都一样。我在《健脑食物》中有提到，你吃的大豆类型决定了这种食物会对你的健康产生消极的影响还是积极的影响。这里有一个线索，可以在某种程度上解释为什么大豆让冲绳居民受益，而我们没有。关于大豆的内幕消息是什么呢？

　　一部分原因在于，亚洲人的基因可能更容易吸收大豆，而不太容易产生副作用。而且，日本当地人食用的大豆、豆腐和豆奶制品与我们美国人在超市货架上发现的大多数产品明显不同。日本人几乎只食用有机大豆①。不仅如此，他们的大豆食品还经常以发酵的形式出现，比如味噌、豆豉和纳豆。坦白说，有机大豆是唯一值得食用的大豆。

　　不幸的是，这些产品在西方世界并不太容易找到，很容易找到的是由90%的转基因大豆制成的大豆产品，上面还留有杀虫剂和防腐剂。这种明显有害、质量低劣的大豆在我们的咖啡馆和超市里泛滥成灾。由劣质大豆制成的大豆油经常被添加到超过12 000种食品中，从普通的早餐谷物、能量棒到小吃、意大利面。分离出来的大豆蛋白被用作乳化剂，为拿铁和冰激凌提供水分和增稠。大豆卵磷脂是当今市场上使用最广泛的食品添加剂之一，几乎存在于所有食品中，从糕点、面包到婴儿配方奶粉。因此，西方人容易摄入太多这种隐藏的大豆，却会得到与冲绳人完全相反的结果：男性和女性的激素失衡，并且可能造成炎症和过敏。

　　谜底揭晓了。如果你想通过吃更多的大豆来增加雌激素，一定要吃发酵的有机大豆，而且是少量的。有一点需要注意：大豆对很多人来说，是一种非常容易过敏的食物，所以如果你有所担心，请在食用之前咨询医生，检查是否有任何过敏或者不耐受。

　　我们能够安全地吃多少大豆呢？如果想要通过异黄酮来缓解绝经期症状，我们最好每天摄入40～50毫克的异黄酮。这相当于一勺豆腐配一碗味噌汤或一杯毛豆，这个量在日本人的食用范围之内。

　　如果你不喜欢吃大豆，或者无法获取优质的大豆，另一种营养素也可以帮助你提高雌激素，即木脂素。木脂素存在于多种植物性食物中，包括亚麻籽、芝麻、鹰嘴豆、杏子、苹果、山药、橄榄油等。表10-2中包含了更多的例子。当然，这些食物也是纤维、优质碳水化合物、优质脂肪以及其他我马上就会提

---

① 注意：各国对有机食品的标准不完全相同。——编者注

到的重要营养素的极佳来源。

表10-2　植物雌激素含量高的食物

大豆及其制品	水果	蔬菜	豆类
大豆 *****	杏干 ***	蒜 ***	鹰嘴豆 ****
大豆坚果① *****	桃子 ***	冬瓜 ***	鹰嘴豆泥 ***
植物蛋白 ****	枣干 ***	青豆 ***	绿豆芽 **
豆腐 ****	草莓 **	苜蓿芽 **	绿豆 **
豆浆 ****	树莓 **	橄榄油 **	小扁豆 **
大豆酸奶 ****	梅子干 **	羽衣甘蓝 **	花生 **
豆豉 ****	橘子 **	西兰花 **	
味噌酱 ****	蓝莓 *	橄榄 **	
味噌汤 ****	西瓜 *	卷心菜 **	
大豆蛋白粉 ****		洋葱 **	
豆芽 ***		山药 **	

坚果和种子	燕麦和谷物	饮品
亚麻籽 *****	亚麻籽面包 ****	绿茶 **
芝麻 ****	杂粮面包 ****	橙汁 **
开心果 ***	全麦面包 ***	红茶 **
杏仁 ***	裸麦面包 **	咖啡 **
葵花籽 **	芝麻面包 **	红葡萄酒 **
核桃 **		白葡萄酒 **
腰果 **		
榛子 **		

注：从 * 到 *****，依次表示含量由低到高。

第三步　用抗氧化剂保护大脑

在身体的所有器官中，大脑是最容易受氧化应激折磨的部位。氧化应激指的是我们身体和大脑产生的有害自由基，以及我们对抗它们的能力。大脑中含有的有害自由基越多，造成的损害就越大。

---

① 一种由大豆制成的零食，通常是将大豆浸泡、烘干，然后烤至脆硬，类似于坚果的口感。——编者注

但是，我们有解决方案。有些维生素"战士"会为我们随时准备对抗自由基，它们就是抗氧化剂。最强大的抗氧化剂是维生素 C、维生素 E、β-胡萝卜素（维生素 A 的前体）、硒和多种植物营养素，如让西红柿和樱桃拥有美丽明亮色泽的番茄红素和花青素。脑成像研究表明，富含这些抗氧化剂的饮食与稳定的大脑能量水平和较少的阿尔茨海默病淀粉样斑块有关，这个相关性在女性群体中更为突出。

维生素 E 对预防认知能力下降尤为重要。在美国和欧洲进行的大规模研究发现，充分摄入维生素 E 的老年人患痴呆的风险比几乎没有摄入维生素 E 的老年人低近 70%。服用维生素 E 和维生素 C 可以进一步降低痴呆的风险。这两种维生素都可以保护脑细胞免受自由基和其他毒素的伤害，维生素 E 还有增加大脑供氧量的好处。维生素 E 也是唯一能有效减少潮热的维生素，可能是因为它有助于调节雌激素水平。大豆是植物雌激素与维生素 E 的丰富来源，这并非巧合。

当抗氧化剂的水平低于自由基时，由于营养不良、毒素暴露或其他因素，氧化会对身体造成严重破坏：加速衰老、使细胞受损或突变、使组织受损、激活 DNA 中的有害基因，以及导致免疫系统过载。研究表明，女性的大脑可能特别容易受到这些负面因素的影响，尤其是在进入绝经期的那几年，从而出现细胞老化加速和新陈代谢受损。西方的生活方式，诸如精加工食品、药物依赖、长期暴露在化学品和环境的污染物之中，似乎为自由基的扩散奠定了基础。

因为很多人从小就暴露在如此高比例的氧化应激之中，我们比以往任何时候都更需要抗氧化剂的力量，这意味着我们需要摄入抗氧化剂含量高的食物。其中有许多还兼具消炎功能与抗菌性！因为女性对炎症和感染尤为敏感，富含这些营养素的饮食对女性健康来说非常关键。这些有益营养素可以通过抑制氧化和炎症有效地保护女性的激素。

医生们了解到，减少氧化应激和炎症的最佳方案之一并不在药箱里，而是在冰箱里。植物性食物是我们可以选择的最好的抗氧化剂。浆果、橘子和苹果这些具有低血糖指数的水果是这些营养素的最佳来源。蓝莓是最受关注的，而黑莓和醋栗的抗氧化作用更强。绿叶蔬菜和十字花科蔬菜，如菠菜、羽衣甘蓝、花椰菜、卷心菜，以及洋葱、胡萝卜、西红柿和南瓜，也富含营养素。其中，洋蓟位居榜首，比任何其他水果或蔬菜都含有更多的抗氧化成分。饮食彩虹，还记得吗？

特级初榨橄榄油和亚麻籽油富含维生素E，并具有极好的抗炎作用。说到罕见的抗氧化剂矿物质硒，巴西坚果是目前发现的最佳来源，但你也可以在大米、燕麦、蘑菇和扁豆中找到它。此外，草药、香料、可可粉、咖啡粉等具有食物中最高的抗氧化能力。植物性食物是救星！

看看表10-3，找一找灵感。没错，蔓越莓汁可以对抗尿路感染！为了确保我们达到这些对有益营养素的日常需求，第11章总结了服务于各种目的的营养补充剂和适宜的剂量。

表10-3 抗氧化、抗炎和抗菌食品

食物	抗氧化和抗炎强度	抗菌强度
黄苹果	*	*
洋葱（熟）	*	**
罗勒（干）	**	**
蓝莓（野生）	*	**
香菜	*	*
桂皮	***	****
丁香	****	****
可可	***	**
蔓越莓；蔓越莓汁（天然，不加糖）	*	***
孜然	**	***
黑巧克力（可可含量≥85%）	**	**
接骨木（干）	*	**
茴香	*	**
大蒜	*	**
生姜	**	***
枸杞	*	*
洛神花茶	*	*

续表

食物	抗氧化和抗炎强度	抗菌强度
印度醋栗	****	**
芸豆	*	*
芥菜籽	*	***
橄榄油	**	**
洋葱	*	**
牛至（干）	****	****
欧芹（干）	**	*
山核桃	*	—
薄荷叶（干）	****	***
迷迭香（干）	****	****
鼠尾草（干）	***	***
百里香（干）	**	****
姜黄	***	***
香草豆	***	**

注：抗氧化值以氧自由基吸收能力来表示，从 <5 000（*）到 >15 000（****）μmol TE/g。
抗菌值以细菌抑制率来表示，从 <25%（*）到 >75%（****）。

当然，避免或限制食用可能引起炎症的食物同样重要。这些食物主要包括精制碳水化合物，比如售卖的白面包和糕点、油炸食品、苏打水、加糖饮料、加工肉类、红肉（牛肉、猪肉）、人造黄油、起酥油、猪油，以及大多数加工食品。稍后，我将详细介绍。

第四步　选择对的脂肪

如前所述，脂肪的种类和来源（而不是数量）是评估女性健康风险的关键。你食用的脂肪是来源于水果、蔬菜和种子，还是来源于动物？如果来源于动物，那么是来自三文鱼这样富含脂肪的鱼类，还是来自油煎的培根呢？是来自新鲜、自制的食物，还是来自现成包装的食品？

接下来，我们将考察一下最健康的脂肪来源。此外，附录还包括了一系列健康的替代品，确保你走在正确的道路上！

无可置疑的结论：反式脂肪对健康有害

每当有人问我，保持大脑健康最重要一件事情是什么，我总是毫无例外地给出同样的回答：不吃加工食品。

首先，加工食品是有害的反式脂肪最丰富的来源，而反式脂肪是地球上最糟糕的脂肪类型。幸运的是，在 2018 年，FDA 禁止反式脂肪在美国国内所有的食品供应中出现。在欧洲，奥地利、丹麦、匈牙利、冰岛、挪威和瑞士 6 个国家已经设定了严格的限制，禁止反式脂肪在食品中的使用。然而，在没有这些政策的国家，反式脂肪的使用比例仍然很高。然而，即使反式脂肪最终被全面禁止，大多数加工食品还是含有大量其他有毒的化学物质，令人防不胜防。这份清单过长。查看食品标签，我们会发现变性淀粉、高果糖玉米糖浆、人工食用色素、黏合剂和分离蛋白都是会反复出现的配料。你是否知道一些加工食品含有常用的阻燃剂？是否知道那些流行的快餐连锁店里的炸薯条含有大量的消泡剂？唉，很遗憾地告诉你，这些化学物质都对身体有害。

鉴于食用加工食品已被证明会增加个体患痴呆、心脏病和乳腺癌的风险，保障措施出台的速度慢得令人忧心。有一项大规模研究对超过 104 000 人进行了长达 18 年的跟踪调查，结果发现常食用加工食品会导致各种癌症的发病率增加 12%，而且，绝经后女性患乳腺癌风险的增高尤其显著。根据世界癌症研究国际基金和美国癌症研究所的研究，如果不摄入或少摄入加工食品，就可以避免患上世界上大约三分之一的常见癌症。我们很难想象，如此致命的东西在许多人的日常生活中仍然比比皆是。

加工食品也是目前席卷许多国家的心脏病大流行的根源。2012年，超过70万美国人死于心脏病、脑卒中或糖尿病。据估计，其中45%的死亡与饮食因素有关，尤其是摄入过多的钠（加工食品的标志）和加工肉类。雪上加霜的是，美国糖尿病协会还指出，由于加工食品含大量精制糖、精制面粉和精炼油，它们会破坏胰岛素水平，从而增加个体患糖尿病的风险。

据估计，加工食品至少占美国人饮食的一半，其他西方国家可能也如此。想想我们超市里的大多数商品，我们就不难发现这一点。光是走在过道上，我们就仿佛会被工厂生产的面包和糕点、包装零食、糖果、甜点、苏打水、甜饮料、三明治、卷饼、含有加工奶酪的沙拉淹没。此外，还有以加工肉类，例如炸鸡块为特色的即食餐、方便面、速食汤、冷冻保质餐、调味品、涂抹酱和奶精——所有这些都是高度加工的食品。在回家的路上，我们会经过大量的咖啡馆、大大小小的餐馆，每一家都打着方便生活的旗号提供着快餐。

诚然，接受加工食品不健康这一事实会为我们生活带来诸多不便，但继续伤害自己和家人更不可取。曾经，我们可能还不清楚这些食品的危害有多大，但现在我们清楚了。我们需要也理应获得能滋养我们而不是让我们生病的健康食品。

ω-3脂肪酸：大脑的助推器

正如前面章节里提到的，多不饱和脂肪酸对大脑特别有益。多不饱和脂肪酸有不同的种类，最常见的是ω-3和ω-6。虽然大脑同时需要这两种脂肪，但是ω-3脂肪酸具有抗炎作用，我们需要的量较多，而ω-6脂肪酸具有促炎作用，我们需要的量较少。研究确定了当两者的摄入比例为2∶1，即ω-3脂肪酸的摄入量是ω-6脂肪酸的2倍时，才平衡。然而，典型的西方饮食中所含的ω-6脂肪酸比ω-3脂肪酸要高出20～30倍！考虑到这种不平衡的现状，我们需要将重心更多地放在ω-3脂肪酸上，以恢复平衡。

ω-3脂肪酸的抗炎效果不仅对大脑有益，还有助于女性保持心脏、乳房和骨骼的健康，甚至可以维持情绪稳定。对育龄女性而言，低 ω–3 脂肪酸的饮食会增加痛经、不孕和早产的风险。ω–3 脂肪酸摄入量低还会增加男性和女性患抑郁症的风险。不过，与男性相比，ω–3 脂肪酸摄入量较低的女性患抑郁症的概率更高，症状也更为严重。此外，在怀孕期间补充 ω–3 脂肪酸似乎可以降低女性患产后抑郁症的风险。

在"以瘦为美"的社会里，女性不断尝试通过限制摄入必需的脂肪来减肥，这种做法会在不知不觉中增加她们患抑郁症和激素紊乱的风险，也会在不知不觉中损害她们受孕和怀孕的能力。

是时候扭转这种局面，去寻找那些富含 ω–3 脂肪酸的营养食物了。精选的高脂鱼（如鲑鱼、鲭鱼、湖鳟鱼、鲱鱼、长鳍金枪鱼、凤尾鱼和沙丁鱼）以及它们的鱼卵（鱼子酱、鲑鱼卵等）是 ω–3 脂肪酸的最佳天然来源。迄今为止，多达 9 项大规模流行病学研究得出的结论都是，经常食用鱼类对大脑健康至关重要。在这些研究中，每周吃一两次鱼的中老年人患阿尔茨海默病的风险降低了 70%。

"她"研究

一项对 35 000 名 35～69 岁女性的研究表明，被试摄入的高脂鱼类越多，进入绝经期的时间就越晚。豌豆和菜豆这样的豆类排在第二位。相对地，摄入精制食物，特别是白面食、白米饭和甜点，会加速绝经期的到来，这或许可以解释为什么有那么多的女性在典型的西方饮食中过早进入绝经期，并且遭受了更严重的影响。

需要记住的一点是，尽管鱼对健康有很多益处，但是汞—— 一种已经被确认的神经毒素正引起人们越来越多的关注。好在并非所有的鱼都含有高浓度的汞污染物。大型鱼类，如鲭鱼、剑鱼、鲨鱼和大多数金枪鱼等体内汞含量最高，所以这些鱼不能多吃。鲈鱼、鲷鱼、鳕鱼和大比目鱼的汞含量处于中等水平。鲯鳅、西班牙鲭鱼和长鳍金枪鱼罐头的汞含量也处于中等水平。汞含量最低的是较小的鱼类和贝类，如凤尾鱼、鳕鱼、蛤蜊、螃蟹、鲽鱼、比目鱼、沙丁鱼、鲑鱼。这些鱼类一周食用多次都是安全的。

如果你不能吃鱼，比如你对鱼类过敏或者是素食主义者，那么你可以通过其他的方法来获取 ω–3 脂肪酸。亚麻籽和奇亚籽是很好的替代品，橄榄、橄榄油、杏仁、鳄梨和大豆也是。此外，香豌豆、木薯粉和黄瓜是磷脂的优质来源，磷脂是一种含有 ω–3 脂肪酸的复合脂肪。需要注意的是，这些植物性食物中富含 α–亚麻酸（ALA），这是一种较弱的 ω–3 脂肪酸，而鱼类中的这种脂肪酸被称为二十二碳六烯酸（DHA）。DHA 是大脑健康的最大赢家。虽然 ALA 可以转化成 DHA，但在这个过程中会损耗大量的营养素。如果你必须避免吃鱼，那么摄入一些素食的 DHA 补充剂可能会有帮助，第 11 章中将会有讨论。

最后我想说的是，我相信你在超市中见到过很多打上了"ω–3 脂肪酸最佳来源"标签的食品。食品制造厂商已经嗅到了 ω–3 脂肪酸的商机。但这些食品并不是摄入额外的 ω–3 脂肪酸的正确形式，因为大多数所谓富含 ω–3 脂肪酸的食品也是精加工食品。还是去摄入真正的天然食物吧。

单不饱和脂肪：大脑的另一个好朋友

除摄入大量的 ω–3 脂肪酸之外，对数千名女性的研究表明，被试单不饱和脂肪的摄入量越多，认知能力越高，对 2 型糖尿病或糖尿病前期患者而言，尤其如此。

哪里能找到单不饱和脂肪呢？富含单不饱和脂肪的食物有坚果，如杏仁、腰果、榛子、开心果和巴西坚果；有水果，如鳄梨、橄榄，还有花生、芝麻和葵花籽的油，以及由它们制成的新鲜坚果酱。适量摄入一些新鲜制作（而不是商业包装）的坚果酱也可以为我们提供满满的营养，它们富含健康的脂肪、蛋白质和纤维，更不用说各种抗氧化剂了。

"她"研究

也许会有些医生因为坚果的脂肪含量而建议减少坚果的摄入，但是一项针对 86 000 名女性的研究表明，经常食用坚果的女性患心脏病和脑卒中的风险要低得多，每周吃大约 30 克坚果就可以取得很好的效果。

这里有一个窍门是最好购买外皮完整或者未去壳的坚果。外皮不仅能保护这些食物免受光和热的伤害，防止变质，还能保存营养，让你有机会在进食过程中慢慢品味它们（而不是吃得过多）。不要购买已去壳、漂白、盐腌或调味的坚果，因为这些都已是加工食品。试试用老式的坚果钳，然后尝一尝这么吃在味道上的差别！

饱和脂肪：来源是关键

尽管不像反式脂肪那样有害，但过多的饱和脂肪也会对女性的大脑和整体健康产生负面影响，所以最好适度摄入。正如前面所述，摄入过量来自动物的饱和脂肪，如红肉、奶制品和黄油等，是有问题的。减少摄入这些食物的最好方法就是用鱼类、豆类、坚果和植物油来代替它们。一些研究发现，每天用 100 千卡热量来自杏仁油的脂肪代替 100 千卡热量来自奶酪的脂肪，可以降低近 30% 的心脏病风险。将来自动物的脂肪替换为来自植物的脂肪吧，越多越好！

但是，这并不意味着把一份炸鸡替换成一份炸洋葱圈！植物脂肪的来源同样重要，不要食用精制植物油。例如，人造黄油等植物脂肪是促炎性的加工食品，应该不惜一切代价避免。从葵花籽、红花、菜籽和花生中提取的一些被广泛使用的油也可能具有促炎性，也应该减少摄入。我们应专注于更健康、未精炼或者更好的特级初榨植物油，比如橄榄油和亚麻籽油，同时要少吃鳄梨油和椰子油。

在植物油中，椰子油需要引起我们的注意。在浏览社交媒体或逛当地的超市时，我们总会看到关于椰子油的醒目广告。这种具有甜味的热带食物被认为具有抗衰老、有助减肥、有益心脏健康等各种神奇的功效，甚至被吹捧为保护大脑对抗阿尔茨海默病的方法。自从几年前椰子油在美国市场上迅速崛起以来，人们已经把椰子油加入各种各样的食品中，从冰沙到"防弹咖啡"。尽管椰子油作为一种潜在的超级食品广受欢迎，但美国心脏协会最近对它表达了强烈的反对。其建议是："因为椰子油会增加低密度脂蛋白胆固醇，它是导致心血管疾病的原因之一，同时研究尚未发现可以抵消这一作用的有利因素，所以我们建议不使用椰子油"。就在我写这一页内容的时候，有一篇发布在《今日美国》上并被转发了 50 多万次的文章，标题是《椰子油并不健康，它从来就不是一种健康食物》。一些人跟随这股风潮，甚至把椰子油称为"纯粹的毒药"。尽管有这样的负面消息，许多营养学家仍然在推荐它，许多节食者也依然坚信它的效果。

究竟怎么回事呢？椰子油对你到底是好是坏？更重要的是，它有益于大脑健康吗？

目前还没有定论。有关椰子油作用的研究很少，特别是涉及大脑健康的研究。据我们所知，椰子油中 84% 的热量来自中链甘油三酯形式的饱和脂肪。一些研究表明，人体对待这种脂肪的方式似乎不同于对待乳制品和高脂肉类中长链、不健康的饱和脂肪的方式。最近的一项随机临床试验将大约 100 名被试分为三组，每组每天分别食用 50 克（3～4 汤匙）以下脂肪：特级初榨橄榄油、特级初榨椰子油或者黄油。4 周后，研究人员测量了每一组的血脂水平，发现虽然黄油组的"坏"低密度脂蛋白胆固醇浓度相对于特级初榨橄榄油组显著增加，但椰子油组并没有显示出这种增加。

"她"研究

一项涉及 73 000 名女性的大规模前瞻性研究发现，椰子油中有另一种饱和脂肪，称为月桂酸，它似乎并不像其他类型的油那样会增加心脏病的风险，比如在黄油中发现的大量棕榈酸。此外，一个小样本的研究表明，在地中海饮食中加入椰子油，对被诊断为阿尔茨海默病的女性患者的认知能力有积极的影响。

所有这些都需要未来更深入的研究，同时也显示出一些有意思的潜在发现。尽管椰子油并非某些人口中的灵丹妙药，但当它的用量适宜，尤其是用它来替代人造黄油或起酥油时，它对人体是无害的，而且很美味。我经常在烹饪中使用椰子油，但为了安全，我每天的食用量不超过一汤匙。

接下来让我们看看另一种富含饱和脂肪的食物，这些年来它也广受关注，那就是牛奶。牛奶曾经是一种很简单的食物，它由奶牛生产出来，然后通过当地的奶制品公司送到你家门口。现如今，我们需要面对牛奶的复杂难懂的各种分类：脱脂、低脂、全脂牛奶？加不加乳糖酶？生鲜奶，还是巴氏杀菌奶？加杏仁、大豆、椰子，还是米浆？那还是牛奶吗？

护士健康研究的结果发现，从女性健康的角度来看，喝奶有益于激素健康和生育能力，至少对耐受性好的人来说如此。事实上，喝一杯奶——这里指的是牛奶，就相当于喝下了一杯各种激素的混合饮品。这么说是有一定道理的，因为母牛的乳汁中含有雌激素、其他雌性激素和睾酮等雄性激素。然而，实际如何取决于你喝的是哪种牛奶。对这项研究进行更细致的探究后，人们发现，只有全脂牛奶才能提高生育能力，而饮用脱脂或低脂牛奶的女性的状况恰恰相反——生育能力可能降低。看来，在加工牛奶过程中去除乳脂不仅会淡化牛奶的质地和味道，还根本上改变了其性激素的平衡，使之与激素健康背道而驰。去除牛奶中的脂肪会带走雌激素，留下雄激素和胰岛素生长因子 1 等其他激素的混合物，这可能会提高你的睾酮水平。

除此之外，制造商还在脱脂牛奶中加入了精制糖、淀粉和添加剂，试图恢复失去的风味和口感。无论我们想要通过喝脱脂牛奶获得怎样的健康益处，最终都是不值得的，甚至可能得不偿失。可以考虑把喝全脂牛奶作为一种营养疗法，以改善激素健康，尤其是如果你正计划怀孕或临近绝经期。未加工的全脂酸奶和奶酪也是不错的选择。你也可以考虑选择有机乳制品，我稍后将对此做进一步的讨论。

最后，有一个涉及骨骼健康的乳制品相关的有趣提醒。大多数人认为牛奶对于孩子强壮骨骼和老年人预防骨质疏松很重要。许多人听说乳制品提供了很好的钙质来源，当与维生素 D 结合时，有助于对抗骨质流失。事实证明，你不需要通过摄入牛奶或乳制品来获得钙，许多非乳制品也是钙的良好来源，包括各种各样的蔬菜（菠菜、芜菁、羽衣甘蓝和甜菜）、豆类（大豆、豆腐、蚕豆和豌豆），甚至还有海鲜（鲑鱼、沙丁鱼和虾）。一杯全脂牛奶大约含有 280 毫克钙——一杯煮菠菜或 85 克沙丁鱼的钙含量与之相当。此外，植物奶的钙含量通常和牛奶差不多，只是少了些饱和脂肪。

至于维生素 D，获得足够多维生素 D 的最好方法就是待在户外，沐浴阳光。你的皮肤暴露在阳光下时，体内的胆固醇会合成维生素 D。这个过程非常快，对于皮肤非常白皙的人，大约只需要 15 分钟；对于肤色较深的人，最多需要几小时。维生素 D 也可以通过食用富含脂肪的鱼类、蛋黄和野生蘑菇，如鸡油菌、灰树花和羊肚菌等来获得。

胆固醇：不能多，也不能少

从形成健康的细胞壁到制造激素，胆固醇在我们身体的许多功能中发挥着至关重要的作用，因此保持足够水平的胆固醇尤其重要。血液中的胆固醇有两个来源：肝脏和食物。肝脏制造了身体所需胆固醇的 80%，另外 20% 左右来自你的饮食，尤其是鸡蛋、鱼、肉和乳制品。

无论是由于遗传因素还是不健康的饮食，有些人的胆固醇水平会变得很高，从而导致心脏病和痴呆的风险增加。通常，"高胆固醇"是指血液中的胆固醇水平高于 240 mg/dL。然而，研究表明，220 mg/dL 的水平已经过高，会导致未来痴呆的风险几乎加倍。

对另一些人来说，问题不在于胆固醇过多，而在于胆固醇过少。严格的素食或纯素食饮食可能导致胆固醇缺乏，因为植物不含胆固醇。这是一个令人担忧的问题，因为低体脂和低胆固醇水平的女性往往性激素产生量不足，从而可能出现闭经、早期骨质疏松和骨折。

胆固醇不管是过多，还是过少，都需要定期检查其水平。低胆固醇通常更容易解决，高胆固醇会比较棘手。从这个角度来看，健康的饮食习惯非常重要。

通常，为了降低胆固醇水平，医生会建议你减少摄入高胆固醇的食物，尤其是鸡蛋。长期以来，研究心脏病的医生和科学家出于好意都建议减少摄入鸡蛋，但后来发现这是一种误解，如今，鸡蛋又重新被大家接受。那到底是什么发生了改变？原先认为鸡蛋与心脏病风险相关，是因为鸡蛋的高胆固醇含量。仅仅 1 个蛋黄就含有 200 毫克的胆固醇，这使它成为膳食中胆固醇最丰富的来源之一。然而，随后的大量研究表明，对许多人来说，相比反式脂肪和饱和脂肪的混合物，食物中的胆固醇对血液总胆固醇水平的影响较小。换句话说，反式脂肪和饱和脂肪比胆固醇的危害更大。尽管还需要更多的研究来进一步查明饮食中的脂肪，尤其是鸡蛋和心脏病之间的联系，但对 80 000 多名女性和 40 000 多名男性进行的大规模前瞻性研究发现，每天摄入 1 个鸡蛋并不会增加健康人心脏病的风险。

此外，鸡蛋含有多种对心脏和大脑均有益处的营养素。具体而言，鸡蛋富含胚胎生长所需的营养素，而一个新生命的发育始于神经管，也就是大脑。这些营养素包括蛋白质、锌、叶黄素和玉米黄质类的重要抗氧化剂，以及胆碱—— 一种有助于记忆形成的维生素。此外，鸡蛋中的脂肪酸约为 5 克，主要是单不饱和脂肪酸和多不饱和脂肪酸，这些都是对健康有益的。

当然，这并不意味着你可以每天吃 3 个鸡蛋煎饼。有一些研究表明，虽然每天吃 1 个鸡蛋通常是安全的，但超出这个范围，确实会增加后续患心力衰竭的风险。因此，我们还需要对鸡蛋附加的配料引起重视。对心脏来说，搭配全麦吐司的蔬菜炒蛋，与搭配奶酪、香肠、番茄酱、黄油白吐司的煎蛋，是截然不同的餐点。

ApoE4 基因携带者要更注意

ApoE4 基因是饮食对遗传学产生影响的一个绝佳例子，特别是涉及膳食脂肪的部分。*ApoE* 影响大脑健康的方式之一是参与胆固醇在体内的运输。在所有三种 *ApoE* 变异体中，与阿尔茨海默病风险增加相关的 *E4* 变异体恰好是最不能有效运送胆固醇的变异体，可能导致血管系统中斑块积聚增加，血液循环减少，

进而增加脑卒中的风险。

如上所述，过多的饱和脂肪会增加胆固醇水平，对 *ApoE4* 携带者来说尤其如此。一些研究报告称，与食用等量饱和脂肪的非携带者相比，食用高饱和脂肪的 *ApoE4* 携带者患阿尔茨海默病的风险增加了 7 倍。我们团队的脑成像研究还表明，在携带 *ApoE4* 基因的人群以及有阿尔茨海默病家族史的人群中，高饱和脂肪、反式脂肪和胆固醇饮食与阿尔茨海默病风险升高密切相关。

总的来说，新的数据表明，饮食中过多的饱和脂肪和经过工业加工的脂肪可能会促使这种基因的活性进一步提高。随机对照试验表明，ω–3 脂肪酸有助于维持 *ApoE4* 携带者的记忆和认知能力。虽然摄入富含 ω–3 脂肪酸的鱼对大脑健康总体来说是明智之举，但对携带 *ApoE4* 基因的人来说，益处似乎尤其显著。因此，如果你是 *ApoE4* 携带者，要注意从饮食中去除反式脂肪，并尽量用多不饱和脂肪酸替代饱和脂肪。

第五步　喂养你的菌群

也许你听过这样的说法：快乐的肠道等于快乐的大脑。这是因为我们的肠道是构成体内菌群的数万亿细菌和其他微生物的家园。绝大多数肠道细菌对我们的健康是有益的，它们帮助我们消化食物、促进新陈代谢，甚至产生一些必需的维生素。此外，肠道菌群作为免疫系统的强大战士，保护我们免受会引起炎症的有害微生物的侵害。最新研究表明，我们体内的菌群也参与大脑健康和行为的几个方面，特别是我们对压力和焦虑的反应，同时有助于延长大脑的使用寿命。

我们可以做一些事情来回报和支持体内菌群。

坚持多样化的饮食，少摄入加工食品，避免长期节食，摄入足够的纤维，这些做法都能让肠道保持强健。在一项针对老年人的大范围研究中，饮食中纤维含量高、动物脂肪含量低的人拥有最健康的体内菌群。膳食纤维含量低、动物脂肪含量高的人往往体内菌群脆弱，免疫系统较弱。肠道中有益细菌种类不足与认知能力下降、炎症增加和身体虚弱密切相关。肠道菌群质量差也与肥胖症、心脏病、脑卒中甚至某些癌症的风险增加有关。

好消息是，你饮食中的积极变化将给你的体内菌群带来积极的变化，而且见效迅速。例如，一项研究观察到肥胖症病人在遵循高复杂碳水化合物饮食后仅一年，菌群就发生了有利的变化。这种饮食也对 2 型糖尿病的发展具有积极作用。

从更实际的角度来说，为了保持肠道健康而应该摄入的食物有：

- 富含纤维的食物。除促进胰岛素敏感性和激素平衡之外，纤维还能维护消化系统的健康和规律。健康的消化对于清除废物、有害毒素和有害细菌至关重要，它们都会损害我们的肠道菌群。鉴于肠道健康和大脑健康之间的联系，长期低纤维饮食有可能对大脑产生不利的影响，尤其是对我们所说的"大脑情绪"。当你的饮食中纤维含量较低而加工肉类和其他食物含量较高时，你肠道中的有害细菌最终会超过有益细菌。此时，这些坏家伙会劫持你的大脑——一种敌意的接管，导致我们感到情绪化、焦虑、沮丧，甚至健忘。女性患胃肠道疾病的可能性是男性的 2 倍，所以我们必须更加小心处理这个问题。越来越多的研究表明，对于女性来说，营养不良和激素问题很可能是许多糟糕问题，尤其是肠易激综合征的根源。我们可以回顾第一步和表 10-1 中列出的富含纤维的食物。

- 益生元。它们都是不易消化的碳水化合物，可以作为肠道细菌的"肥料"。大蒜、洋葱、芦笋、香蕉、卷心菜、韭菜和洋蓟都是很好的益生元来源，还包括各种豆类，尤其是蚕豆和扁豆。

- 益生菌。它们是活的细菌，一旦到达肠道，就会补充体内的菌群。你可以在发酵食品和通过添加特定微生物来制造的食品中找到它们，包括发酵乳，以及发酵蔬菜，如酸菜和卤水发酵泡菜。如果酸奶对你来说更有吸引力，那么请仔细选择。大多数市面上售卖的酸奶都含有大量人工色素、糖和添加剂。它们不会带来任何健康益处，反而可能会助长肠道中的致病细菌。如上文第四步所述，原味、全脂、富含益生菌的酸奶是唯一值得食用的酸奶。益生菌补充剂也有帮助，尤其是含有至少 3 种不同菌株的补充剂，如嗜酸乳杆菌、鼠李糖乳杆菌和双歧杆菌。

第六步　酒精和咖啡，统统让路给矿泉水

咖啡和酒精对女性健康都有影响，而且都是负面的。许多研究表明，酒精会增加女性潮热的风险，还会增加女性患乳腺癌的风险。饮酒过量也会导致体重增加。过了 40 岁，你的肝脏功能开始减退，无法像过去那样处理酒精，新陈代谢变慢，在某些情况下代谢速度会降低 70%，这反过来会提高应激激素皮质醇的水平。众所周知，皮质醇会破坏你的睡眠、增加你的体重，并让你脾气暴躁，而这三件事是你一开始喝酒时试图避免的。限制饮酒对于携带 *ApoE4* 基因的女性尤为重要，因为饮酒可能会给她们带来更大的风险。

有人说，对多数人而言，一小杯葡萄酒不会有什么害处，尤其是红葡萄酒。红葡萄酒因含有高水平的白藜芦醇（一种有效的抗氧化剂）而在保护大脑方面享有良好声誉。酒精是一种非常个人化的选择，需要谨慎对待。如果有人建议你喝葡萄酒，那么偶尔喝一杯 5 盎司的葡萄酒，每天不超过一次，或许对你有好处。

接着聊咖啡！许多人觉得早上要是不来一杯咖啡，就无法正常工作，并且也有一些研究表明，适量的咖啡摄入可以促进大脑健康。然而，"适量"指的是每天摄入少于300毫克的咖啡因，相当于一杯浓缩咖啡或两小杯普通咖啡（6～8盎司）。喝什么样的咖啡也很重要。在所有饮料中，新煮的浓缩咖啡具有最高的抗氧化能力，而速溶咖啡是一种无论如何都要避免的化学混合物。在咖啡中添加东西，无论是大量的糖还是奶油，都是不健康的。同样的情况也适用于超大杯的、富含糖的"花式"咖啡饮料，其中充满了有害脂肪、人造色素和隐藏的添加剂。尝试用新鲜的全脂牛奶代替奶油，如果需要甜味剂，蜂蜜和椰子糖是

更健康的选择！

即使你喝了"好"咖啡，也要记住，对咖啡因的反应是高度个性化的。一部分女性分解咖啡因的速度很快，不太容易产生副作用，而另一些女性则发现咖啡因会对她们的心率和睡眠质量产生负面影响。如果咖啡让你紧张不安、晚上睡不着觉，那么茶是一个更好的选择。绿茶以及让健康人群痴迷的新宠抹茶均含有比红茶更多的抗氧化剂，对健康和大脑都更有益处。

有趣的是，女性在整个月经周期中对酒精和咖啡因的代谢是不同的。在月经开始时的卵泡期，你的身体反应更快，只需少量地饮用这些饮料就能感受它们的效果。在排卵后第二天开始的黄体期，你身体的反应会出现明显的减速。这可能会导致有些女性喝太多，也会让女性更渴望这两种饮料。所以要小心。

说到什么饮料最健康，我能给出的最好建议就是多喝水，而且是喝很多。无论男女，水都是其大脑和身体的关键元素。

THE XX BRAIN

水的力量

水是身体大部分组织的主要成分：

- 大脑有 80% 是水分。即便是轻微的脱水也会引发认知问题。
- 心脏有 73% 是水分。脱水会让心脏耗竭。
- 肺部超过 80% 是水分，肌肉和肾脏的含水量超过 79%，皮肤有 64% 是水分。

水可以让身体细胞生长和繁殖。

水是身体和大脑新陈代谢的关键，它有助于输送氧气，这是细胞呼吸的关键。

水增加了大脑的血流量，这就是为什么脱水会损害认知功能。

大脑需要水来制造激素和神经递质。

水是大脑和脊髓的减震器，对肚子里的宝宝也是如此。

人体需要水首先将食物溶解成营养素，然后才能将这些营养素输送到身体和大脑。

水将废物排出体外，主要是尿液。

水形成唾液，这是消化的第一步。

水有助于调节体温（想想潮热）。

水润滑关节。就连骨头都是含水的，含水量为 31%。

水也能润滑你的私处，这很有用，尤其是在绝经后。

大脑本身有 80% 是水。大脑中发生的每一种化学反应都依赖水。大脑对脱水非常敏感，即使是极少量的缺水也会导致一些症状，如脑雾、疲劳、头晕、意识混乱、头痛，其中最令人担忧的是大脑萎缩。

了解脱水发生的速度很重要。仅仅 4 ～ 6 小时不喝水就会导致脱水，从而导致上述神经系统症状。建议一般每天喝 8 杯 8 盎司的水，共计约 2 升。研究表明，这种简单的做法不仅可以保持体液在身体系统中的适当比例，还可以使你的反应速度和认知能力提升 30%。

大多数人的喝水量是不够的。根据美国疾病控制中心的数据，43% 的美国成年人每天喝水不到 4 杯，其中，36% 的人每天喝 1 ～ 3 杯水，7% 的人一杯也不喝。相反，绝大多数美国人用碳酸饮料作为主要的补水来源，其次是"纯净"水和啤酒（我会马上澄清为什么纯净水不能算水），紧接着是牛奶、咖啡、果汁和运动饮料。用其他饮料来代替水并不能解决问题，尤其如果你选择的是那些含有坏脂肪、糖、化学甜味剂、防腐剂和色素的饮料。对女性来说，苏打水尤其会增加排卵障碍性不孕症的风险，而且对卵巢有害的东西对身体其他部位也有害！

即使是那些认为自己摄入了足够水分的人，可能也需要进一步了解相关知识。大多数饮用纯净水、苏打水和气泡水的人并没有意识到这些饮料不含有任何真正的水所含的营养成分：天然矿物质和电解质。泉水或矿泉水是补充水分的最好方式，泉水制成的天然气泡水同样。如果你觉得饮用矿泉水的成本是一个问题，可以做这样一个对比：一箱 24 瓶的波兰泉在超市是 3.99 美元，相比之下，一箱 24 罐的健怡可乐售价超过 9 美元。在美国的一些城市，自来水是非常安全的。在这种情况下，我建议安装一个优质滤水器。如果你所在城市的自来水不安全，你必须喝纯净水，那可以考虑用芦荟汁、椰子水或者简单的电解质盐补充水分。

在我们进入下一步之前，我想分享一个我最喜欢的大脑健康建议：早上第一件事就是喝一杯温水。温水比冷水更补水，因为它有血管扩张的作用。这就意味着它会让你的静脉扩张，促进吸收。冷水就像是血管收缩剂。这个简单的做法可以有效为大脑补充大量所需的水分。同时，它能唤醒你，启动你的消化系统。顺便说一句，每当我的病人准备做脑部扫描或抽血时，我总是鼓励他们先喝几杯温水，这会带来很大的不同。

第七步　尽可能多吃有机食物

体内的雌激素不仅会受到摄入的食物的影响，也会受所处环境的影响，即日常生活中我们所呼吸的、吸收的和消耗的。天然雌激素是安全且有益的，但环境中有无数人造化学物质伪装成雌激素，而实际上是天然雌激素的邪恶分身。这些被称为异源性雌激素或内分泌干扰化合物。内分泌学会的科学家研究这些物质，他们认为环境中的内分泌干扰化合物有严重危害，对激素健康和甲状腺功能有破坏性影响。

异源性雌激素对内分泌健康的影响仍在研究中，但早期证据引起了人们的严肃关注。当女性经常接触激素干扰物时，这些物质会欺骗身体，使身体相信它们是自己产生的雌激素，从而导致许多失衡的情况。研究表明，这些物质不仅会对内分泌系统造成严重破坏，还会在体内脂肪中储存数十年，成为乳腺组织中浓度最高的毒素之一。因此，这可能会增加患癌症的风险。此外，从女性

"性早熟"（女孩在越来越小时就性成熟的一种现象）到不孕症、子宫内膜异位症、流产，甚至男性乳房发育，许多生殖系统疾病都与异源性雌激素有关。

除此之外，一些污染物会直接损害女性的 DNA，导致各种各样的问题。例如，农药暴露会增加阿尔茨海默病的风险，尤其是对携带 *ApoE4* 基因的人群而言。自 20 世纪 70 年代末以来，最常见的杀虫剂 DDT 在美国和加拿大已被禁止使用，但其他国家仍在使用。如果你有 *ApoE4* 基因，需要更加关注这些信息，以及你的暴露情况。

这些合成化学物质在现代生活中的广泛使用极大地改变了人体内外环境的化学构成。超过 8 万种不同的化合物经常用于制造业、农业所生产的消费品中，以对抗害虫和传染病、增加便利性、节省资金和提高生产力。雌激素干扰化合物，如双酚 A、多氯联苯和邻苯二甲酸脂等，存在于大多数塑料制品、锅具和餐具的涂层，以及无数其他来源中。

总的来说，我们经常接触成千上万种可能严重扰乱我们激素的物质。我在表 10-4 中总结了这些物质常见的来源。

表10-4　异源性雌激素以及常见来源

种类	是什么	在哪里
食品添加剂	赤藓红色素	食用色素
	酚磺噻嗪	食用色素
	丁基羟基茴香醚	食品防腐剂
杀虫剂、农药	莠去津	除草剂
	DDT DDE DDD	杀虫剂
	狄氏剂、硫丹、七氯、六六六、甲氧 DDT	杀虫剂
	草甘膦	除草剂
	壬基酚及其衍生物	工业表面活性剂、乳液聚合乳化剂、实验室洗涤剂、杀虫剂

续表

种类	是什么	在哪里
工业产品和塑料	双酚 A	塑料
	邻苯二甲酸酯	塑料制品、指甲油、发胶
	邻苯二甲酸二异辛酯	塑料
	多溴联苯醚	塑料、泡沫、建筑材料、电子产品、家具、机动车辆
工业产品和塑料	多氯联苯	塑料
	烷基酚	清洁剂
	氯和氯副产品	清洁剂
皮肤护理	4- 甲基苄亚基樟脑、二苯甲酮	防晒乳液
	对羟基苯甲酸酯类（甲基、乙基、丙基、丁基对羟基苯甲酯）	化妆品，包括彩妆产品、保湿霜、护发产品、剃须膏 / 凝胶
	甲醛、非那西丁、煤焦油、苯、亚甲基二醇、环氧乙烷、铬、镉及其化合物、砷	化妆品
建筑材料	五氯苯酚	通用除菌剂和木材防腐剂
	多氯联苯	电气绝缘用油、润滑剂、黏合剂、油漆

　　首先看看我们的饮食，食物的生产过程中，人们就使用了超过 1.4 万种这样的化学物质。据了解，常规喷洒在非有机水果和蔬菜上的杀虫剂中，有多达 25% 的制剂会破坏人的雌激素平衡。如果你查看超市里大多数食品的标签，你会发现"卖相漂亮"的食物中添加了各种化学物质，以延长保质期。商业养殖的非有机乳制品和肉制品，特别是牛和羊制品，也很可能含有污染物，因为各种化学物质经常混合到动物饲料中，以便它们长得更大、更快。这些化学物质也会留存在动物的脂肪和肌肉中，当你摄入它们的肉、奶以及其他乳制品时，也会摄入相应的化学物质。

　　我们每天至少要吃三顿饭，关注食物选择是避免污染的重要一步，有助于我们保护身体、大脑和激素。也许有很多人会怀疑这么做是否真的有必要，但我还是劝大家尽可能多地选择有机食物。

　　尽管一些专家坚持认为普通食品中的杀虫剂含量对大多数人来说是安全的，但美国国家科学院已经正式对此提出了质疑。最新的证据表明，即使是低水平的农药暴露，对儿童（免疫系统尚未发育完全）、孕妇（给原本就负担重重的器官增加额外压力）和一般的女性群体而言，毒性也会明显增加。美国的现行法规确保了有机食品不含杀虫剂和其他有害物质。有机作物的种植通常没有合成农药、人工肥料、辐照（一种用来杀死细菌的辐射形式）或生物技术。有机农场的动物吃的是有机生长的饲料，不像非有机农场的动物那样活动受限，饲养时也不会使用抗生素或合成生长激素。

此外，一些研究发现，有机食品比普通食品的营养价值更高。在没有杀虫剂和化肥的情况下，植物会自然增加自身的维生素、矿物质等化学物质的含量，以增强自身对虫子和杂草的抵抗力。当食用这些抗性更强的植物时，你也会从中受益。

唯一的缺点是有机食品通常很贵，这个问题我在《健脑食物》中详细阐述过。降低成本的一个方法是优先考虑有哪些食物最容易受杀虫剂和其他污染物的污染，确保将这些食物换成有机的，剩下的食物尽力而为就好。

农产品是最优先需要购买有机的，以避免农药残留。但即使在这一类别中，你也可以通过一个宽松的指导方针来降低成本：如果你吃的水果或蔬菜有皮，那就买有机的；如果你不吃水果或蔬菜的外皮，是否购买有机的就不那么重要了。请参考以下经验资料：

- 污染风险最大的农产品，你应该尽量买有机的。水果：苹果、樱桃、葡萄、油桃、桃子、梨和草莓。蔬菜：青椒、芹菜、土豆、菠菜和西红柿。
- 污染风险较小的农产品，你不一定要购买有机的，包括：芦笋、鳄梨、西兰花、卷心菜、哈密瓜、花椰菜、茄子、甜瓜、猕猴桃、芒果、洋葱、木瓜、菠萝、甜玉米和香豌豆。
- 其他农产品的情况介于两者之间，在可以购买的情况下，尽可能购买有机农产品即可。

动物性食品是需要优先购买有机食品的另一个类别。大多数商业养殖的肉类和鱼类都暴露在抗生素和不健康的激素下，因此：

- 减少牛羊肉及其乳制品的消费，多吃家禽和蛋类，最好是有机的和放养的。鸡肉、火鸡肉、鸭肉，以及山羊肉和山羊乳制品都是更安全的。注意：有机禽类是禁止喂食家禽粪便或含砷药物的。

- 吃红肉的时候，寻找有机肉类，也就是带有"草饲"标签的，这保证了动物以草和饲料为主食，并有机会接触牧场。此外，草饲牛肉往往含有更高的 ω-3 脂肪酸浓度。

- 鱼类和贝类上的"有机"标签毫无意义，因为不存在美国政府批准的海鲜有机标准。根据经验，野生捕捞的鱼类比养殖的鱼类更健康、更安全。冷冻或者罐头装的野生鱼比新鲜鱼便宜，同样营养丰富。

第八步　限制摄入的总热量

最新研究表明，减少热量摄入可以提高认知能力、减缓细胞衰老、延长寿命。这个结论是基于近一个世纪的科研数据，这些数据表明，通过限制热量对我们的身体和大脑施加压力，会促使我们的细胞变得更强壮、更有复原力。正如肌肉在越大的阻力下会变得越强壮一样，大脑细胞在抵抗饥饿时也会变得更强壮。限制热量还能增强大脑的抗氧化防御系统，这对女性尤为重要。

此外，如果你需要减肥，限制热量摄入对你也会很有帮助。如前所述，保持健康和稳定的体重对女性是有益的。因为过多的脂肪可能导致胰岛素抵抗、糖尿病、心脏病和潮热。对需要减肥的女性来说，经过精心计划并有医生指导的减肥可能有助于减少这些症状（请参阅第 6 章来确定你是否需要减肥）。临床试验表明，超重的女性在体重减轻之后报告说，自己一年内的潮热症状明显减轻，有时甚至完全消失了。此外，强有力的证据表明，超重会增加绝经后患乳腺癌的风险，而保持健康的体重是降低这种风险的有效途径。

进行热量限制有各种不同的方法，包括断食，后续罗列了各种方法。我并不建议你采用市面上流行的节食方案所提供的随意且实验性的方式。人们对断食的反应各不相同，也就是说，并非所有人都适合断食。如果你体重不足，患有低血糖症，或者饮食失调，断食可能不适合你。同理，如果你正在经历莫名其妙的体重减轻、肌肉流失或骨质疏松，一定要在开始限制热量之前和医生讨论一下你打算采用的方法是否可行。

减少 30% ～ 40% 的热量

热量限制，或合理减少热量，是指将你日常习惯性的热量摄入减少 30% ～ 40%。也就是说，将每天平均摄入 1 500 千卡热量调整为每天摄入 900 ～ 1 100 千卡热量。一项对 50 名身体健康、体重处于正常至超重范围的老年人的临床试验表明，接受热量限制计划的人在短短 3 个月内记忆力提高了 20%，而更严格地坚持践行这一计划的人还表现出胰岛素水平的显著改善和炎症的减轻。

5：2 饮食法

这个计划指的是每周正常饮食 5 天，在剩下的 2 天内每天摄入不超过 600 千卡的热量。一些研究表明，这种做法在减轻炎症和胰岛素抵抗、降低血压、胆固醇和甘油三酯方面是有效的，对体重较重的女性来说，尤其如此。

"她"研究

在一项对 100 多名超重和肥胖女性的研究中，遵循 5：2 饮食法的女性不仅体重减轻，而且在坚持仅仅 6 个月后，心血管和炎症的风险都降低了。

间歇性禁食

间歇性禁食或"限时进食"可以提供许多重要的健康益处，如"重启"新陈代谢，帮助身体更有效地燃烧脂肪——而且在这一过程中不需要计算卡路里。在众多可用的间歇性禁食计划中，夜间断食是我个人的最爱。让自己在晚餐和第二天早餐之间有 12 小时的休息时间，在这段时间里不吃任何东西，包括零食（你原本就不应该吃零食）。这种简单的做法已被证明可以减少人体脂肪，提高胰岛素敏感性，预防肥胖症和糖尿病。

建议如下：早点儿吃晚饭，大概在下午 6 点左右，第二天早上 6 点之前不要吃东西，可以喝水或喝不加糖的花草茶。这个 12 小时断食期是相当轻松的，因为大部分时间你会在睡觉。如果这个时间表对你不太适用，还可以灵活调整。有些人喜欢在晚上 8 点左右吃晚饭，那么第二天早上 8 点之前都不要吃东西。找到最适合你的时间表，并且如果可能的话，尽量把断食的时间增加到 14 小时甚至 16 小时。

但要注意，间歇性禁食只有在均衡且营养丰富的饮食背景下才有效。在这种情况下，确保你摄入的都是健康的卡路里。如果你以 14 小时不吃东西为借口，然后在一天剩下的时间里摄入高达 3 000 千卡热量的比萨，那你将和目标背道而驰。

我认为，减少全天的食物摄入量可能同样有效。例如，冲绳百岁女性坚持"八分饱"的理念，意思是吃到八分饱的时候就停止进食，这种做法和她们的长寿紧密相关。西方国家的大多数人往往吃得太多，应更多地关注分量和用餐频率。减少卡路里摄入和保持营养质量的一个有效方法是，增加低糖水果、富含维生素的蔬菜、精益蛋白质和必需脂肪酸的摄入，同时"挤掉"高糖、富含坏脂肪的加工食品。为了进一步优化女性的健康，多吃富含纤维和雌激素的食物也很重要。这些食物可以平衡激素水平，最大限度地降低慢性疾病的风险，同时恢复整个身体和大脑的能量水平。

既然已经讨论到了吃什么食物，我们可以把这件事更简化一点。附录中包含了一份详细的方案，包括膳食计划、食谱和健康的替代品。值得注意的是，对许多女性来说，该饮食计划与 MHT 或抗抑郁药一样有效，而且毫无疑问，其耐受性比后两者都要好。在接下来的一章里，我将涉及一些精心挑选的补充剂，为你提供更进一步的助力。

　　为了达到最大限度的疾病防治潜力，我们最好在认知能力下降之前就开始对大脑健康进行营养优化。但即使认知能力已经开始下降，良好的营养也会让你更有优势！无论你的年龄、基因或医学倾向如何，这些做法都可以提高你的生活质量。正如前面几章所述，这个世界充满了各种挑战，而知道我们可以通过对食物精挑细选来保护自己，让自己恢复活力、精力充沛，无疑是令人宽慰的。

第 11 章

大脑加油站：选择适合你的补充剂

西方社会的一种总体趋势是依赖药物而非天然补充剂。人们通常不太重视补充剂，尤其是草药，觉得它们对身体没什么危害，但也没什么益处。

所以，当你在医生办公室填写就诊表时，你会发现用药史一栏很长，而用于记录维生素和"其他"使用情况的栏则较短，有的甚至干脆没有。很少有临床医生会真正阅读"其他"栏，几乎没有人对你每天喝多少杯绿茶感兴趣。

但时代在变化，世界卫生组织估计，目前全世界有 80% 的人在初级卫生保健中依赖草药。在过去几十年里，由于公众对处方药成本的不满，加上对回归自然疗法的兴趣，导致工业化国家的草药使用量急剧增加。这一情况对高度"药物依赖"的美国社会而言，是一个相当大的转变。据估计，一个典型的美国老年人平均每年会得到 18 张处方。

随着我们对于健康的处理方式越来越综合化，尤其是分析手段和质量控制方面取得重大改进后，草药制剂正变得越来越主流。现如今，针对某些医疗问题，中医已经成为疾病预防和控制的重要辅助手段。

它们对你的大脑有帮助吗？

如今，美国超过 1/4 的 50 岁及以上成年人出于保护大脑健康的考虑至少服用一种补充剂。2016 年，脑保健补充剂——维生素、矿物质、草药混合物、保健品和益智药等在全球的销售额为 30 亿美元，当时预计到 2023 年将达到 58 亿美元。越来越多的人转向这些被大肆宣传的补救措施，希望借此在工作和生活中表现得更出色。还有一些人服用补充剂是为了增强记忆力，抵御痴呆。

2019 年，我有幸加入了全球脑健康理事会（Global Council on Brain Health，GCBH），这是一个由美国退休人员协会召集的科学家、医生和政策专家组成的合作组织。我们的第一个工作小组专注于研究大脑健康补充剂，以及它们是否值得人们花钱和信任。在对各类补充剂的潜在有效性进行证据审查后，全球脑健康理事会不认可任何为大脑健康设计的成分、产品或补充剂配方。基本上，除非你有营养缺乏或亚临床型营养缺乏，否则大多数补充剂都是在浪费钱。

作为一名大脑科学家，我很清楚，补充剂不能取代健康的饮食或健康的生活方式。这一点尤其重要，因为最近的研究，包括我自己的研究，都表明摄入营养补充剂的效果与从食物中吸收营养的效果有别。有强有力的证据表明，包含了丰富抗氧化食物的多样化饮食优于从人工补充剂中获取营养素。但太多的人选择服用营养补充剂这一捷径，而不是改善饮食以达到营养需求。

但是，如果你没有摄入足够的营养丰富的食物，或者如果你的身体状况限制了某些营养素的吸收，补充剂可以帮助弥补不足。如果你有任何医疗问题可以通过补充剂来解决，那么优先尝试补充剂当然是更好的。

女性尤其如此，因为一些维生素和草药产品已被证明有助于改善情绪、睡眠和绝经期的不适。其中一些疗法不仅几个世纪以来被世界各地的女性广泛使用，而且它们的临床疗效已获得了验证。例如，缺乏 B 族维生素和 ω-3 脂肪酸会导致女性抑郁，尤其是在绝经期。对一部分轻度抑郁症患者来说，有计划地摄入一定剂量的补充剂能够改善抑郁症状，并且有助于保持记忆力、注意力和思维清晰。

本章中的表格列出了特定用途的一些补充剂，从记忆力改善、阿尔茨海默病预防到压力管理和激素改善。

表格仅仅罗列了经过审查具有确定临床疗效的补充剂。一些你正在服用的补充剂或许不在表格中，这就意味着它们没有你被引导认为的那么有效，或者尚未被科学证明有效。在这种情况下，如果你也觉得它们可有可无，那就可以扔掉它们了。

在我们开始研究各种选项之前，有一点需要注意。大多数补充剂和草药疗法的风险较低，但有一些可能会与处方药相互作用或导致意想不到的问题。本章中的表格给出了药物之间主要的相互作用。

辅助记忆：预防阿尔茨海默病

20 多年以来，针对痴呆风险因素的研究已经在维护大脑正常生理功能、保护神经元免受损伤和氧化应激、预防痴呆等方面需要哪些营养素和其他膳食成分的问题上，取得了一些很有前景的发现。

早期的流行病学研究和临床试验提供了确凿证据，表明特定的营养素可能对阿尔茨海默病有预防作用。这些营养素主要包括 B_6、B_{12} 和叶酸等 B 族维生素，ω-3 脂肪酸，维生素 C 和维生素 E。

到目前为止，从食物中获取这些营养素是最好的选择，因为补充剂并不适用于所有人。然而，如果你缺乏这些营养素，或者患有这些营养素可以改善的疾病，那么补充剂可能会对你有帮助，或许还可以改善你的记忆力。

B 族维生素对神经系统的健康至关重要，这在一定程度上要归功于它们对同型半胱氨酸水平的平衡作用（见第 6 章）。对轻度认知障碍患者的随机、双盲、安慰剂对照试验表明，在两年时间里，高剂量的 B 族维生素补充剂不仅使被试的记忆表现保持良好，同时还降低了被试通过 MRI 扫描测量出的大脑萎缩率。

虽然需要更多的研究来评估 B 族维生素对无认知障碍个体的影响，但我们早就知道随着年龄的增长，女性的新陈代谢会自然减慢，而 B 族维生素，尤其是 B_{12} 的吸收可能会因此减少。

所以，如果你已经超过 50 岁，那么应该咨询医生你是否需要筛查 B 族维生素缺乏和吸收问题，以及测量同型半胱氨酸水平。如果你的同型半胱氨酸水平高，B 族维生素会对你有益，而且和 ω–3 脂肪酸一起服用效果更佳。

此外，如第 6 章所述，如果你患有胃炎、胃酸减少、克罗恩病、乳糜泻，或正在服用糖尿病药物、酸阻滞剂或避孕药，请医生检查你的 B 族维生素状况，因为这些情况都会对你的 B 族维生素水平产生负面影响。素食主义或是严格的素食饮食也会导致 B_{12} 缺乏。

ω–3 脂肪酸是保护心脏和大脑的强效抗炎剂。尽管目前还没有获得一致的研究结果，但对 ω–3 脂肪酸水平较低的人，尤其是 *ApoE4* 携带者而言，补充 ω–3 脂肪酸可以减少大脑萎缩、改善记忆力、降低痴呆的风险。ω–3 脂肪酸也有助于缓解情绪低落和轻度抑郁的症状，尤其是在经历激素变化的女性群体中（见下文的"辅助情绪：缓解轻度抑郁"）。

素食主义和严格的素食饮食会导致 ω–3 脂肪酸缺乏，而典型的西方饮食会导致 ω–3 指数较低。

除此之外，如第 10 章所述，维生素 C 和维生素 E 是强抗氧化剂，有助于增强免疫力，并与降低痴呆风险息息相关。这些维生素对于以下几类女性尤为重要：围绝经期和绝经后的女性（见下文的"辅助激素：减轻绝经期症状"以及"辅助睡眠：一觉安眠到天亮"）、吸烟或戒烟的女性、CRP 水平高的女性（见第 6 章），以及长期暴露于环境毒素下的女性（见第 14 章）。

有证据表明，银杏可能也有助于缓解与年龄相关的认知衰退。尽管还没有得到一致的结果，但一些临床试验显示，银杏对注意力、记忆力和整体认知功能有积极的影响，对因为创伤性脑损伤或者脑卒中而造成脑部血流量和供氧量减少的患者来说，尤其如此。然而，银杏有很多禁忌证，所以要小心（见表 11–1）。

其他一些补充剂，包括人参、姜黄和各种所谓的益智药，在临床试验中没有显示出一致的疗效，目前不推荐使用。

表11-1 记忆辅助与阿尔茨海默病预防①

(*****=高；*=低)

补充剂	适用人群	有效性	建议配方
B族维生素（B₆、B₁₂、叶酸）	• 血液中B族维生素含量低和/或同型半胱氨酸水平高的全年龄段女性 • 素食主义者和严格素食者	***	维生素B复合配方：500mcg维生素B₁₂、600~800mcg叶酸和10~50mg维生素B₆，每日随餐服用。最简单的方法是选服用一种复合维生素B，或单独服用每种维生素，找到最接近的剂量即可 如果补充3~4周之后，你的血浆水平没有得到改善，请与医生讨论改用甲基化B族维生素（甲钴胺和甲基叶酸）
ω-3脂肪酸	• 血液中ω-3脂肪酸水平低的全年龄段女性 • 50岁以上或绝经期之后的女性，尤其是ApoE4携带者 • 素食主义者和严格素食者	***	吃鱼肉的患者：每天摄入含有500~800mgDHA和300~500mg二十碳五烯酸（EPA）的ω-3鱼油，尤其适用于年龄在60岁以上的群体 不吃鱼肉的患者：每天从富含DHA的高纯度海藻油中摄取2 000mg ω-3DHA或DHA加EPA ApoE4携带者：每天从富含DHA的ω-3鱼油或富含DHA的高纯度海藻油中提取800 mg~1.8g的DHA （警告：与血液稀释药物有中度的交互作用，比如华法林和肝素。过多的ω-3脂肪酸会导致出血和瘀伤）
维生素C和维生素E	• 50岁以上或是围绝经期或绝经后的女性 • 吸烟者和戒烟者 • 暴露于环境毒素下的女性 • CRP水平高的女性	***	每天150~200mg维生素C，持续至少6个月 每天1 000~2 000IU混合型生育酚复合物（含α、β、γ和δ生育酚），持续至少6个月 （警告：如果你患有心脏病或糖尿病，每天服用量不要超过400IU）
银杏	• 有创伤性脑损伤、脑震荡或脑卒中病史的女性（与医生讨论）	*	每天服用240mg银杏提取物，持续6个月 （警告：与血液稀释剂、非甾体抗炎药、抗血小板药物、抗惊厥药、抗抑郁药、糖尿病药物和圣约翰草有约中度的交互作用）

① 本书中提到的所有建议配方与剂量主要基于西方医学研究成果。请有需要治疗和/或补充营养的读者在专业医疗人员的指导下，根据自身实际情况，辩证地采纳。——编者注

辅助激素：减轻绝经期症状

几个世纪以来，人们一直用一些植物补充剂和维生素来缓解潮热和盗汗。最常用的植物是大豆，以及像黑升麻、红三叶和刺五加这样的草药。

越来越多的证据表明，大豆异黄酮可能是 MHT 的替代品，至少对一些女性来说如此。

"她"研究

在一项针对 60 名绝经后女性的研究中，服用了 16 周异黄酮补充剂的女性潮热症状减少了 50%，而服用 MHT 的女性潮热症状减少了 46%。

但是要记住，异黄酮有不同的形式，如染料木素、大豆素和黄豆黄素。异黄酮补充剂能提供更多的染料木素，在减少潮热方面更有效。然而，这些补充剂对夜间盗汗、失眠或抑郁无效。

如果夜间盗汗会影响你的睡眠，那别想着碰运气了。与其寻找幸运四叶草，不如找到红三叶。红三叶异黄酮对缓解夜间盗汗效果很好。不过，如果你正在服用避孕药、MHT 或抗癌药物，尤其是他莫昔芬，请先咨询医生意见。

考虑到每个人的饮食、年龄、个人健康状况和风险、目前正在使用的其他药物和补充剂，以及绝经期症状的严重程度各有不同，在决定使用异黄酮之前最好先咨询医生。异黄酮通常耐受性良好，没有什么严重的副作用。但是它们在体内的作用类似于雌激素，长期使用可能会带来风险。

维生素 E 是一种更安全的选择，这是唯一一种在减少潮热方面具有临床疗效的维生素，可能是因为它有恢复雌激素水平的作用。临床试验报告，以每天 400 IU 的剂量补充维生素 E，持续 4 周之后，被试潮热的发生率显著下降。维生素 E 可能对以下几类女性来说尤为重要：围绝经期和绝经后的女性（参见"辅助记忆：预防阿尔茨海默病"）、吸烟或戒烟的女性、CRP 水平较高的女性（参见第 6 章），以及长期暴露于环境毒素下的女性（参见第 14 章）。

其他常用的草药有黑升麻和刺五加。虽然黑升麻的效果尚未有定论，但一些研究表明，黑升麻搭配异黄酮或维生素 E 可以减少潮热。某些地区的人会用刺五加来治疗绝经期的疲劳、头痛、失眠和抑郁，尽管没有强有力的证据表明它优于安慰剂，然而，许多女性告诉我，这些草药可以帮助缓解潮热、头痛和心悸。人参似乎在缓解压力和恢复性能量方面也很有效，至少在一些女性中如此。我可能会先尝试其他疗法，而无论你想尝试什么疗法，请先咨询医生意见。

其他草药包括圣约翰草、月见草油、贞节树和野生山药，它们在临床试验中对于减轻绝经期症状没有显示出有效性，目前不推荐使用。

表11-2　激素辅助与绝经期症状

（****= 高；*= 低）

补充剂	适用人群	有效性	建议剂量
维生素 E	所有女性，尤其是年龄超过 50 岁或者处于围绝经期、绝经期的女性 吸烟或戒烟的女性 暴露于环境毒素下的女性 CRP 水平较高的女性	****	每天 400 ～ 800IU 混合型生育酚复合物（含 α、β、γ 和 δ 生育酚） （警告：如果你患有心脏病或糖尿病，每天服用量不要超过 400IU）
大豆异黄酮	经历潮热的围绝经期和绝经后女性（无禁忌证）	****	每天 40 ～ 50mg，持续 12 ～ 16 周
红三叶异黄酮	夜间盗汗的围绝经期和绝经后女性（无禁忌证）	***	每天 80mg，持续 12 ～ 16 周 （警告：与避孕药、MHT 和他莫昔芬有中度的交互作用）
黑升麻	经历潮热的围绝经期和绝经后女性（无禁忌证）	*	每天两次，每次 20 ～ 40mg 的标准提取物，和异黄酮或维生素 E 搭配服用的持续时间不超过 6 个月 （警告：与避孕药、MHT 和降压药有中度的交互作用）
刺五加	经历潮热的围绝经期和绝经后女性（无禁忌证）	*	每天 400mg 含有 4 ～ 5.6mg 穿心莲内酯的标准化刺五加 （警告：不要与血液稀释药物一起服用，比如华法林和阿司匹林）

辅助情绪：缓解轻度抑郁

40 岁以上的女性经常会服用抗抑郁药，有时甚至用得过于随意了。只要你的抑郁程度不是那么严重，本书的建议是，从健康饮食到锻炼，以及良好的睡眠卫生，都能高效地改善你的情绪。此外，表 11-3 列出了一些经过临床验证的补充剂，可能有助于缓解轻度抑郁，尤其是如果情绪困扰和情绪波动是由临近绝经期的激素波动引起的。

圣约翰草在缓解抑郁症状方面似乎特别有效。临床试验表明，这种草药似乎和许多抗抑郁药一样有效。美国医师学会的指南建议，圣约翰草可以被视为轻度抑郁的短期治疗选择，适用范围包括围绝经期和绝经后的女性。圣约翰草和抗抑郁药一起服用存在风险，不建议用于中重度抑郁症。但是，它可以和 ω-3 脂肪酸搭配使用。

ω-3 脂肪酸因其抗炎特性，还可以帮助缓解激素相关的情绪波动和轻度抑郁。几项随机临床试验报告了 DHA 和 EPA 联合补充对抑郁情绪的改善，并且对女性来说，效果更加显著。

表11-3　情绪辅助与轻度抑郁

（****= 高；*= 低）

补充剂	适用人群	有效性	建议剂量
圣约翰草	经历"情绪低落"或者轻度抑郁，以及精神紧张、疲劳、睡眠困难等相关症状的女性 在围绝经期和绝经期之后经历情绪变化的女性	****	每天 3 次，每次 300 mg 圣约翰草提取物（0.3% ~ 0.5% 金丝桃素含量标准），持续时间不超过 3 ~ 4 个月 （警告：不要与以下任何药物一起服用：阿普唑仑、避孕药、抗抑郁药、HIV 药物、镇痛药和镇静剂。手术前至少停用两周）
ω-3 脂肪酸	经历潮热的围绝经期和绝经后女性（无禁忌证）	***	如果你吃鱼：每天摄入含有 950 mg DHA 和 EPA 的高纯度 ω-3 鱼油 如果你不吃鱼：每天从富含 DHA 的高纯度海藻油中摄取 2000 mg ω-3DHA 或 DHA+EPA （警告：与血液稀释药物有中度的交互作用，比如华法林和肝素。过多的 ω-3 脂肪酸会导致出血和瘀伤）

辅助睡眠：一觉安眠到天亮

只要没有患睡眠呼吸暂停或其他扰乱睡眠的疾病，本书的建议是，从健康饮食到锻炼，以及良好的睡眠卫生，都能使你尽快入睡。此外，表11-4列出了一些经过科学验证的补充剂，可以帮助你放松，睡个好觉。

褪黑素是一种由大脑产生的激素，对辅助睡眠可能是最有效的。褪黑素有助于控制睡眠周期。因为睡眠和情绪密切相关，补充褪黑素可以缓解压力，帮助你入睡。如果你在半夜醒来，可以试试褪黑素缓释制剂。如果还不起作用，试试缬草根。

缬草根是一种常用于治疗失眠、焦虑和缓解压力的草本植物，可以有效地帮助你入睡和持续睡眠，因为它会缩短睡眠潜伏期，并减少夜间觉醒次数。

但是，如果你的睡眠因围绝经期或孕酮水平低（或两者兼而有之）而受到干扰，试试维生素 C。临床试验表明，每天摄入 750 mg 的维生素 C，在短短 3 个月内可将孕酮水平提高 50% 以上，而孕酮水平的提高似乎能使人恢复良好睡眠。如果维生素 C 没有帮助，试试孕酮霜，有不同种类的选择，如生物同源性孕酮或天然孕酮。一些临床试验表明，它们都能有效缓解潮热和睡眠障碍。

此外，有很多女性会通过服用镁来辅助睡眠。镁是神经和肌肉功能所必需的矿物质。多项研究表明，虽然镁对睡眠至关重要，但补充镁的效果并不十分一致。我建议先试试其他的补充剂。

表11-4　睡眠辅助

（****=高；*=低）

补充剂	适用人群	有效性	建议剂量
褪黑素	除服用镇静药物的患者以外的所有女性	****	睡前 1 mg，不超过两周。如果 1 mg 无效，就提高到 3 mg。最大剂量为 6 mg，如果仍无效，则说明不适用（警告：不要与镇静剂同时服用）

续表

补充剂	适用人群	有效性	建议剂量
缬草根	所有女性，尤其是有睡眠障碍者	***	睡前喝一杯缬草茶。如果用药，起始剂为睡前 1 小时 400 mg。如果有酊剂，试着滴 2 ～ 5 滴
维生素 C	围绝经期和绝经后孕酮水平较低的女性	***	每天 750mg，持续 3 个月左右
孕酮霜	同上	***	挖取 1/4 茶匙（大约 1 角硬币大小）涂抹到皮肤较薄且无毛的手臂内侧，至少持续 2 周
镁	所有女性	*	睡前 1 小时服用 200 mg 柠檬酸镁。如果 200 mg 不起作用，在不引起腹泻的情况下可增加到 400 mg。也可以用镁霜涂抹皮肤

辅助精神：对抗压力和焦虑

压力已经成为我们日常生活的额外负担。虽然我们很容易认为一种应激源比另一种更重要，但我们的身体对所有压力的反应是一样的：皮质醇水平升高，神经递质水平变得不稳定，关键营养素被耗尽，激素水平变得难以预测。虽然压力无处不在，但有些方法可以减轻压力的影响，第 13 章将对此做介绍。此外，一些补充剂已被证明有助于缓解压力及其症状。

辅助细胞新陈代谢、激素生产和维持神经系统健康，需要大量的 B 族维生素，特别是维生素 B_{12} 和 B_5，它们有助于缓解压力的影响。我们的新陈代谢会随着年龄的增长而自然减慢，而 B 族维生素的吸收，尤其是 B_{12} 的吸收，可能会因此而减少。如果你已经超过 50 岁，请医生筛查你是否存在 B 族维生素缺乏和吸收问题。此外，如果你患有胃炎、胃酸减少、克罗恩病、乳糜泻，或者正在服用糖尿病药物、酸阻滞剂或避孕药，请医生检查你的 B 族维生素状况。素食主义或是严格的素食饮食也会导致 B_{12} 缺乏症。

此外，红景天和印度人参是具有缓解压力特性的适应原草药。适应原草药是一类能帮助身体适应物理、化学和环境压力的植物。临床试验表明，红景天有助于平衡应激激素皮质醇，同时支持免疫系统、平衡血糖调节。如果你正因为压力过大而疲劳或精疲力竭，可以考虑服用红景天，同时搭配有规律的锻炼和放松技巧。印度人参是一种在古印度医学中使用了几个世纪的草药，它也是缓解压力的常用药物，对缓解伴有轻度抑郁或情绪低落的压力尤其有效。虽然证据尚不确凿，但一些临床试验显示，个体服用印度人参后，压力水平降低了44%，而持续服用仅仅 60 天后，皮质醇水平也降低了。印度人参可以与抗抑郁药一起服用，而其他补充剂大多无法做到这点。

此外，有一些证据表明，γ-氨基丁酸补充剂有助于使人放松，减少压力状态下的焦虑，甚至减轻经前期综合征症状。γ-氨基丁酸会让人处于非镇静作用的平静状态，所以白天也可以服用。

表11-5 管理压力和焦虑

（****=高；*=低）

补充剂	适用人群	有效性	建议剂量
B 族维生素	压力大的所有女性，尤其是超过 50 岁的女性	****	每天随餐服用，含有至少 50 mcg 维生素 B_{12} 和 100 mg 维生素 B_5（泛酸）的 B 族复合维生素
红景天	经历压力导致的疲劳和精疲力竭的所有女性	***	每天 200～400 mg，胶囊或口服液均可
印度人参	经历压力和情绪低落的所有女性	*	每天服用 300 mg 的药片；轻度压力水平的可泡茶喝
γ-氨基丁酸	经历压力导致的焦虑并伴有嗜睡的所有女性	*	感知到压力时根据需要服用 500 mg

辅助代谢：调节体内胰岛素

随着年龄的增长，让我们保持大脑活跃同时保持体重稳定的卡路里燃烧引擎——新陈代谢开始放缓速度。在绝经期的前几年，女性的大脑和身体能量会出现标志性的下降，导致疲劳和健忘，同时也更容易出现胰岛素抵抗和体重增加。我们最好的选择是采用两个传统的方案，饮食和运动（参见第 10 章和第 12 章），以及从目前已知可以促进新陈代谢和维持血糖水平的补充剂中寻求一些额外的帮助。

在"辅助精神：对抗压力和焦虑"中提到的红景天是一种适应原草药，具有缓解压力和燃烧脂肪的特性。如果你因为压力而出现体重增加或嗜吃，服用红景天配合规律的运动可能有助于你提升减重的效果。

高血糖水平的女性可以从不同的补充剂中获益，比如小檗碱和可可黄酮醇。一些研究表明，每天服用 2 ～ 3 次小檗碱，每次 500mg，持续 3 个月，可以有效控制糖尿病，效果媲美控制血糖的药物二甲双胍或罗格列酮。但是，小檗碱并不适合所有人。更温和的方式是选用可可黄酮醇。已有研究证明，可可黄酮醇能够改善有高血糖和胰岛素抵抗的女性的心血管健康指标。我们可以选用可可黄酮醇的商业制剂。尽管如此，我认为获取这些健康营养素的最佳方法是食用纯度为 90% ～ 100% 的生可可粉，可以是可可茶，或者仅仅是一块 100% 无糖的黑巧克力。

表11-6　代谢辅助与胰岛素调节

（****= 高；*= 低）

补充剂	适用人群	有效性	建议剂量
红景天	体重增加的女性，尤其是因为压力引起的增重	****	每天 100 mg
小檗碱	高血糖水平的女性	**	小檗碱的合适剂量取决于几个因素，比如你的年龄、医疗健康和其他几个条件。请咨询医生 （警告：与免疫抑制剂如环孢素存在主要交互作用）
可可黄酮醇	高血糖水平和 / 或胰岛素抵抗的女性	**	每天 150 ～ 200 mg 可可黄酮醇，与水或牛奶混合。最好在早上摄入，如果耐受良好，增加剂量到每天 375 mg。每天不要超过 900 mg。在医生监督下限制使用 1 ～ 2 周

第12章

女性和运动：少即多吗

谈到运动，我们总是有充足的理由行动起来。运动可以降低心脏病、脑卒中和 2 型糖尿病的风险；如果这个理由还不够，那么运动可以缓解抑郁和焦虑、保持健康的体重，也是很有说服力的理由。不过，有一个理由尤其适用于我们的大脑。运动会让大脑发生实实在在的生理变化，不仅能够预防未来的痴呆，还能增强我们思考、推理和记忆的能力。科研证据确凿地表明，每次我们穿上运动鞋离开沙发，都能给大脑带来益处。

运动给大脑功能带来的好处是毋庸置疑的，并且在很多方面都有明显体现。首先，运动有助于心脏健康，对心脏好的事情往往对大脑也有益处。尤其是让人心跳加速的有氧运动，这种运动可以增强血液流动和循环，为大脑输送更多氧气和营养素。血液流动的增强会让你在运动后感觉清醒，同时可以大大减缓动脉深处的斑块积聚。除此之外，当我们的身体活动充分时，体内的天然镇痛药内啡肽就会自由流动，自然而然地提升我们的情绪。身体会释放血清素，让我们放松并快乐。运动的抗抑郁作用也和应激激素水平的下降紧密相关，而这个作用是我们每个人都需要的。

同时，运动还会刺激身体产生生长激素，包括脑源性神经营养因子（BDNF）。脑源性神经营养因子能够提升神经元建立新连接的能力，并且是修复脑细胞的急救箱。正因脑源性神经营养因子的存在，我们的大脑才有不断增强的可塑性和连通性，从而提升创造力和保留记忆的能力。此外，运动还能让我们的细胞保持年轻！好几项研究发现，高水平的运动可以在细胞层面上让人年轻 9 岁。

运动不仅是一种锻炼肌肉、缓解压力、释放内啡肽、增强记忆、保持年轻的方法，它还可以增强免疫力。规律的运动可以抑制炎症，增强我们对各种疾病的抵抗力，其中之一就是阿尔茨海默病。

运动让大脑保持年轻

当我们通过脑部扫描观察大脑时，运动的积极效应尤其明显。运动人群和不运动人群的大脑扫描结果清晰地展示了运动带来的改善在大脑内部的表现。对运动人群控制思维和记忆的大脑部位的扫描结果显示，不仅负责加工和回忆的脑区活动增强，而且这些区域的实际体积也在扩大。这是一件好事，因为这种"变大"会带来更强的推理和记忆能力。

这些结果并非仅有的发现。一项又一项研究表明，保持身体活跃的生活方式确实能让大脑保持年轻。脑部扫描结果显示，与干体力活的人相比，久坐的人细胞老化和大脑萎缩加速，并有更多的阿尔茨海默病淀粉样斑块。当我和同事们通过脑部扫描进一步探究这个问题时，我们在 30 岁、40 岁和 50 岁的人身上都发现了类似的结果，这表明久坐的生活方式会提前引发不利于大脑的变化。

多个临床试验报告表明，即使是像快走这样简单的活动也可以减缓大脑萎缩。在迄今为止最令人信服的一项试验中，120 名久坐的成年人被分为两组。其中一半人被分配到提升有氧运动能力的步行项目中，要求提高步行速度和持续时间——达到 40 分钟的连续快走（"快走"指的是像约会迟到了那样的急促走路），每周三次。另一半被分配到一个包括瑜伽和伸展运动的对照项目中，没有快走。一年后，拉伸组显示出 1% ~ 2% 的大脑萎缩，这个速度在中老年人群中是正常的。而步行组的大脑体积反而增加了 2%。这种增长主要发生在大脑的记忆中心，使步行组的记忆力显著提升，相当于时间倒流了整整 2 年。

总体来说，临床试验和观察性研究均支持了运动可以改善认知功能这一观点，在某些情况下，运动甚至可以预防个体日后认知能力的下降。但运动的作用不仅于此。虽然还需要更多的证据来确定其中的因果关系，但研究表明身体活动还可以和个体 DNA 的很多方面产生交互作用。最近一些突破性的研究发现，身体活动可以对携带阿尔茨海默病致病基因的人产生重大影响。其中一项研究发现，在携带该突变基因的家庭成员中，与运动较少或根本不运动的人相比，经常运动的人的阿尔茨海默病淀粉样斑块水平明显更低。同样的结果也出现在携带 ApoE4 基因的人和有痴呆症家族史的人身上，运动的人比不运动的人情况更好。

这些发现颠覆了以往的错误观念，过去我们误以为生活方式对缓解阿尔茨海默病等疾病的发病和进展没有什么作用。多亏了后来的研究，现在人们认识到，保持运动不仅是大脑健康生活的关键组成部分，也有"倒转时钟"和降低遗传风险的效果。现如今，缺乏运动被列为阿尔茨海默病的首要风险因素之一，其排名甚至高于糖尿病、肥胖症或高血压等疾病。

女性面临的障碍与动力

目前的统计数据显示，大多数人在运动量上并没有达到身体所需。根据美国疾病控制中心的数据，在美国，只有不到 40% 的成年人每周进行两个半小时的体育运动，20% 的人根本不进行任何正式的运动。更糟糕的是，当按性别细分数据时，研究人员发现，在任何年龄段，女性锻炼的可能性都低于男性。

乍一看，这结果似乎有些奇怪。然而，更深入地探究后，我们会发现，这一数据显示了被掩盖的历史社会文化线索。让我们回顾一下历史。在美国这个被普遍认为"进步"的国家，女性学生直到 1823 年才有机会在学校接受体育教育。即便如此，女孩子又花了几十年时间才被允许穿着合适的运动服参与运动，而不是阻碍真正的体育教育的裙子和长筒袜。

尽管现代比以往任何时候都更强烈地鼓励运动，但女性的运动量仍然低于男性，而且这种运动量的差异从年龄相对较小的时候就开始了。一项针对

9 000多名美国学龄儿童的研究发现，不仅女性比男性锻炼少，高中毕业后，这种差距还会扩大。高中时期有各种足球比赛、田径训练和啦啦队的活动，高中毕业后，73%的男性还会继续运动，而相应的女性比例只有62%。对有色人种女性来说，运动量的下降更为明显。其中，在青少年时期积极参加体育运动的女性占70%，而等她们到了20多岁，仍然保持体育运动的人只有45%。

结婚成家似乎在其中起了很大影响。很可能是由于为人父母的性别角色，以及婚姻状况中的角色，有孩子的已婚女性在运动量上往往更少。尽管有了孩子之后，父母双方的运动量都比之前要少，但与没有孩子的女性相比，成为母亲之后的女性在饮食上更不健康，体重增加更多。相比之下，成为父亲的男性平均体重与没有孩子的男性通常没什么区别。虽然男性也有可能会出现"爸爸肚"，但远没有成为母亲之后的女性改变巨大且普遍。

幸运的是，有一部分母亲在孩子长到可以上幼儿园的时候就能想办法休息一下，成功地为运动腾出更多时间。然而，对很多女性来说，她们渴望的"自我时间"可能刚好和卵巢准备放慢速度并"关张大吉"的情况一起到来。当你无法入睡并感觉状态不佳时，去健身房可能是你最不想做的事情。当然，以上这种状况并不仅仅影响了女性群体中的这些母亲。在绝经期之前的几年甚至绝经期之后，激素水平的下降会引发疲劳，减缓新陈代谢，引起关节疼痛并降低耐力，所有这些结合在一起，让沙发看起来有极强吸引力。这一结果与大多数女性此前的运动活跃程度无关。

也许正因如此，最近的统计数据显示，总体而言，中年女性是迄今为止最不能保持运动习惯的人群。换句话说，女性在比以往任何时候都更需要体育运动的时期，运动量却出现了严重的下滑。

谢天谢地，我们每个人都可以做些什么来扭转这一局面。让我们把注意力再次放回大脑健康上。最新研究表明，运动对女性大脑的有益影响不受年龄限制，不管是20多岁，还是中年和绝经之后，效果都一样明显。当涉及大脑健康时，运动所带来的回报并不会在某个年龄段特别突出。

一项针对 9 000 名女性的研究表明，尽管青少年时期的运动从长期来看对大脑具有独特的保护作用，但进行运动可以降低所有年龄段女性的认知损伤风险。另一项对近 200 名女性进行的长达 44 年的追踪研究表明，中年时心血管健康水平较高的女性未来痴呆的概率非常低，而心血管健康水平最低的女性中，超过 30% 的人会在晚年发展为痴呆。

对已确诊为痴呆的女性群体来说，运动也有助于改善其认知障碍。

"她"研究

一项该领域的研究表明，在已确诊为认知损伤的女性中，只要进行每周 3 次、每次 30 分钟的步行，就可以在短短几个月内改善对复杂信息的加工能力。振奋人心的是，女性在这个方面似乎更有优势，有研究发现相比于男性，女性更容易通过运动来减缓认知功能下降并降低阿尔茨海默病的风险。

毫无疑问，运动对女性的健康而言，就像是乳房 X 光片检查和每年体检一样重要。一旦女性到了中年，想要抵消一些与绝经期相关的影响以及肌肉的流失，运动就变得更加重要了。是时候把这些知识应用于造福女性了。

什么运动适合女性

毋庸置疑，女性可以做任何她们决心做的事。我们关心的问题是，是否存在一个健身公式可以给女性的身体和认知健康带来长期而显著的积极影响。毕竟，我们都在努力挤出时间留给自己。怎样才能充分利用体力，聪明地运动？有没有哪种运动和体育活动最适合女性呢？

关于运动的典型论调是：男人健身靠撸铁，女人偏爱瑜伽垫。这些确实是刻板印象，有很多女性在铁人三项中表现出色，也有很多男性是超棒的瑜伽修行者。但是，两性之间确实存在一些生理差异可能会导致两性对运动有不同反应。正如我在前几章中所述，男性和女性不仅在年龄、药物代谢和食物吸收方面存在差异，对锻炼的反应也不同。导致这些差异的一个重要因素在于所谓的"肌纤维类型"，以及性激素如何影响它。

有两种类型的肌纤维：Ⅰ型肌纤维，适合长期、持久的活动；Ⅱ型肌纤维，非常适合短期、剧烈的活动。虽然这两种类型的肌纤维在男性和女性身上都有，但男性拥有更高比例的Ⅱ型肌纤维。此外，由于男性睾酮水平更高，他们在"爆炸性表现"或短期、剧烈的爆发力方面，比如短跑、高强度间歇训练等表现出色。

相对地，女性拥有更高比例的Ⅰ型肌纤维、更多消耗糖的雌激素，以及更大的毛细血管密度。这种组合让我们能够在肌肉组织中循环更多的血液，并能更有效地利用葡萄糖获得持续的能量，从而走得更远、体力更好，在耐力训练方面表现更出色。简单来讲就是，快速、短时、爆发式的锻炼并不适合女性。大多数女性需要的是更长时间的较低强度运动，以促进新陈代谢和优化有氧适能。

高强度运动的问题

最新的研究表明，对大多数女性而言，低强度到中等强度的运动通常比剧烈运动效果更好。

在各种运动中，低强度到中等强度的运动会让你的心率提高，微微出汗，而不是大汗淋漓。在运动过程中，你也许稍微有点儿喘，能够聊天，但没办法唱歌。与之相对，在高强度的运动，比如动感单车中，你可以时不时说几句话，但没办法聊天。

高强度运动有什么问题呢？

有几个问题可能需要注意。首先，高强度运动会增加一种特定的激素——皮质醇。皮质醇会引发压力，同时增加炎症，增加关节、肌肉和心脏问题的风险。它还会产生所谓的"孕烯醇酮窃取"，这是一种激素的花招，会引发潮热、焦虑，甚至可能导致抑郁症。其次，即便不考虑皮质醇，高强度运动依然弊大于利，尤其是对围绝经期和绝经后的女性而言。是否适合高强度运动还取决于睡眠质量，而正如我们了解到的，很多女性的睡眠质量不太好。睡眠不仅对高强度运动的恢复很重要，对预防肌少症或肌肉流失也至关重要。如果缺乏睡眠，你和你的肌肉都没有足够的时间在运动后恢复。最后，高强度运动可能会对中老年女性造成负担，导致肌肉和关节疼痛，以及骨折的风险。

这并不是说女性应该举更轻的哑铃或者放弃引体向上。显然，有很多女性做这些都没问题，甚至还能做得更多。如果你习惯了高强度运动，那很好！但如果你做不到，也别担心。好几项研究表明，低强度到中等强度的运动可以优化女性的代谢性能，尤其是在她们养成运动习惯后。美国运动医学行业协会和美国心脏协会都建议每周锻炼 3 ～ 5 天，然后根据你的年龄和整体健康状况调整锻炼时间，具体因素包括你的健身水平、个人目标、风险和药物使用状况等。绝经状态也是一个需要考虑的重要因素，无论你是调整目前的生活习惯还是建立一个新的生活习惯。

接下来，我将会介绍一个有科学支持的方法，教你如何利用运动来最大限度地提高你的心血管和认知健康，同时调节你的新陈代谢。

20 多岁到绝经期之前的运动方案

说到女性和运动，雌激素水平越高，运动的益处就越大。因为女性在青春期和绝经期之间的激素水平更高，所以从有氧运动的角度来看，这段时期努力运动，也许是一种明智的投资。运动带来的回报不仅体现在我们的日常生活中，也体现在未来我们的身心健康上。

在这几十年里，女性应该努力达到中等（而不是低到中等）强度的运动。目前我们所掌握的证据表明，中等强度的有氧运动与抗阻训练（是的，把重量加上！）相结合最佳。自重训练，如俯卧撑、引体向上、高抬腿、平板支撑、弓箭步和深蹲，也有助于增强肌肉张力，同时提高核心力量和平衡。足够强度的有氧运动，尤其是与增强肌肉力量的训练相结合，是你强化认知能力的最好的"组合拳"。

通常，建议这个年龄段的女性每周进行3～5次，每次45～60分钟的训练。研究表明，这样的运动时长在改善大脑健康和心血管力量方面特别有效，还会延缓衰老。这些运动能够在葡萄糖和脂肪的利用之间达到微妙的平衡，同时提高激素水平。护士健康研究的结果表明，这种运动组合为排卵生育提供了最大的机会窗口——卵巢生育期越长，绝经期就越晚。

如果你想知道一种运动是否比另一种好，答案是没有普遍的规则。记住，不要有"一刀切"的想法！并非所有的运动都是同等的，健身是个性化的选择。对你朋友来说最好的运动计划可能不适合你。幸运的是，我们有很多选择。以下是其中一些：

- 走楼梯15分钟。

- 30分钟内步行超过3千米。

- 30分钟内骑行8千米。

- 在游池游泳20分钟。

- 参加水上健身课程30分钟。

- 15分钟内跑完约2.4千米。

- 水上有氧运动30分钟。

- 打篮球、垒球、排球、网球双打等20分钟。

- 跳绳10分钟。

这些中等强度的运动不至于让你喘不过气来，重要的是努力让自己的心率上升。你需要让自己的运动强度比平时更大，让血液循环起来，脸色红润起来。关键是要确保足量的运动，以获得相应的回报。

专家们坚持认为，旨在优化女性新陈代谢的运动应该注意让训练计划"周期化"。这点针对的是训练中的强度和重复性，用更实际的说法来表达就是：

- 间歇训练：定期将持续时间较长、强度较低的有氧运动与一些持续时间较短、中等强度的有氧运动结合起来。例如，如果你在一台椭圆机上，可以保持阻力不变，同时加快配速 1 分钟，中等配速 4 分钟，重复；然后保持速度，同时改变阻力，高阻力 1 分钟，中等阻力 4 分钟，重复。

- 交叉训练：不同类型的训练避免了身体特定部位的过度劳累，同时也不会让身体厌倦以同样的模式反复运动同样的肌肉。这也有助于减少肌肉和骨骼压力，防止疼痛和潜在伤害。

- 别做过头了！根据身体需求、当天承受的压力以及整体健康状况，调整锻炼的频率和强度。倾听身体的声音。你的目标是运动后感到精力充沛，而不是精疲力竭或头晕目眩。

绝经期和绝经期之后的运动方案

在生活中积极进行运动的好处是众所周知的。然而，目前尚不清楚围绝经期和绝经期会在多大程度上改变女性对运动的反应，这是大多数主流运动方案忽视的一个基本因素。谈到绝经期女性的运动时，我们会遭遇信息匮乏的困境。50 岁以上的女性很少成为运动相关的研究对象，而 70 岁及以上女性的可靠数据尤其缺乏，好像她们本来就不应该参加体育活动似的。

这方面信息的缺乏导致了一些关于衰老和运动的误解。这个年龄段的许多女性都希望改变这一点，但她们经常发现自己受到了轻视，被告知："在你这个年龄，你能做的只有这么多。"这是一种普遍的误解。女性在各个年龄段都完全有能力锻炼身体，关键是找到适合自己的运动方式。

另一个反复出现的误解是，年龄越大，就需要越大的运动量来保持身材。事实恰恰相反，我们应该遵循"少即是多"概念，关键在于强度更小，但频率更高。

---- "她"研究 ----

迄今为止，有两项针对绝经后女性进行的最广泛的运动干预，即 45～75 岁女性对运动的剂量反应研究和澳大利亚女性健康试验纵向研究。这两项研究得出的结论是，平均每周 5 天、每天 30 分钟的低至中等强度身体运动与降低心脏病、糖尿病、肥胖症甚至癌症的风险相关。一个出乎意料的发现是，增加运动强度并没有提高健康收益，反而降低了回报。"缓慢而稳定地运动"，对绝经后的女性而言，是永远的真理。

有趣的是，在一些研究中，将个体的活动调整到上述规格会明显改善其激素水平，从而显著减少绝经期潮热的发生次数和严重程度！

---- "她"研究 ----

在一项针对 3 500 名女性的研究中，每周进行几次运动、每次至少 30 分钟的女性患严重潮热的可能性比运动较少的女性低 28%。经常运动的女性感到情绪低落或抑郁的可能性也降低了 17%，同时能避免体重增加，没有肥胖症的风险。

不过一旦我们找到了自己喜欢的健身方案，这些让人印象深刻的好处就只是锦上添花而已。

对进入绝经期后突然决定开始健身的女性来说，待在健身房猛练可能不是一个好办法。相反，你需要努力为新目标打下良好的基础，调整自己的计划，找到符合自己需要和偏好的运动组合，才能收获运动带来的益处。

请记住，即便是一直保持规律运动的女性，在进入绝经期时也会经历耐力下降和体重增加。在不断变化的激素环境中，过去行之有效的运动方案也许不再能够产生相同的效果或达到相同的目标。

然而，许多女性，尤其是喜欢运动的女性在被迫考虑放慢速度时，可能会感到沮丧甚至不安。新手训练营中尽是搏击操、尊巴和高强度间歇训练这样的运动项目，无法"欣然接受"这些时髦的运动方式会让我们感觉自己比实际年龄要老或"少了点儿什么"。要小心与这些运动潮流相关的炒作和各种迷思。这些运动项目的热度完全脱离实际，只与一件事情有关——营销。他们试图利用你脆弱的心理，以及想要立刻拥有平坦小腹的诉求。但是，他们低估了我们。每翻一页，我们都会用有效的策略武装自己，而不是被会威胁我们健康的海市蜃楼诱惑。

那我们该怎么办呢？

对于 50 ～ 70 岁的女性，以及处于绝经早期的年轻女性，建议每周运动3 ～ 5 天，每次运动的时长为 30 ～ 45 分钟。对于 70 岁以上的女性，建议每天至少进行 15 分钟的运动。

在考虑不同形式的运动时，要保持开放的心态。许多乍看似乎过于温和的运动，对于保持身体和大脑朝着正确的方向发展特别有益，同时也会让能量水平有所提升。节奏适度的运动包括以下这些：

- 以至少 4 千米 / 小时的速度快走。
- 以 11 ～ 16 千米 / 小时的速度骑行。
- 温和地游泳。
- 参加温和的水上健身课程。
- 做瑜伽或普拉提。
- 打高尔夫球。
- 以缓慢而稳定的节奏在椭圆机上运动。

- 做身心运动，如传统瑜伽、太极或抗阻训练。
- 参加各种各样的团体健身以及各种类型的舞蹈课程。

如果你刚刚开始运动，我建议你采用本章开头描述的快走，从每天步行 20 分钟开始。速度略快于你的正常配速，是匆忙赶路的状态。慢慢地，提高你的步行速度和持续时间。一旦你能舒服地快步走 20 分钟，就把时间加到 25 分钟。一旦你能适应 25 分钟，就加到 30 分钟。直到你每周至少 3 次达到 40 分钟的不间断快走。如果你已过 70 岁或身体有伤，每天 15 分钟就非常好了。

尤其是当你有潮热、焦虑和睡眠障碍时，进行深呼吸和功能性的力量锻炼，比如瑜伽和普拉提，也许会有帮助。为了达到最佳效果，瑜伽应该与其他形式的身体运动同时进行，而不是仅做瑜伽。

如果瑜伽是你目前唯一的一种运动，那么我建议你集中精力进行一项包含足够活动量、可以让你心跳加快的运动，比如昆达里尼瑜伽。普拉提也很有挑战性。这些训练能促进基础代谢和激素平衡，同时加强和调整核心力量。当一个人的核心肌群成型时，她会感觉整个身体都凝聚在一起，拉长身高，改善姿态，让动作和步态都"年轻化"。如果你喜欢有氧运动，并且想把它作为运动方案的一部分，可以考虑选择低强度的运动，直到绝经期症状不再是个大问题。

最后，请注意运动的形式，举重和抗阻训练对增强肌肉和骨骼特别有帮助。事实上，运动最明显、最受欢迎的好处之一就是能增加骨密度。当我们增强肌肉时，也会增强骨骼。

将力量训练和步行等低强度活动相结合，可以帮助抵消骨密度的下降，预防骨质疏松，还可以减轻背部疼痛，尤其是下背部疼痛。

表 12-1 是绝经后可以帮助你建立和维持骨密度和骨质量的运动列表。记住，单靠无冲击力的运动并不能增强骨骼，所以最好将其与负重运动结合起来。

表12-1　有助于建立和维持骨密度和骨质量的运动

运动类型	例子	适用的女性群体
负重、高冲击力的运动	高冲击力的有氧运动、跑步、慢跑、跳绳、爬楼梯、跳舞以及网球、篮球、排球、体操等运动	无低骨量或骨骼脆弱（骨质疏松、骨关节炎）者
负重、低冲击力的运动	步行（跑步机/户外）、椭圆机、踏步机等有氧运动	低骨量或骨骼脆弱（骨质疏松、骨关节炎）者
重量或力量训练，或抗阻训练	轻到中等的举重、使用弹力带或举重机、健美操（简单的功能动作，如深蹲或自重训练）	所有女性
无负重、无冲击力的活动	温和的骑行、游泳、伸展和柔韧性锻炼	所有女性
无冲击力的运动	有助于平衡和姿势的运动（瑜伽、普拉提、太极）	所有女性

健身房可以不去，但身体活动必需

运动和身体活动之间有细微但重要的区别。运动是一种有计划、有组织、重复的活动，旨在改善或保持身体健康；身体活动是消耗能量的所有身体动作。

虽然运动有显而易见的好处，但越来越多研究表明，仅仅保持身体活动也能显著提高认知能力，降低日后痴呆的风险。一个简单的事实是，你无法通过1小时的运动来克服23小时的不活动。当不在健身房的时候，你一天的其他23小时做什么同样重要，甚至更加重要。

这一概念引入了地中海生活方式（与地中海饮食类似），这种生活方式与几乎所有已知疾病的风险的关联都更低，最明显的就是痴呆。那么，"保持身体活跃"在地中海生活方式中意味着什么呢？首先，这种生活方式不是在一天中的指定时间慢跑或去健身房锻炼，而是每天进行大量的休闲活动，比如散步和骑行。秉持这种生活方式的很多人不常在健身房里汗流浃背，而是一整天都在外面和家里跑腿、做家务，在晚饭后或周日与家人朋友一起散步。信不信由你，就你的大脑而言，保持一定量的身体活动，比如爬楼梯、搬东西、整理物品、拖地、扫落叶或在公园散步，与真正的运动一样有好处。特别是如果这些活动的强度能达到出汗的程度，那就是一个明确的积极信号，表示你已经成功地激活了你的身体和大脑。

好几项研究表明，每周进行大约 4 小时的有规律的身体活动，包括穿着便服做的各种活动，可以将未来痴呆的风险降低 35%。相比之下，进行更剧烈的运动会降低 45% 的风险，这两者具有相当的可比性。这对没有额外时间或资源定期去健身房健身或者完全没有时间运动的人来说，是个好消息。职业运动员和整天躺在沙发上不动的人是两个极端，还有许多人介于两者之间。如果你的运动状态处于两者之间，你也许比想象中更接近地中海生活方式！重要的是离开沙发，一有机会就活动你的身体。

听说美国的现代都市女性有两种模式：坐着或健身，几乎没有中间状态！事实证明，大脑更喜欢一种更温和、更"日常"的身体活动，以及缓慢、稳定的热量燃烧方式。这一事实再次表明，尤其是对女性而言，频率和一致性比强度更重要。建议你尝试日常活动，将其作为整体幸福感的一个组成部分，而不是执着于在健身房里锻炼。如果你的生活繁忙得让你觉得连走路去商店或选择爬楼梯而非乘电梯的时间都没有，那么是时候停下来审视一下，看看能做些什么改变了。奇怪的是，我们在现代生活中所承受的压力和疲劳，不仅因为我们做得太多，也往往与我们没能做的事密切相关。

当我们进行足够的身体活动时，它给大脑带来的认知红利会提醒我们，大脑并不是孤立运作的。你对身体所做的事情对你的智力有着直接而重要的影响。事实证明，整天坐着不动是危险的。不用对做什么运动有太多纠结，找到你喜欢的，然后站起来去做。将散步、闲逛或骑行融入你每周的习惯；拿起吸尘器，边打扫房间，边和它跳舞。

你的大脑很厉害。也让它动起来吧！用它做出明智的抉择，好让它能一直厉害下去。

第13章

控制压力并改善睡眠

当今世界，数百万人都生活在一种持续的压力状态中，女性尤其不可避免地要承受这一切。这一方面是因为现代社会的快节奏，另一方面是女性作为伴侣、母亲和照顾者的多重角色使然。正因对多重角色以及相关期望的"来者不拒"，大多数女性被逼到了进退两难的境地之中。

如今，由于女性身上背负的"神奇女侠"期望常常得不到承认，再加上女性健康管理和激素管理等方面一系列误导性的错误信息，一场全面的危机产生了。面对市面上眼花缭乱的快速节食法、健身训练营、安眠药、抗抑郁药和整形手术，女性往往会求助于事实上根本不健康的所谓健康解决方案。因为无法改变处境，女性只能努力提升自己。许多女性在职场中尽心竭力，依然无法在工作和家庭中得到认可；另一些女性则努力在跷跷板的两端力求平衡。最终，这些累积的压力引发的身体症状会让女性付出代价，导致严重的后果。

女性承受的压力比男性大得多，这一点并不奇怪。官方数据显示，性别差距主要发生在 25 ～ 54 岁的女性身上，在 35 ～ 44 岁时达到峰值，这个年龄段的很多女性会同时面临职场晋升和家庭责任的冲击。家庭责任指照顾孩子和年迈的父母，许多女性同时肩负着至少相当于两份全职工作的工作量，但这种情况经常遭到忽视，也得不到额外的支持。同时，这一切发生的时机也很不好，刚好撞上激素的剧烈变化阶段，需要女性对自己有更多的照顾。但实际情况是，随着工作和家庭责任达到历史最高水平，我们完全没有时间照顾自己。

我们的整个身体系统在数年甚至数十年的时间里需要承受超出能力的损耗，这对情感、心理和生理机能都造成了损伤。我们可能会发现自己脾气暴躁、焦躁不安、疲惫不堪，失去了耐心、耐力和平静，有时还会感到空虚、低落，或者发现自己无法好好思考。身体的疲惫不堪往往会导致精神状态的迟钝：我们可能会忘带钥匙、忘记同事的名字，或是话到嘴边又忘记要说什么。我们中有很多人会盲目地撑下去，觉得别无选择。也许有人认为，只要这些外部压力能够缓解，我们的内部压力也能缓解。但问题是，压力会导致严重的疾病，所以不管引起压力的原因有多么冠冕堂皇，我们都不能忽略压力。

压力是当前社会尚未充分认识到的沉默杀手，可能比其他任何健康风险的危害都大。从事健康领域研究的人已经意识到，压力是所有主要致死原因的主要因素，这些死因包括心脏病、癌症、肺病、阿尔茨海默病。

对女性而言，压力的影响尤其显著。研究表明，长期的压力以及随之而来的皮质醇水平的激增，会降低女性细胞整体功能，并导致激素水平骤降，从而加速神经元衰老，加重绝经期的症状。也许是因为女性本身有照顾他人的倾向，处于压力下的女性仍面临更高的"照顾者负担"风险。从医学角度来看，有证据表明，女性的大脑比男性更容易受到长期压力的影响。例如，最近一项对2 000多名中年人的研究表明，如果生活长期处于高压之下，你可能在50岁之前就会出现记忆力丧失和脑萎缩。根据这些研究，高压和高皮质醇对女性大脑的负面影响比对男性大脑更严重。

压力对健康产生如此巨大影响的一个主要原因是，它会在大脑中被激活。让我们来看看这个过程是如何运作的，为什么压力会以这种方式影响我们，以及如何摆脱它！我们将讨论经科学验证证明对女性有效的策略，可以在控制压力的同时改善睡眠质量。

减少日常生活中的压力对维持女性整体健康至关重要，因为这样做可以改善情绪、增强免疫功能、延年益寿。

慢性压力扰乱身心健康

不同于慢性压力所引发的各种症状，最初的应激反应对身体是无害的，这是大脑保护我们的本能表现。数百万年来，应激反应作为一种保护机制经过了岁月的精雕细琢，它起源于我们的祖先必须应对剑齿虎和饥荒这样的威胁。如今，老虎已经被"精神怪兽"取代。岁月静好的时代已经不复存在，如今我们每天都被全天候的现代"便利"困扰。无论是查看和回顾当天全球直播的头条，或是通过电子邮件、短信、电话提醒、闹钟和不间断的社交媒体收到的通知提醒，我们几乎不间断地被各种信息轰炸，其中有些很紧急，而且有压迫感，需要我们做出反应。当我们浏览充满挑战的社会政治领域的新闻头条时，焦虑情绪会加剧，因为这些新闻总是充斥着暴力、迫在眉睫的健康危机和气候灾难。

虽然在这些威胁里不再有剑齿虎，但我们的身体会像要面对剑齿虎一样做出反应。从进化的角度看，我们的应激反应是为了警告我们眼前的危险，因此这是我们一遇到危险就会立即出现的反应或状态。但是，我们今天所经历的慢性压力通常是在上下班通勤、办公桌旁、床上发信息时体验到的，甚至只是源于我们头脑中的想象。如果我们对此坐视不理，它的后续影响会破坏我们的身体、情绪和认知健康，最终可能导致高血压、脑卒中、溃疡、心脏病发作和激素紊乱。

照料与结盟：女性独有的应激反应

男性和女性对压力的反应有所不同。你可能对"或战或逃"（fight-or-flight）这个词很熟悉，它指的是在激素的作用下对即将到来的潜在危险做出战斗或逃跑的原始反应。如前所述，鉴于医学研究的主要对象几乎是男性，或战或逃的反应也是基于同样的研究条件得到的结果。直到 1995 年，专注于压力对行为和心理影响的研究中，女性被试还只占 17%。但近年出现了一种新的理论，专门关注女性对压力的反应。

当科学家们最终将注意力转向与压力有关的性别差异后，他们很快发现尽管两性都有或战或逃的能力，但女性似乎会有不同的反应。事实证明，女性对危险的应激反应往往更偏向于大脑反应，而非身体反应。这种独特的女性应激反应被称为"照料和结盟"（tend-and-befriend）。

这一反应也许经过了漫长的演化，曾经我们的祖先以狩猎和采集为生。那个时候，常见的分工是男人去打猎（和老虎打交道），女人留下来照顾家人。在女性怀孕、哺乳或照顾孩子时，打架或逃跑并不容易，于是女性在遇到危险时就形成了自己的应对方式：她们会更加保护自己的孩子（照顾家人），同时与其他女性（结交朋友）团结在一起，增加每个人的存活率。这种团队合作让她们受益匪浅，不仅保证她们在养育后代时能获得额外的保护和支持，还提供了一种更有效的方式来收集和分享食物等资源。时至今日，这种建立紧密、稳定的联盟的原始冲动仍然存在，表现为女性更喜欢与朋友谈心、吐槽、分享彼此的故事。

造成这种差异的一部分原因是我们的激素。有三种激素在应激反应中发挥着关键作用，它们是皮质醇、肾上腺素和"爱的激素"催产素。当压力来袭时，皮质醇和肾上腺素会提高你的血压和血糖水平，促使你猛击一拳或者掉头就跑。这样的反应在男性和女性身上都会发生。然而，在女性身上，当皮质醇和肾上腺素充满血液时，大脑还会释放一些催产素。催产素会让人产生养育和爱的情绪。科学家们怀疑，女性之所以会产生"照顾"和"结盟"的冲动，向伙伴寻求安慰，可能都是催产素在起作用。

脑成像研究表明男性和女性在面对压力时往往会激活大脑的不同部分，这进一步证实了上述理论。当女性面对压力时，大脑整个边缘系统都会有特别强烈的活动，边缘系统是大脑中与情绪紧密相关的部分；而男性倾向于激活负责理性的额叶皮质。处于压力之下的女性还会表现出"功能连接"（functional connectivity）的增强，这是一种不同脑区同时被激活并协同工作的现象。而男性大脑中同样的区域则表现出相反的模式，即这些区域之间断联。换句话说，当女性感到压力时，大脑的社交和情感区域都会处于警觉状态，也许会表现出主动找人、寻求连接的倾向，而男性则更有可能表现为退缩。

照顾者负担：无暇关爱自我的女性们

仅仅在美国，就有超过 6 500 万人在照顾生病或残障的亲人。在这些照顾者中，女性占比高达 60% 以上。（我在想，在这个比例里，我们中有人可以幸免吗？）其中，拉美裔和非裔美国女性的比例更高。照顾人的工作会累积大量的生理和情感压力，被称为"照顾者负担"。

研究表明，照顾者负担会严重影响照顾者的健康，同时损害他们对压力的免疫反应，限制他们应对和康复的能力。与此同时，这类压力会加速恶化已有的慢性健康问题，因为与非照顾者相比，照顾者不太有时间进行具有预防效果的健康行为，例如适当的睡眠、饮食和锻炼，或在必要时休息。因此，与其他人群相比，他们不仅承受着更高水平的压力，而且健康状况不佳，有时患心脏病、脑卒中、抑郁症，甚至过早死亡的风险都会增加。更糟糕的是，照顾者自己患阿尔茨海默病的风险也更高。我们推测，这很可能是因为照顾与被照顾的承诺关系中包含了多重压力，以及照顾者本身缺乏对自己的关照。

美国护理联盟的数据显示，承担压力对女性健康的影响比对男性的影响更大，女性照顾者所承受的负担是男性照顾者的两倍。但是，这可能不仅仅与生物因素有关。比如，通常来说，阿尔茨海默病患者的女儿会比儿子提供更多的日常帮助，如换尿布、做饭和清洁，同时她们会因为没有照顾得更周到而更容易感到内疚。此外，女性照顾者不太可能从配偶那里得到支持，而更可能辞职去照顾父母。相比之下，男性照顾者更有可能向其他家庭成员，比如他们的姐妹或妻子，寻求帮助。

换句话说，除女性照顾者的人数之外，人们还需要看到这样一个事实：女性照顾者往往会提供更周全的帮助，且独自完成，甚至为此放弃工作。在阿尔茨海默病患者的女性照顾者中，有将近 19% 的人最终为了遵守照顾承诺而辞职或者为此丢了工作，甚至因此造成经济拮据和额外的情感伤害。

除此之外，还有一个时间点的问题。因为中年女性通常会成为其家人的主要照顾者，此时的她们往往在年龄上正接近绝经期，或者已经在重重压力下开始应对绝经期，导致她们需要从内到外、从各个方面管理压力。而她们的身体会为此付出代价。

我写本书不仅仅是为了让女性经历的一切得到承认，还希望可以为女性提供宽慰和解决方案。压力管理策略是所有女性抵御压力的第一道重要防线。虽然时不时的压力在所难免，但它不应该成为生活的常态。最重要的是，我们每个人都需要想方设法减少生活中的压力。一个简单的道理是，你不能从空杯子里倒出水来。除非你有能力帮助自己，否则无法帮助别人。因此，至关重要的是运用一切必要的策略来做出改变。就我个人来说，我每天都会对自己多次重复一句话——我必须给自己留出时间减压和充电。如果你也意识到生活中的这个需要，我列出了从今天开始你就可以采取的简单步骤。虽然我不能确保它们会带来立竿见影的神奇效果，但它们将帮助你更有效地管理压力，让你能发自内心地关照自己。它们都是行之有效的方法，可以让你更健康，增加生活的愉悦度。

放松大脑的好方法

也许我们无法控制生活中的许多压力源，但可以控制如何应对压力。在这方面，和生活方式息息相关的三个因素尤为重要，它们是饮食、运动和放松。如果你按照第 10 章里详细介绍的方式均衡饮食，同时有策略地补充第 11 章中提到的已证明可以缓解焦虑和提升能量的维生素和草药，并且按照第 12 章所介绍的方法进行持续的运动，你就已经步入正轨了。接下来，你要做的就是放松。放松的重要性不亚于食物、水和运动，它也是健康的基石。根据不同的压力源，你可以采用多种方式达到放松的效果。

留些时间给家人朋友

许多处于压力之下的女性习惯回避或减少社交活动。如果说研究可以给我们一些启发的话，那就是我们应该做相反的事情，定期与家人、朋友在一起。

新的研究表明，冥想不仅可以减轻压力和焦虑，而且对神经可塑性有积极的影响。神经可塑性是指大脑适应和改变、不断恢复和修复自身的能力。其中，呼吸技巧的效果尤为特别，它不仅有助于减少随着个体年龄的增长而可能发生的大脑萎缩，还能够逆转与压力引起的症状相关的基因表达。练习缓慢的深呼吸可以降低心跳速度，将压力转化为平静，阻止炎症的发生。

有许多不同形式的冥想可以尝试。对于静不下来的人，还有一种叫作行走冥想或洗碗冥想的方法，指的是在行走或洗碗时冥想，所以在你寻找最适合自己的练习时，请保持开放的心态。下面的每一种选择都能有效地减轻压力，同时多方面改善你的健康。

超觉冥想已成为一种流行的选择。你可以让自己静坐一会儿，同时念诵一句个人化的咒语，每天两次。这个咒语是由冥想导师传授给你的，不需要和任何人分享。练习超觉冥想的人报告说，他们进入了一种深度放松的状态，通常会产生内心的平静或平和。临床研究表明，超觉冥想可以降低血压并减少患心脏病的风险。一项针对 201 名冠心病患者的随机对照试验显示，仅仅是定期练习了几年的超觉冥想，被试的死亡风险就降低了 48%，心脏病发作和患脑卒中的风险降低了 24%。

正念冥想是一种呼吸练习，指的是将注意力集中在每个当下的觉知。研究人员已经对其进行了大量的实证研究。正念减压疗法是一种专注呼吸的练习，每次练习时长为 40 分钟，该疗法有助于降低阿尔茨海默病患者及其照顾者的压力。此外，正念减压疗法似乎有助于缓解绝经期症状。在一项针对 110 名围绝经期晚期和绝经早期女性的随机试验中，与未接受正念减压疗法的对照组相比，接受正念减压疗法的实验组潮热和盗汗减少了 15%。此外，正念减压疗法组的生活质量和睡眠质量有持续改善，焦虑和压力也有所降低。

另一个不错的选择是克尔坦奎亚冥想，这是一种源自昆达里尼瑜伽的传统的歌唱冥想。克尔坦奎亚冥想规定，每天只需练习 12 分钟的特殊发音 "saa taa naa maa"，并伴有手印，即优美的手势。这种简短但美好的练习已被证明可以减轻炎症，同时改善认知能力一般的人和轻度认知障碍患者的记忆力、睡眠和整

体幸福感。在一项研究中，被试在 8 周内经历了思维清晰度的改善和高达 50%
的记忆力提升。

目前，克尔坦奎亚冥想是唯一一种专门在痴呆患者中进行过测试的冥想。
克尔坦奎亚冥想还有一个额外优势是，在女性群体中进行过明确的测试。阿尔
茨海默病研究与预防基金会的一项初步研究选取了 161 名有阿尔茨海默病风险
的女性，其中包括有过健忘经历、被诊断为轻度认知障碍的女性，以及因照顾
者角色而承受压力的女性，研究考察了克尔坦奎亚冥想对她们认知水平的影响。
经过 2～4 个月的训练，结果显示每天练习克尔坦奎亚冥想的女性大脑在好几
个部分都出现了血流量的增加，她们的整体认知功能也有所改善。要是我们每
天早上只需要唱 12 分钟就可以提高记忆力，那不是很好吗？

如果你刚刚开始练习冥想，我建议从克尔坦奎亚冥想开始，它不仅简单，
而且免费。遵循下文的操作指南即可。如果觉得有帮助的话，你也可以一边听
音乐一边练习克尔坦奎亚冥想。音乐流媒体平台上有很多这类冥想歌单。如果
你自己练习的话，我建议使用一些计时类的手机应用程序，可以自行设置间隔，
提醒你什么时候转换吟诵。

如何练习克尔坦奎亚冥想

在地板、椅子或沙发上，以简易坐姿坐好。简易坐姿是指简单的双
腿盘坐。如果你是瑜伽新手，选择最舒适的坐姿即可。

保持颈背挺直，下巴微收，感觉就像是头顶被绳子拉着。坐直并让
身体成一条直线。

双手放在膝盖上，手掌朝上。

在吟诵 "saa taa naa maa" 时，用拇指触摸食指（说 saa），用拇
指触摸中指（说 taa），用拇指触摸无名指（说 naa），用拇指触摸小指（说
maa）。

12 分钟的练习顺序是：

- 大声吟诵 2 分钟。
- 小声吟诵 2 分钟。
- 默念 4 分钟。
- 小声吟诵 2 分钟。
- 大声吟诵 2 分钟。

吸气并伸展双臂。呼气，放下双臂，放松片刻。

瑜伽

瑜伽是一种源自古印度哲学的身心练习。瑜伽通常结合身体姿势和动作、呼吸技巧、冥想或放松。虽然到目前为止还没有证据表明瑜伽可以抵御痴呆的全面发作，但一项针对昆达里尼瑜伽的随机临床试验提供了有希望的证据，表明轻度认知障碍患者在进行 12 周的练习后，出现了短期和长期的改善效果。此外，分别有 5 项独立的研究表明，练习瑜伽的女性压力和失眠症状有所减轻。其他令人鼓舞的结果来自一些临床试验的证据，这些试验评估了瑜伽和冥想对乳腺癌幸存者的影响。一项对 40 名乳腺癌患者的研究表明，将传统哈他瑜伽与冥想结合的 12 周干预治疗可以显著降低患者的绝经期症状，被试包括正在接受化疗的患者。12 周后，患者报告总体生活质量有所改善，包括潮热减少、泌尿生殖系统症状减少，以及疲劳减轻。

针灸

针灸是传统中医实践的支柱，针灸师刺激与身体经络或能量通道相关的特定穴位，以治疗疾病、缓解疼痛。针灸用的细针插入皮肤后，会刺激身体的各个系统和器官，从而减轻疾病和症状。相关研究表明，接受针灸治疗的绝经期女性潮热的频率和严重程度都有所降低，但效果不如 MHT。不过，它为那些寻求更多选择的女性提供了一个无须服药的替代疗法。我的一个好朋友在接受了专业针灸师的服务后，说针灸是"不可思议的魔法"。

睡眠与大脑：睡不好，危害多

辗转反侧的夜晚、不断冒出来的念头和数羊。这些让你想到了什么？

是的，女性比男性更难入睡。美国国家睡眠基金会一项关于女性睡眠的大样本调查发现，女性不仅更难入睡，而且更难保持良好的睡眠状态。难怪女性在白天更容易犯困，尤其是在绝经期前后。绝经期的盗汗会让女性在半夜醒来，轻则影响睡眠质量，重则导致失眠。别忘了，女性还会因为照顾孩子而好多年都没办法睡个好觉。我的一位朋友曾给我发过这样一条让我笑了的信息："妈妈们不睡觉。妈妈们的一颗心总是悬着，等着满足家人的需要。"确实如此，不管孩子多大年纪，妈妈们总是放心不下。

也就是说，慢性睡眠障碍是一个大问题。它不仅会引发情绪低落和抑郁，还会引发认知障碍。从本质上来讲，当我们睡觉的时候，大脑会处理信息，并形成解决复杂问题的方案。先不说失眠，任何经历过睡眠困难的人都知道，哪怕是只有几个晚上睡眠不足，之后要正常工作都会很困难。良好的睡眠对于巩固记忆和学习是一个不容忽视的因素，睡眠不足会迅速降低大脑的这些基本能力，还会影响我们处理情感信息的方式。疲惫的大脑会记住消极的、忘记积极的经历和事实，从而引发情绪波动和抑郁情绪。

总体来说，睡眠不足是一个比想象中更严重的问题。如今，因为有太多人日常遭受着这种痛苦的折磨，所以我们开始将它合理化为"可行的"——因为对我们许多人来说，它已经成了常态。但新出现的大量证据显示了长期睡眠不足的负面影响，其中有许多相当严重的后果，比如认知能力下降和痴呆风险的增加。最近的研究表明，经过一整天的忙碌之后，睡眠是大脑进行"清扫活动"的唯一时刻，而这个过程对于大脑消除有害毒素必不可少。睡眠过少和睡眠碎片化都与阿尔茨海默病淀粉样斑块在看似健康的大脑中持续累积，以及大脑认知功能的下降密切相关。

睡眠有周期

揭开睡眠的神秘面纱，呈现的景象令人叹为观止。虽然沉睡的人看起来除了打鼾似乎什么都没做，但深度睡眠并不像看上去那么简单。实际上，一系列复杂的睡眠阶段正在进行。当然，第一阶段首先是想方设法入睡！一旦我们做到了这一点，就会进入第二阶段的"浅睡眠"。正是在这一刻，大脑准备自我关闭，就像电脑进入休眠状态时所做的那样。在第三和第四阶段，大脑最终进入深度"慢波"睡眠。就是在这个阶段，大脑开始做清扫工作，将一天的废物和阿尔茨海默病淀粉样斑块等有害毒素一起清除出去。一段时间后，这一恢复阶段被快速眼动睡眠阶段打断，大脑进入梦境时间。当快速眼动结束后，这五步循环再次开始，给大脑更多的机会疗愈和修复。

但是，如果你睡眠不足，或者整夜未眠，尤其是宝贵的慢波睡眠不足，这一至关重要的过程就会受到影响，阻碍大脑的整体表现，也无法成功清除阿尔茨海默病淀粉样斑块。如果我们夜间的慢波睡眠经常被阻断，就可能会导致阿尔茨海默病斑块大量堆积。

因此，保障睡眠卫生（做必要的事情以终止睡眠不足）已经变成了"必须"，而不是"可选"。虽然关于我们应该睡多久的研究仍在继续（也许是因为"一刀切"做法的失败），但目前对大多数人来说，建议每晚睡 7 ～ 8 小时，对 65 岁或以上的人来说，建议至少睡够 6 小时。

奇怪的是，关键的慢波睡眠阶段，女性通常比男性更长。那么，我们为什么没有从中获益呢？因为我们通常都达不到这个时长！除此之外，睡眠呼吸暂停也已经成为 50 岁以上女性面临的一个问题，影响了超过一半的绝经后女性。睡眠呼吸暂停通常被认为是"男性问题"，是一种具有潜在危险的睡眠障碍。患者在睡眠期间会中断呼吸，有时一晚上会中断数百次。这些呼吸中断会导致大脑得不到足够的氧气。因此，如果你鼾声大作地睡了一整晚之后仍昏昏欲睡，睡眠呼吸暂停可能是罪魁祸首。

助眠有妙招

幸好我们已经为昏昏欲睡的大脑找到了解决方案。

睡眠呼吸暂停的干预措施包括改变生活方式、持续气道正压治疗和手术。如果你担心自己可能患了这种疾病，请咨询医生，以了解更多信息。如果你没有睡眠呼吸暂停，但仍然没办法好好睡觉，请认真阅读下面的内容。

在美国，医生会像分发万圣节糖果那样发安眠药。我不喜欢服用安眠药，你也不应该喜欢上它。安眠药并不总是最好的解决方案，主要是因为它们没有制药公司说得那么有用。事实上，普通安眠药只能给你增加最多 40 分钟的夜晚睡眠时间，同时可能产生多种副作用。如果你厌倦了因失眠而盯着时钟看，那就放弃吃药，在睡觉前试试以下建议：

- 睡前至少 30 分钟，脱离电子设备放松，关闭短信、电视、流媒体或电子邮件。这种方式不仅可以减轻压力，还可以让你的身体获得褪黑素，准备好入睡并保持睡眠。

- 考虑将智能手机、电视和其他电子产品放在卧室外面。卧室应该只是睡觉的地方。

- 确保卧室不要太热。入睡时，体温会轻微下降。如果房间太热，你的体温就没办法下降，这意味着更难入睡。

- 尽量减少进入卧室的光线。如果你不想早起，应该保持卧室的黑暗。

- 对许多女性来说，氛围很重要。可以考虑调暗房间里的灯光或点几支蜡烛，营造一个舒适的环境；播放一些舒缓的音乐，洒点薰衣草之类的精油也许有助于放松。

- 前面提到的身心练习也有助于睡眠。网上有一些非常好的睡眠冥想指导，我最喜欢的是乔恩·卡巴特－津恩（Jon Kabat-Zinn）的作品。

- 每天按时睡觉和起床有助于养成规律的睡眠习惯。你的身体在睡觉时喜欢遵循固定的节律。试着用这种方式安抚身体。

- 如果半夜醒来，不要惊慌。做一些放松的事情，比如睡眠冥想，或者听一些舒缓的音乐，让大脑重新入睡。不要看手机或看电视。

- 如果你必须起夜，使用柔和的琥珀色夜灯，不要打开房间的顶灯。

- 一些医生建议使用可穿戴的睡眠跟踪设备，这种设备有助于你更好地了解自己的睡眠模式，并做出相应的调整。一旦你对自己的典型睡眠模式有了清晰的认识，就可以把它摘下来。我们一整天都在用技术轰炸自己，没有必要在晚上继续使用这些设备。

- 低强度的身体活动，比如简单的整理工作或柔和的瑜伽，都可以放松大脑。

- 第 10 章中罗列的健康饮食，加上正确的补充剂，对永不停歇的大脑的充电和复原过程至关重要。可以将这种组合作为非处方药和睡眠药物的替代选择。

- 营养学家也提出了睡眠小技巧：有助于改善情绪的食物同样有助于睡眠。情绪和睡眠有一个共同的盟友，它是一种叫作色氨酸的氨基酸。大脑需要色氨酸来制造血清素（让你平静下来）和褪黑素（让你入睡）。有两个关键步骤可以确保你摄入足够的色氨酸，以完成这些任务。首先，做一顿富含色氨酸食物的晚餐，这些食物包括牛奶、酸奶、鱼、贝类和鸡肉。植物性食物，如奇亚籽、生可可、大米、燕麦、大豆、李子、芝麻和南瓜子色氨酸含量也很高。其次，选择一些优质碳水化合物搭配富含色氨酸的食物一起食用，提高色氨酸的吸收效率。三文鱼配糙米就很棒。或者在晚餐后试试撒有可可豆的酸奶甜点。这就是为什么温牛奶和蜂蜜几个世纪以来一直是睡前的最佳搭配。

- 另一个窍门是吃含有褪黑素的食物，褪黑素是一种使你入睡的激素。在所有食物中，开心果是真正的明星。这些美味的坚果被认为是地球上褪黑素含量最高的食物。吃一把开心果相当于服用了褪黑素补充剂，当然开心果比褪黑素更好，因为开心果还是色氨酸、纤维和维生素 B_6 的重要来源，而且很美味。小麦、大麦、燕麦、葡萄、樱桃和草莓也富含褪黑素。

- 注意 B 族维生素的摄入，尤其是 B_6 和 B_{12}。如果这些维生素摄入过少，可能会导致你失眠。你可以通过食物摄入（最好通过摄入鱼、鸡蛋和牛奶来补充 B_{12}，摄入菠菜和卷心菜等绿叶蔬菜来补充 B_6）并在需要时服用补充剂来迅速解决这个问题。

- 对一些人来说，注意避免做什么也很重要。咖啡因会让人保持清醒，干扰快速眼动睡眠。酒精可以帮助你入睡，但也会让你在半夜醒来。避免在下午 2 点之后摄入这些饮品，看看会发生什么。

- 如果你还没有戒烟，在睡前至少 4 小时内避免吸烟或摄入尼古丁。

- 不提孕酮，对女性的睡眠建议就不完整。和雌激素一样，孕酮的水平在绝经期也会降到最低点。孕酮对大脑有减轻焦虑的作用，因此孕酮的减少会导致睡眠困难。此时可以尝试提高孕酮水平。第 11 章提到的孕酮霜和补充剂已经被研究证明很有效。

- 要小心非处方安眠药，尤其是添加了镇痛成分的安眠药。随着时间的推移，它们会对肝脏造成相当大的负担，还有我们将在下一章介绍的其他副作用。也不建议使用苯二氮䓬类或盐酸西替利嗪（目前广泛使用的药物之一）等镇静药物。在没有临床指导的情况下停用镇静药物也要小心，应遵医嘱停药。

最后，每一位女性的睡眠和压力体验都不同，但优化两者的基本前提是一样的：花时间倾听内心的声音，寻找症状的根源，实施渐进式的改变，给自己足够的时间接受结果。坚持不懈，始终如一。从长远来看，这样的方式才会真正帮助你。服用掩盖症状的药物，虽然会让你产生一种睡眠得到改善的错觉，但并不会给你带来真正的改变。调整生活方式、减轻白天的压力、晚上睡个好觉、寻找能让自己长期放松和减压的方法，这些才是值得你花时间的。你现在和未来的幸福都取决于此。

第14章

保护大脑的更多方法

　　随着本书接近尾声，我想提醒大家关注一些其他的生活方式，它们可以保护我们的大脑，提高头脑清晰度。除了摄入的食物、运动的频率、生活中的压力水平和睡眠质量，还有一些公认与预防疾病相关的因素，主要包括智力活动的频率，甚至是职业满意度。我们将先审视这些因素，然后讨论有助于未来消除炎症、促进激素健康并保护大脑的更多方法。

　　我还想强调的是，虽然这里讨论的每一种做法都有助于大脑健康，但当它们结合在一起时，功效大于简单相加的效果。我们将这些健康习惯融入日常生活的程度，决定了我们大脑的健康情况及寿命。

发挥聪明才智

　　人们很早就认识到，智力活动有助于保持大脑的活跃度、改善认知功能，以及降低日后痴呆的风险。专家们认为，持续不断的学习、令人满意的职业和智力活动都可以增加大脑的"认知储备"，从而避免认知退化。这是一个受到广泛关注的有趣观念，尤其是在大脑老化领域。就像一辆配备强劲引擎的好车，在遇到障碍时能平滑地换挡避让，一个状态极佳的大脑也能灵活转向，应对各种心理挑战。脑细胞被使用得越多，细胞之间的联系就越紧密，大脑对外部和内部信号的反应也就越快。换句话说，经常受外界良性刺激的大脑更加灵活，具有更大的储备能力。持续参与以各种方式刺激大脑的任务和活动，可以增强这种认知储备，增强大脑保护自身免受伤害的能力，同时避免因年龄增长带来的老化。

多方面的证据都表明，各种形式的智力活动与心智能力的提高有关。一项针对 9 000 人、持续 15 年的跟踪调查研究发现，受教育程度更高或者一直坚持反思和脑力活动的人拥有更大的认知储备来抵御大脑老化并长久保持认知健康。另一项对 400 多名老年人的研究表明，与不经常参加智力活动的老年人相比，经常参加智力活动的老年人认知能力下降的风险降低了 54%。

脑成像研究还显示，终生参与诸如阅读书籍和报纸、写作、演奏音乐、参加国际象棋或纸牌俱乐部等认知活动，有助于减缓甚至预防阿尔茨海默病淀粉样斑块沉积。尤其令人印象深刻的是，有证据表明，即使是在携带阿尔茨海默病致病基因的患者中，较高的受教育水平也与各种认知衰退的延缓有关。

这一切对女性健康有什么影响呢？从历史上看，女性比男性更缺乏受教育的机会，也更缺乏参与智力活动的机会。并且，尽管上了年纪的女性能够读书、做手工艺品和参加某些社会活动，但她们获得教育或获得高水平职业成就的机会较少。由于娱乐活动通常不会严格或持续地进行，它们对大脑的保护作用可能不如正规教育或稳定的职业。

所幸最近的人口普查表明，时代在变化，许多国家的女性的受教育程度终于与男性一样高了，在某些情况下甚至更高。如前所述，职业参与度也发生了变化，越来越多的女性开始担任更高级别的职位和更多角色，这些职位过去是男性的特权，或者由男性主导。我们希望这一趋势可以降低未来女性患阿尔茨海默病的风险，尤其是当女性成功地在更多的工作和更少的压力之间找到平衡时。

因为接受教育或找到一份好工作并不总是在我们的控制范围内，所以我们还可以通过其他方式来刺激我们的大脑。

很多人对"脑力游戏"感兴趣，所以我们先来讨论一下它们。近年来，基于计算机的认知训练软件出现了爆发式增长,这些软件都声称可以提高记忆力,同时提高智商。然而,这些工具是否对认知有明显的影响是存在争议的。基本上,认知训练分为两类:一类是经过科学验证的,另一类声称有科学依据,其实不然。

越来越多的证据表明,商业化的基于网络的认知训练项目根本不值得你花钱。例如,Lumosity 公司[①] 因其项目的真实有效性而受到热议,它曾因其误导性广告而被美国联邦贸易委员会(Federal Trade Commission)处以 200 万美元的罚款。然而,一些用户确实报告说,大脑性能随着时间的推移有所提高。这些好处究竟是真的,还是只是错觉?

最近的一项随机对照试验也许可以解开这一谜团。这项研究观察了 128 名被试,他们被分为两组:一组玩普通的电子游戏,另一组玩 Lumosity 公司研发的大脑益智游戏。他们每周玩 5 次,每次半小时。10 周后,研究人员发现,随着时间的推移,所有被试的分数都提高了。然而,分数提高的原因是反复参加考试的过程,而不是认知游戏本身。换句话说,所谓的练习效应很容易被误认为是实际的改善。但事实上,认知训练并没有真正改善大脑活动、行为选择或认知表现。这肯定不是大家想要的结果。

至于经过科学验证的认知训练,尽管这些工具肯定不会造成伤害,但也没有明确证据表明它们兑现了所有的承诺。两项主要实验评估了这类训练的效果,分别是针对独立且有活力的老年人的高级认知训练,以及艾奥瓦州健康与活跃心智研究。这两项实验都显示了被试在注意力和处理事情的速度方面的一些改善,但记忆技能没有得到改善。这些干预措施也没有减缓痴呆的发展。

总体来说,对这些实验和其他实验的大规模分析得出的结论是,这类认知训练只有有限的或者中等程度的改善效果。这些效果是否可以进一步推广,获得更广泛、更持久的益处,目前尚不清楚。

---

① Lumosity 是一家专注于开发大脑训练和认知增强游戏的公司。它提供了一系列的在线游戏和活动,旨在帮助用户提高记忆力、注意力、灵活性、问题解决能力和反应速度等认知功能。——编者注

在等待更有效的认知训练软件被开发出来的同时，我能给你的最好建议是参加一些确实能有效对抗认知老化和痴呆的有趣活动。这些活动包括读书、看戏、与朋友和家人玩传统的线下游戏。关键是要真正参与那些能让你学到新东西的活动。你需要挑战你的大脑。例如，如果你是一名国际象棋选手，多下国际象棋也许还不如玩一些其他游戏对你的帮助大。如果你习惯了阅读轻松的小说，试着挑选一些有更多实质性内容的书，比如选一本经典书来阅读。你可能已经抓住其中的要点了，总之，让你的神经元兴奋起来吧！

以下是一些得到强有力证据支持的心智体操，它们有助于建立大脑的认知储备，延缓认知衰退。

- 经常阅读报纸。

- 学习一种新语言或温习一种你曾经学过的语言。

- 培养新的兴趣爱好。

- 学习一种新乐器或温习一种你曾经学过的乐器。

- 经常听音乐，白天选择更刺激的音乐，晚上选择更平和的音乐。试试古典音乐，研究表明，古典音乐有助于提高大脑敏锐度。对于许多痴呆患者来说，音乐记忆并没有因为疾病而丧失。因此，音乐是一种有效的保健工具，通过挖掘深层记忆，可以给痴呆患者带来快乐和解脱。至少在听音乐的这一小段时间里，他们可以重新找回自己。

- 看纪录片。

- 加入读书俱乐部或者其他文化团体。

- 社交。孤独和缺乏刺激都与抑郁和认知能力下降的风险增加有关。所以，要把社交时间作为每周日程安排的优先事项。这里的社交不是指网络社交，而是指在社区里保持活跃，无论是社会组织还是娱乐团体。

- 玩游戏。宾果游戏、桥牌、纸牌、棋类游戏等可以成为活动大脑的方式，同时也为你和朋友、家人一起玩提供了很好的理由。

更多健脑窍门

最后，我想再介绍一些对大脑健康来说非常重要的做法。这些做法也基于前文提到的原则：也许你无法控制生活中的一切，但你可以控制你在身体上的投入，从而直接或间接地影响你的大脑。最重要的做法包括：减少接触环境毒素，主要是香烟和塑料；重新检查你的药品柜；还有一条，信不信由你，要好好照顾你的牙齿！

远离烟草

正如本书一直强调的，吸烟会给健康带来严重危害。从历史上看，男性的吸烟行为一度更容易被社会接受，因此男性垄断了吸烟市场。但在 20 世纪二三十年代，在"解放"运动的一次错误行为示范中，女性加入了这股潮流。从那以后，烟民的性别差距一直在缩小。统计数据显示，2010 年，在美国，男性吸烟者人数仅比女性吸烟者领先 6%，而今天，两性在吸烟人群的比例上可能已"势均力敌"。

众所周知，男性和女性吸烟者之间存在着行为差异。男性吸烟通常是为了强化尼古丁本身的作用，而女性吸烟是为了缓解压力，或者，只是出于习惯。这些差异同样源于大脑的不同结构。脑成像研究表明，吸烟会根据性别差异而激活大脑的不同部分。对男性来说，它会激活纹状体，纹状体是大脑中增强烟草成瘾效果的部分；而对女性来说，它会激活壳核的快速反应，壳核是一个与习惯形成相关的区域。结果是什么？几十年以来，男性比女性更容易通过使用药物和尼古丁阻滞剂（如贴片）成功戒烟。

尽管在帮助人们戒烟方面，我们已经取得了长足的进步，但吸烟仍然是一个主要的健康问题。在全美范围内，每年仍有超过 48 万人死于吸烟。此外，在90% 的肺癌死亡病例和 80% 的慢性阻塞性肺病死亡病例中，吸烟都是致病的主因，同时吸烟还使个体患心脏病或脑卒中的风险增加了一倍以上。

无论你怎样为吸烟辩护，吸烟都是一件坏事。对女性来说，吸烟除了会破坏你已经熟悉并了解的身体系统和功能，还会攻击你的卵巢、激素，特别是细腻敏感的女性大脑。烟草中的毒素会显著降低女性体内的雌激素水平，加速衰老。雌激素水平的降低会破坏维持你生育系统的激素平衡，引发早期绝经以及随之而来的所有症状。

9.3 万人参与的女性健康倡议项目显示，一生中吸烟量为 100 支或更多的女性患不孕症的风险要高出 14%，在 50 岁前绝经的风险要高出 26%。全美女性健康研究发现，吸烟者比不吸烟者出现潮热的比例要多 60%，而且前者的潮热很严重，平均持续了 6 年多。此外，吸烟会损害旨在减轻乳腺癌患者潮热的干预措施的效果。而目前我们非常确定的研究结果是，吸烟会增加患癌症的风险。

因此，如果你觉得吸烟能让你平静下来，为你提供了一个社交辅助，或者是一个很好的点缀，那么你可能需要重新评估，检查一下它的成本。一些人认为，吸烟甚至会让女性看起来更有魅力，但事实恰恰相反，吸烟会加速衰老过程。它会对我们身体内部造成严重破坏，最终这种伤害也会在外表上显现。

不幸的是，吸烟的负面效应还有很多。最新证据表明，吸烟会增加女性和男性患阿尔茨海默病的风险，这可能是因为吸烟会引起炎症和氧化应激。吸烟还会增加女性患心脏病的风险，而戒烟或大幅减少吸烟频率，则会降低这种风险。对携带 *ApoE4* 基因的女性来说，戒烟尤其重要，因为吸烟可能会给她们带来更大的风险。

如果你吸烟或曾经吸烟（即使是在几十年前），你需要注意增加饮食中的抗氧化食物、定期进行中等强度的运动、减少压力，并尽量减少环境中的毒素。补充抗氧化的维生素也有助于对抗吸烟对身体系统的长期影响（见第 11 章）。

接触自然

说到毒素，让我们来谈谈其他含有破坏雌激素的化学物质或外源性雌激素的常见产品。在第 10 章中，我们讨论了这些毒素是如何隐藏在日常食物中的，但环境污染也需要引起重视。

2015 年，由污染引起的疾病导致美国约 900 万人过早死亡，占全球死亡总数的 16%！室外空气污染导致的死亡人数是艾滋病、肺结核和疟疾导致的死亡人数的 3 倍多；是所有战争和其他形式暴力所造成的死亡人数的 15 倍多。

不幸的是，我们对环境没有太多的掌控权，但有一件事情是我们可以做的，就是小心我们的个人选择。事实上，家庭用品是环境污染问题的一大组成部分。

除非有特殊说明，大多数食品和饮料容器、一次性餐具和用具都含有双酚 A 等化学物质，当容器被刮擦或加热时，这种化学物质很容易进入盛放的食物中。例如，当你用微波加热冷冻食品或将食品储存在塑料容器中时，当你的塑料吸管放在加热的食物中时，双酚 A 就会渗透到你的食品中。塑料水瓶也是一样，如果将其留在车内、阳光下或用于装热饮，就相当于加热塑料水瓶。塑料杯里的咖啡、聚苯乙烯塑料装的汉堡、蒸煮袋里的蔬菜、外卖纸盒里的面条……和诸如此类的物品说再见吧！用餐时，如果你点的是热食，请立即从包装盒里取出来。尽量使用玻璃、陶瓷、瓷器、搪瓷涂层的金属或不锈钢锅、平底锅和容器在家里加热、烹饪、盛放或储存食物。

不要在洗碗机里放塑料制品！高温、塑料和水是一种非常糟糕的组合。如果商家说塑料制品可以在洗碗机里安全使用，请将其放在洗碗机的最上层，远离热源。不要使用高温清洗或烘干温度的模式，例如"消毒"模式。

此外，许多商家生产的家用清洁剂含有氨水等腐蚀性化学物质，并且通常用合成香料来掩盖气味。这些合成香料可能含有邻苯二甲酸酯，会对你的激素产生严重影响。所以，为什么要冒险呢？尤其是，使用更天然的产品实际上更便宜！丢掉稳洁（Windex）和"万能"清洁剂，改用蒸馏白醋，并努力擦拭。

你知道外源性雌激素还有可能隐藏在你的睫毛膏里吗？市面上的化妆品和护肤品中含有许多化学物质，让我们看起来、感觉起来、闻起来都很好……但它们同时会破坏我们的激素水平，在到达一定的暴露程度时，甚至会导致癌症。牙膏、除臭剂和其他任何用在身体上的东西也是如此。皮肤是人体最大的器官，皮肤表面 60% 以上的物质会被吸收到血液中。通过更注意你的日常选择，你不仅可以极大地净化周围的环境，还有助于减少我们美丽星球上的集体碳足迹。

就我个人而言，我是"清洁护肤"运动的忠实粉丝，多年来一直在使用有机护肤品和化妆品。虽然我们可能需要做一些调研才能找到适合自己皮肤类型的产品，但收益远远大于努力。同时，作为开始，你可以试着用椰子油卸妆。你只需滴几滴，然后把它涂满你的眼睛、脸和嘴唇，然后用软布擦掉。非常神奇！

小心用药

当你清理厨房和美容箱时，也要检查一下药品柜。你知道吗？你的认知改变也许就取决于药品柜里的东西。虽然还没有确切的结论表明处方药可能会导致认知能力下降和痴呆，但某些药物可能会显著增加我们的风险。有的药物毒性反应类似痴呆的症状，这让人深感不安。

治疗抑郁症、哮喘和过敏的常用药物的风险可能更大。这些药物被称为"抗胆碱药"，这意味着它们通过阻断一种叫作乙酰胆碱的大脑化学物质发挥作用，而乙酰胆碱对记忆的形成至关重要。通过抗胆碱，它们实现了与治疗阿尔茨海默病药物完全相反的效果，后者通过增加乙酰胆碱的吸收来起效，比如盐酸多奈哌齐。

对记忆和痴呆风险表现出更一致的不良影响的药物是常见过敏药物盐酸西替利嗪、晕动病药物茶苯海明和抗抑郁药物盐酸帕罗西汀。苯海拉明和茶苯海明也是失眠患者常用的安眠药替代品。在一项对 3 000 多名老年人的研究中，数年持续服用这些药物中任一种的老年人发生轻度认知障碍或痴呆的风险是未服药老年人的 4 倍。

此外，长期使用苯二氮䓬类药物与阿尔茨海默病风险的增加有关，苯二氮䓬类药物常用于治疗失眠、焦虑，有时也用于治疗癫痫。安必恩是一种苯二氮䓬类药物，也是美国国内使用最广泛的安眠药物，它给女性带来了很多麻烦。一项针对 7 184 名老年人的研究发现，连续使用苯二氮䓬类药物超过 3 个月的老年人在接下来的 6 年中患阿尔茨海默病的风险几乎高出 50%。考虑到短期使用这些药物不会增加阿尔茨海默病的风险，该研究给出了这些药物对身体系统影响的时间参考指标。这一数据进一步证实了大多数临床医生早已知道的事实：苯二氮䓬类药物不应该作为治疗方案的首选，尤其是针对睡眠障碍而言。

这些药物中的任何一种，偶尔使用都不太可能导致痴呆，但长期使用可能会增加你患病的风险。如果你正在服用处方药和/或非处方药（或过去已服用数月或数年），并且在记忆、思维或注意力方面已经出现了一些问题，请医生查看你所用药物的完整清单，看看其中是否有什么药物可能导致这些症状。这也给了我们很好的提醒，我们都应该意识到自己有和医生讨论的权利，了解给我们开的所有药物的风险和益处。好消息是，如果某种药物是你认知变化的根源，那么在停止使用该药后，你也许会经历症状的改善甚至逆转。

但要注意，在没有咨询医生的情况下，不要停止、启动或改变你的用药方案，这一点很重要。

好好刷牙

检查完药品柜后，花点儿时间照镜子。笑一笑，看看你的牙齿怎么样，你的牙龈怎么样。

口腔卫生是大脑健康的一个关键组成部分，但往往被人们完全忽略。牙周病，一种可能导致牙齿松动或脱落的牙龈疾病尤其重要，它目前越来越受到关注。除了对口腔有害，牙周病对大脑也有一定的影响。虽然还需要更多的证据，但牙周病与脑部炎症和阿尔茨海默病淀粉样斑块风险增加之间似乎存在关联。因为牙周炎是一种相当容易治疗的感染，所以不要放任不管。

正确的口腔卫生建议包括：

- 定期清洁牙齿。

- 饭后刷牙，每天至少刷牙两次。

- 每天使用牙线。

- 如果你的牙医建议你去看牙周病医生，请认真对待这一建议。

- 检查你正在使用的牙膏。配料表中是否含有钛？是否含有其他有害化学
  物质？如果有，扔掉它。

直到我们再次相见

我不喜欢告别。所幸在我的母语里，压根没有告别的说法。"arrivederci"这个单词翻译过来意思是"直到我们再次相见"。但在说再见之前，我想确保你读完最后几页时，备受鼓舞，励志开辟一条充满快乐、健康的道路。看到你带着收获的各种策略，我可以很平静地和你告别，因为我知道你正走在自我发展的革新之路上。

经常有人希望我分享对于"优雅地变老"的看法。这句话简直说到了我的心坎里，因为这正是我对家人、朋友、我关心的患者以及阅读本书的你的祝愿，也是我对自己的祝愿。当然，晚年的优雅不止于有范，它还包括充满活力、富有韧性的大脑所拥有的智慧、聪明和深思。

然而，优雅地变老的概念与当今崇尚年轻、注重结果的文化格格不入。我们生活在一个污名化衰老的时代。虽然很多文化仍然保持着对成熟的敬佩和尊重，但我在美国经常看到的是一种处处害怕和避免衰老的文化。

只要有人想抵御衰老，就会出现无数让人看起来更年轻的选择——不惜代价地吃药、整容，或者干脆拒绝透露年龄。年龄的标准对女性而言，最为严苛。随着年龄的增长，男性被比喻为陈年老酒，越老越有价值；女性则被看成过期就要被扔掉的牛奶。女人一旦到了40岁，广告就开始铺天盖地向她们介绍各种抗衰老、保持身材的秘诀，她们也"无论如何"都要让自己看起来更棒。比起对身心健康的关注，我们更关注的是外表。

我们要为这些产品买单吗？我们需要让自己的身心健康屈从于那些制约女性的习俗和规范吗？杂志封面是不是应该把关注点放在女性的智慧上，而不是放在她们的皱纹和腰围上？

虽然有人可能会说，这些问题男女都会遇到，而且形态各异。但本书的目标是关注女性健康，尤其是女性的大脑健康。无论女性的大脑拥有多么明显的天赋，作为女性，我们的优势伴随着风险，而这些风险一直没有得到足够的研究和支持。《她脑使用手册》探讨了女性大脑这个重要器官存在的一些风险，它们使得女性群体在阿尔茨海默病和其他痴呆，以及抑郁症、焦虑症等方面的发病率是男性的2倍或以上。诚然，这是生物和社会因素共同作用的结果，这些因素源于我们的进化、历史和社会。尽管这些风险很严重，但许多风险在生物学上并非不可避免；它们的存在源于错误的信息和人们的忽视。

我个人尚未患病。写作本书，不只是为我自己，也不只是为我的母亲，当然也不只是为我的女儿。如果你已经读到了这里，大概和我有同样的感受。我们并不孤单。作为专注于这一领域的研究者，我正和全球各地的同事一起努力重新评估、振兴和提升女性大脑健康领域，提供专门针对女性生理机制的筛选程序和干预措施。这么做是为了给女性提供她们应得的护理，这是一项基本人权。

女性大脑的奇迹以及大脑与身体的各种交互作用，极大地丰富了这个研究领域。这一领域值得好奇和关切，以建立一个全新的、不断迭代的女性保健标准。鉴于女性对整个社会的贡献越来越大，每个人的未来都取决于我们对完成这项任务的不懈投入。我们正经历着时代的剧变，让我们脚踏实地地评估不足之处，并采取必要的措施来克服这些障碍；这是我们早该采取的行动。

要做到这点需要一系列的转变，而就像多米诺骨牌一样，它始于我们在影响社会之前采取的第一个行动。对于我们要做的部分，我已在本书中提供了一个方法，它基于科学的研究、对现实的承认与个性化的行动方案。无论作为集体，还是作为个人，我们都可以摆脱当前的限制及其后续的风险。

对个人来说，可以采用的主要手段不是立法、研究或服用魔法药丸。说到大脑健康，预防就是一切。虽然我们每天都在治疗一度被认为不可避免的疾病，但迄今为止，这个领域最瞩目的成功在于预防策略而非药物治疗。预防的基础就是提前运用这些策略进行干预，并利用在我们激素波动中出现的机会之窗。

通常，女性保健会涉及某种形式的激素治疗，无论是绝经期激素疗法、节育还是抗雌激素治疗。每种药物都有潜在的风险和益处。作为女性，我们需要了解事情的两面性，做出明智、有远见的决定，重视我们现在和未来的健康。与此同时，我们值得在重视身心健康和福祉的前提下，对各种选择进行彻底的研究和精心的计划。

你现在看到的对女性有效的干预措施正处于这一领域的核心和前沿。它们是为保护女性大脑的复杂运作而量身打造的，引导着决定我们性别的激素的变化。科学表明，女性的大脑功能会与其身体严峻的发展之旅保持一致，对青春期、孕期和绝经期的多种激素图谱高度敏感。我们终于有了一个生活方式计划，该计划尊重女性独有的生理特征，并经过微调以促进女性的认知健康，同时增强女性的整体活力和自我意识。通过充分评估药物和非药物疗法、优化饮食和运动、降低压力、改善睡眠，同时，通过社会、文化来丰富我们的生活，我们可以为生活的繁盛奠定基础，不仅在花样年华上，也在岁月赋予的力量上。

要做到这点，我们必须重新确定优先级。

有句俗语说得好："吃半饱，走双倍，笑三倍，再加上无限的爱。"我想不会有哪位科学家对此提出异议。但这不是一夜之间就能实现的，也不要想着临时抱佛脚。虽然你可能见过声称可以在几周之内"改变大脑"的文章、应用程序和饮食技巧，但我们的工作更加深入，需要耐心和毅力。真正的改变需要 3～6个月的时间，只要你持续积极地照顾自己，这种改变就会持续。这是一个终身的计划，而不是一个快速解决方案。就像所有优秀的东西一样，它也需要纪律、始终如一和认真投入。不同的是，有了这种对自己的投资，收益将持续一生，不仅会影响你，还会影响你爱的每一个人。

最后我想说的是，我们确实是身体各个部分的总和。也许是时候从我们的女性大脑那里学习照顾和结盟了，善待我们的大脑、我们的身体、我们自己以及彼此。人们越来越认识到，在女性保健以及有关女性整体福祉方面有很多事情需要做出改变。现在是时候划清界限、表达需求并解决它们了。

我期待着看到女性大脑及其所获得的成就可以得到充分的赞誉、应有的认可、平等的对待和全然的钦佩。请记住我和你站在同一条战线，让我们作为开拓者，一起为女性寻求需要和力所能及的关照，直到我们再次相见。

饮食计划和食谱

饮食建议

研究表明，女性的最佳饮食有以下特点：富含纤维、健康的碳水化合物、必需脂肪、瘦肉蛋白，以及多种维生素和矿物质。它是一种灵活的饮食，通常以植物性食物为基础，加上适量的鱼和少量的其他肉类、蛋和乳制品。所有这些食物都可以吃一点儿，只要确保来源健康，分量合适（见下表的食物分量），尽可能吃当季食物。摄入当季食物可以保证最大限度的新鲜度和营养价值，而且价格便宜。总的来说，无论在哪个季节，你盘子里至少有一半的食物应该是植物性的。

此外需要强调的是要有规律、有计划地吃饭，不要饱一顿饥一顿，注意自己在吃什么和什么时候吃。早餐、中餐和晚餐都要吃，平常要是有锻炼的习惯或感到饿了，可以在三餐之间加点小零食。

一天健康菜单

项目	食物	其他选择
早餐	草药茶（不加糖）	可以选择： · 酸奶搭配新鲜水果和 / 或全谷物（牛奶什锦早餐、燕麦、小麦胚芽） · 燕麦粥或搭配新鲜水果、坚果和种子的牛奶什锦早餐 · 鸡蛋配吐司和 / 或鳄梨 · 水果和蔬菜制成的果昔，配坚果或种子酱
上午茶	一杯咖啡 或一杯茶（不加糖）	可以选择： · 绿色果汁 · 一把坚果 · 新鲜水果 · 黑巧克力
午餐	蔬菜沙拉配全麦面包、糙米、字母饼干或黑麦饼干	可以选择： · 豆类菜肴或汤 · 豆腐制品 · 素食汉堡 · 鱼（水煮、烤制、炙烤或罐装） · 蛋（每周不超过 3 次）
下午茶		可以选择： · 一把杏仁 · 干果 · 海藻小吃 · 毛豆 · 一杯牛奶或者坚果牛奶
晚餐	熟蔬菜（蒸熟、烤熟、磨成泥或汤）或蔬菜沙拉	可以选择： · 鱼类或贝类（水煮、烤制、炙烤或罐装） · 豆类菜肴或汤 · 素食汉堡 · 家禽（炙烤或烤制） · 奶酪（每周不超过 2 次） · 红肉（每周不超过 2 次）

一周健康菜单

这是一份典型的一周健康菜单。本附录末尾还附带了食谱。

周一

早餐	一杯绿茶、原味酸奶配牛奶什锦早餐、蓝莓
上午茶	绿色果汁（芹菜、黄瓜、菠菜、青苹果、柠檬、生姜）
午餐	混合蔬菜和番茄沙拉配亚麻籽油调味汁、五香鹰嘴豆
下午茶	两个杏干或新鲜的杏子
晚餐	混合生菜和洋葱沙拉配初榨橄榄油、清蒸青豆、法国第戎三文鱼排、糙米

周二

早餐	一杯加少量奶的路易波士茶、燕麦加牛奶和生蜂蜜、新鲜树莓
上午茶	一把酱烤杏仁
午餐	椰子酸橙豆腐搭配混合蔬菜、蒸糙米
下午茶	海藻小吃
晚餐	必吃的蔬菜沙拉配橄榄和菲达奶酪、烤火鸡胸肉、烤西葫芦和甜椒

周三

早餐	一杯玫瑰茶、杂粮吐司搭配生蜂蜜和椰子油、肉桂烤梨
上午茶	甜菜汁（红甜菜、胡萝卜、苹果、生姜、柠檬）
午餐	扁豆汤、两块黑麦饼干、小苹果
下午茶	毛豆
晚餐	法式丝绒西兰花、素食汉堡、西洋菜沙拉加樱桃番茄配柠檬调味汁

周四

早餐	一杯加少量奶的红茶、早餐蛋松饼配鳄梨、一片吐司
上午茶	卡布奇诺咖啡
午餐	法式尼斯沙拉、全麦脆饼
下午茶	裹黑巧克力枸杞、杏仁
晚餐	烘烤西葫芦、西兰花泥、烤鸡胸肉

周五	
早餐	一杯伯爵茶、杏仁奶、什锦麦片配烤榛子、葡萄干、蓝莓或黑莓
上午茶	苹果
午餐	荣耀碗（食谱见后文）
下午茶	鹰嘴豆泥配胡萝卜条和芹菜条
晚餐	甜菜汤、杏仁脆皮鱼排、巴斯马蒂糙米

周六	
早餐	一杯柠檬姜茶、鳄梨吐司、两个梅子干
上午茶	1/2 个葡萄柚
午餐	简单的蔬菜沙拉配初榨橄榄油、春之意面
下午茶	胡萝卜汁
晚餐	红薯配无花果、山羊奶酪沙拉

周日	
早餐	一杯加少量奶的路易波士茶、蓝莓香蕉早餐果泥
上午茶	芝麻蜂蜜棒
午餐	春波意式烘蛋配鳄梨、菠菜沙拉
下午茶	苹果配生杏仁黄油
晚餐	慢烤柠檬鸡、海盐百里香烤蔬菜、一片酵母面包

分量控制

世界上没有"放开肚子吃"饮食法。同时，无论你在新闻中听到什么，一次只吃一种食物的笨办法并不能让你减肥，肯定也不利于你的精神状态。即便是只吃羽衣甘蓝也不行。健康的饮食是多样并能填饱肚子的，建议每天食用特定数量的食物。那么，多少食物算是一份呢？

用食物秤武装自己，让我们看看女性健脑食物中，适当的食物分量是多少。

食物种类	一份食物	其他选择
蔬菜	· 一杯熟蔬菜 · 两杯生蔬菜	· 一杯蔬菜汁 · 两杯蔬菜汤
水果	· 一杯水果 · 1/2 杯果汁	· 1/4 个鳄梨 · 五个橄榄
谷物	· 1/2 杯熟大米或谷物 · 一杯熟意面 · 一片面包	· 一杯熟燕麦片 · 1/2 杯牛奶什锦或格兰诺拉麦片
土豆	· 1/2 个小土豆	
豆类	· 1/2 杯熟豆类（主餐可以是一杯）	· 1/4 杯鹰嘴豆泥
坚果和种子	· 一汤匙坚果或种子黄油 · 一杯坚果牛奶	· 一把无盐坚果 / 种子作为零食，或 1/4 杯作为素食正餐的一部分
油	· 一大汤匙	
肉类和家禽	· 约二盎司熟肉或家禽	· 一个或两个水煮蛋
鱼类和海鲜	· 约三盎司熟鱼类或海鲜	
乳制品	· 1/2 杯牛奶或坚果牛奶 · 3/2 盎司干酪 · 一茶匙黄油	· 一杯酸奶 · 二盎司新鲜奶酪或农家干酪
甜食和甜品	· 一盎司黑巧克力	· 一茶匙蜂蜜、枫糖浆、椰子糖

此外一种可以考虑的计算方式：

● 一份约有一个小拳头大小的蔬菜或土豆。

● 一份约为你手掌大小的煮熟肉类。

● 一份约为指尖大小（从最后一个关节到指尖）的黄油。

- 一份长宽约为一根食指长宽的干酪。

- 一份约为你手掌一半大小的新鲜奶酪。

- 一份水果，包括一把浆果、两个小水果（杏子、柑橘）、一个中等大小的水果（橘子、苹果、梨）、半个大水果（葡萄柚）、两片非常大的水果（甜瓜、菠萝、西瓜）或两小个干果（杏子、李子、枣）。

- 一份长宽约为小拇指长宽的黑巧克力。

健康的替代品

将这个 …… ⇌	替换为这个 ……
卷心莴苣	混合蔬菜、菠菜、羽衣甘蓝
市售沙拉酱	特级初榨橄榄油、原味酸奶、新鲜香料的混合物；或者特级初榨橄榄油、柠檬汁、香醋的混合物
菜籽油、植物油	特级初榨橄榄油
油炸面包丁沙拉	混合坚果
市售腌黄瓜	未经加工的腌黄瓜、泡菜
香蕉	浆果、苹果、柑橘类水果
市售果汁	加新鲜水果的水和／或自己榨的果汁（可以添加起泡水来增加泡泡的口感）
早餐麦片（玉米片、脆米饼、脆谷乐等）	燕麦粥、牛奶什锦早餐、有机米片
速溶燕麦	钢切燕麦
白意面	全麦意面
白米	糙米、野生米、红米
土豆	红薯
冷冻比萨	餐厅的砖烤比萨，每周不超过一次
市售饲养的牛肉	草饲有机牛肉
市售饲养的鸡肉	散养有机鸡肉

市售鸡蛋	散养有机鸡蛋
蛋清煎蛋卷	全蛋煎蛋卷（最多两个鸡蛋）
培根	火鸡培根
汉堡包	全麦面包
汉堡和薯条	火鸡汉堡配红薯薯条
鸡块	烤鸡
蛋黄酱	鳄梨蛋黄酱、鹰嘴豆泥、希腊酸奶和柠檬混合物
番茄酱	新鲜番茄酱
普通黄油、人造黄油、涂抹型黄油	有机草饲黄油、酥油、鳄梨
金枪鱼罐头	最好是玻璃瓶装的长鳍金枪鱼
市售金枪鱼沙拉	自制：长鳍金枪鱼、芹菜、洋葱、香料和鳄梨蛋黄酱
烤制或调味坚果	生坚果（自己烤制）
市售花生酱	天然花生酱，杏仁酱更佳
星冰乐、冷冻咖啡饮料	冰咖啡——自己加奶
加工奶酪	原味奶酪
脱脂或低脂酸奶	原味全脂酸奶（最好是有机的）
薯片配蘸酱	胡萝卜和芹菜条配鹰嘴豆泥
墨西哥玉米片配市售辣番茄酱	黄瓜片配鳄梨酱
牛奶巧克力、糖果	黑巧克力：有机的坚果和水果
冰激凌、冻酸奶	酸奶糕配新鲜水果、坚果和蜂蜜，当然也可以是手工冰激凌
善品糖（零卡代糖）、人工甜味剂	甜菊、蜂蜜、枫糖浆

健脑食谱

食谱按字母顺序排列。更多的食谱可以在我的书《健脑食物》中找到。

杏仁脆皮鱼排

准备: 10 分钟　　　　　　　烹饪: 10 分钟

耗时: 20 分钟

材料 (两人份)

8 盎司鳕鱼片　　　　　　　1 个鸡蛋 (最好是散养有机的)

1/2 杯杏仁　　　　　　　　1 汤匙椰子油

海盐调味

做法

将鳕鱼洗净, 用纸巾拍干。放在一边。

在一个大而浅的碗里, 打入鸡蛋。

用食品加工机将杏仁搅碎, 倒入另一个盘子。

先将鳕鱼浸泡在鸡蛋里 (两面), 让多余的蛋液滴下来。

然后裹上一层杏仁屑。

在不粘锅中加入椰子油, 用中高火加热。在锅里放一片鳕鱼,
单面加热 5 分钟左右, 直到底部的鱼皮变成金黄色。翻过来再
煎 5 分钟, 直到另一面也变成金黄色, 鱼就熟透了。用海盐调
味后, 立即食用。它很适合搭配蔬菜沙拉食用。

鳄梨吐司

准备: <5 分钟　　　　　　　烹饪: <5 分钟

耗时: <10 分钟

蓝莓香蕉早餐果泥

准备: <5 分钟　　　　　　烹饪: 无

耗时: <5 分钟

材料（两人份）

1 杯蓝莓 (新鲜或冷冻)　　1 根香蕉

1 杯小菠菜　　　　　　　2 汤匙杏仁酱

1 汤匙生可可　　　　　　1 汤匙火麻仁

2～3 杯杏仁牛奶　　　　冰块（可选）

做法

将所有原料放入搅拌机中搅拌至果泥状。倒入玻璃杯中即可。

早餐蛋松饼

准备: 5 分钟　　　　　　烹饪: 20 分钟

耗时: 25 分钟

材料（6 人份）

10 颗大个鸡蛋（最好是散养有机的）

1/3 杯全脂奶　　　　　　1 杯磨碎的巴马干酪

1 杯切片蘑菇　　　　　　1 杯樱桃番茄，切两半

海盐或者香料调味　　　　1 汤匙鲜韭菜末

做法

烤箱预热至 180℃。

在一个大的搅拌碗中，将鸡蛋和牛奶混合，搅拌均匀。

拌入磨碎的奶酪、蘑菇、樱桃番茄和一撮盐。

将混合物均匀地分配给 12 个抹过油的松饼杯或硅胶松饼托盘。

撒上新鲜的韭菜末。

烘烤 20 分钟或直到中心凝固，松饼开始变成褐色。冷却 5 分钟即可食用。

西兰花泥

准备: 5 分钟   烹饪: 无

耗时: 5 分钟

材料 (4 人份)

4 杯西兰花, 清蒸后备用	1 瓣蒜
2 汤匙橄榄油	2 汤匙火麻仁
海盐和胡椒调味	

做法

将所有原料 (海盐和胡椒除外) 和 2 汤匙温水放入搅拌机中。

搅拌 1 分钟。

加入海盐和胡椒粉调味。倒入盛菜的碗中并立即食用。

椰子酸橙豆腐搭配混合蔬菜

准备: 40 分钟   烹饪: 15 分钟

耗时: 55 分钟

材料（6 人份）

1 份（14 盎司）水包特硬豆腐，沥干备用

3 根大葱，切成 2～3 厘米长的小段

3 瓣蒜，切片	1 汤匙姜末
4 棵小白菜，纵向切成四份	1 个红甜椒，切片
1 杯荷兰豆，摘净备用	2 汤匙椰子油

1 汤匙芝麻

调料

1/2 杯椰子奶油	1 个酸橙榨汁
1 茶匙生蜂蜜	1 汤匙雪利干邑
2 汤匙芝麻油	2 汤匙生酱油或日本酱油

做法

将豆腐切成约 1 厘米见方的小块，放置在几层纸巾上面，再用一张纸巾盖住。静置 10 分钟，偶尔向下按压。

在密封袋中，将原料和调料混合在一起。加入豆腐并密封。冷藏至少 30 分钟。与此同时，把所有的蔬菜切碎。

用大火加热一个大炒锅或平底锅。在锅中倒入 1 汤匙椰子油，并旋转至均匀。

把豆腐放到锅里。炒 8 分钟左右，等豆腐的四边都变成褐色。把豆腐从锅里取出，放在一个中等大小的碗里。

将大葱、大蒜和生姜放入锅中。炒 1 分钟。从锅中倒出，加到豆腐中。

将剩余的 1 汤匙椰子油倒入锅中，并摇晃至均匀。加入小白菜、甜椒和荷兰豆。炒 4～5 分钟。拌入豆腐混合物。

撒上芝麻。与糙米或其他大米一起食用。

法国第戎三文鱼排

准备: 5 分钟   烹饪: 15 分钟

耗时: 20 分钟

材料（4 人份）

4 份三文鱼牛排（每份 4 盎司）   2 汤匙第戎芥末

海盐和胡椒粉调味

做法

将烤箱预热至 200℃。将烘焙纸铺在浅烤盘上。

把三文鱼放在烘焙纸上。在每块鱼排上涂上一层薄薄的芥末，然后用海盐和胡椒调味。烤 15 分钟，或者烤到三文鱼容易用叉子剥开。

荣耀碗

准备: 30 分钟   烹饪: 最多 15 分钟

耗时: 45 分钟

材料（4 人份）

沙拉的配料:

1/2 杯（3 大片叶子）嫩羽衣甘蓝，细细切碎

1/2 杯胡萝卜，去皮切碎   1/2 杯红甜菜，去皮切碎

1/2 杯西兰花，切碎   1/4 杯杏仁，切片

1 杯熟野米   1/2 杯熟藜麦

1/2 杯硬豆腐，沥干，切成小块

调料的配料:

2 个小蒜瓣，切碎   2 英寸长的鲜姜根，去皮切碎

2 汤匙日本酱油或生酱油　　　1/2 个柠檬榨的汁

2 汤匙有机中东芝麻酱（tahini）　1 汤匙特级初榨椰子油

2 汤匙水

做法

碗的做法：

将羽衣甘蓝、胡萝卜、红甜菜和西兰花混合在一起，用中火蒸约 10 分钟至所需的质地。

用中火在锅中烘烤杏仁 1 分钟。

将蒸好的蔬菜和烤杏仁与熟谷物、豆腐混合。分别装碗。

调料的做法：

将所有的配料在食品加工机或高速搅拌机中充分混合至奶油状。

将酱汁浇在碗里的食物上；拌匀，上桌，享用。

扁豆汤

准备：5 分钟　　　　　　　烹饪：35 分钟

耗时：40 分钟

材料（4 人份）

2 杯有机红扁豆　　　　　　4 杯水

1 汤匙特级初榨椰子油　　　1 茶匙姜黄粉

1 茶匙孜然粉　　　　　　　1 个黄洋葱，切碎

3 瓣蒜，切碎　　　　　　　2～3 厘米鲜姜根，磨碎

1 个有机胡萝卜，去皮并切碎　2 根有机芹菜茎，切碎

1/2 茶匙迷迭香干叶　　　　6 杯蔬菜高汤

海盐调味

做法

红扁豆在水中浸泡一夜或不少于 5 小时（浸泡过的豆类更容易消化，不会引起腹胀）。控水并放在一边。

在一个大而重的平底锅中用中火加热油。加入姜黄和孜然，搅拌 1 分钟。

加入洋葱，烹饪，经常搅拌，直到变黄变软，大约 5 分钟。加入大蒜和生姜，煮 2 分钟。

加入胡萝卜、芹菜、红扁豆和迷迭香。搅拌混合。加入高汤，煮沸。小火慢炖。用海盐调味。盖上盖子煮 25 分钟，或直到红扁豆煮好，但不糊。

必吃的蔬菜沙拉

准备: 15 分钟　　　　　　　烹饪: 无

耗时: 15 分钟

材料（4 人份）

沙拉的配料:

1 杯混合蔬菜，切碎	1 杯小菠菜，切碎
1 杯嫩羽衣甘蓝，切碎	8 根大葱，切片（仅葱白部分）
4～5 个小萝卜，切成薄片	1 个小茴香，切成薄片
1/4 杯卡拉马塔橄榄，切碎	1/2 杯新鲜泡菜或腌白菜
1 个成熟的鳄梨，去皮，去核，切成块	

调料的配料:

1 汤匙亚麻籽油	1/2 个柠檬榨的汁
1 汤匙苹果醋	

1/2 杯豌豆，新鲜或冷冻均可　　1/2 杯磨碎的巴马干酪

一把切碎的罗勒叶　　　　　　　海盐调味

做法

将一大锅水（约 1.8L）煮开。放入西兰花煮 1 分钟。放入芦笋，再煮 1 分钟。冷水冲凉沥干，放在一边。

在煮蔬菜的同一个锅里，把意大利面煮熟。可以换水后重新烧水。我用煮蔬菜的水直接煮面，加入适量海盐。

在等待煮面的过程中（通常 10 ～ 12 分钟），在一个大煎锅中，用中高火加热橄榄油。油热后，加入大蒜和西葫芦，翻炒 1 分钟。加入番茄丁，再翻炒 2 分钟。

将煮蔬菜的水倒入，把火调高，烧开水。加入奶油，加入所有蔬菜，包括豌豆。搅拌至混合均匀。

把火调小，慢炖奶油汤，而不是煮沸。

加入巴马干酪，搅拌至混合均匀。

意大利面一煮好，就用冷水冲凉并沥干，然后拌入酱汁中。搅拌至混合均匀。根据需要加入罗勒和海盐调味。可以立即享用。

海盐百里香烤蔬菜

准备: 15 分钟　　　　　　　　烹饪: 45 分钟

耗时: 60 分钟

材料（4 ～ 6 人份）

4 个中等大小的胡萝卜，去皮

2 个欧洲萝卜，去皮，纵向切成两半

1个大土豆，纵向切成厚片 1个大红洋葱，切碎

2汤匙椰子油   3～4枝新鲜百里香

3～4枝迷迭香   1茶匙孜然粉

海盐和胡椒调味

做法

将烤箱预热至180℃。在一个大烤盘上铺上烘焙纸。

把切好的蔬菜放在一个大碗里。把椰子油倒在蔬菜上。撒上百里香、迷迭香、孜然、海盐和胡椒调味。轻轻搅拌均匀。

将蔬菜放在烤盘上，摊开使其均匀受热。把它们放在烤箱里烤至金黄色。

从烤箱中取出，可以立即食用。最多可冷藏保存4天。

慢烤柠檬鸡

准备: 25分钟   烹饪: 3小时

耗时: 3小时25分钟

材料（6人份）

1只有机散养鸡   1个大洋葱，切碎

6瓣蒜，压碎   4枝新鲜迷迭香

一小束新鲜鼠尾草   3汤匙特级初榨橄榄油

1颗柠檬榨汁   3汤匙酱油

海盐调味

做法

将烤箱预热至150℃。

将鸡肉洗净，放入法式烤箱，胸脯朝下。把洋葱和蒜瓣撒在烤箱内胆里，同时也撒在鸡肉内部。将迷迭香和鼠尾草插入鸡肉中。把橄榄油和柠檬汁倒在鸡肉上，滴一些酱油。盖上盖子。把烤箱内胆放在烤箱里烤 3 小时。每过 1 小时在鸡肉上涂次酱汁。在最后 10 分钟，或等鸡肉熟透之后，切换到烤嫩鸡模式，使鸡皮变棕变脆。在鸡皮上撒点海盐（可选）。冷却 15 分钟。

五香鹰嘴豆

准备: 10 分钟　　　　　　烹饪: 20 分钟

耗时: 30 分钟

材料（4 人份）

2 汤匙特级初榨椰子油　　　1 个红洋葱，去皮并切丁

4 瓣蒜，去皮并切成碎末　　1 汤匙葛拉姆马萨拉（一种香料）

1 茶匙姜黄　　　　　　　　1 茶匙肉桂

5 厘米长的鲜姜根，磨碎

3 杯有机鹰嘴豆，煮熟，沥干，用滤网冲洗

2 汤匙生蜂蜜　　　　　　　海盐调味

做法

在铸铁煎锅或大平底锅中以中火热油。加入洋葱丁和蒜末，翻炒直到变得部分半透明，边缘略呈棕褐色。

加入葛拉姆马萨拉、姜黄、肉桂和姜末，翻炒 1～2 分钟，或直到香味扑鼻。

加入鹰嘴豆。翻炒 10 分钟，直到鹰嘴豆变棕黄色。将火调小，加入蜂蜜搅拌，翻炒 2～3 分钟。关火，加入海盐调味。

春波意式烘蛋

准备: 15 分钟　　　　　　烹饪: 20 ～ 25 分钟

耗时: 35 ～ 40 分钟

材料 (6 人份)

3 汤匙特级初榨橄榄油　　　　1 个中等大小的洋葱，切片

3 瓣蒜，切碎　　　　　　　　3 杯小菠菜

1 杯香豌豆 (预先蒸熟)　　　1⁄2 杯毛豆 (去壳，预先蒸熟)

8 个鸡蛋 (最好是散养有机的)　1/4 杯全脂牛奶

1/2 杯磨碎的巴马干酪　　　　海盐和胡椒调味

做法

将烤箱预热至 180℃。

烤箱预热期间，在一个耐热平底锅 (最好是铸铁锅) 中加热 2 汤匙橄榄油。翻炒洋葱直到变软，约 5 分钟。加入蒜末，再煮 4 分钟。

加入菠菜、香豌豆和毛豆。翻炒 2 ～ 3 分钟，或者直到菠菜变软。关火放在一边。

在一个大碗里，打散鸡蛋和牛奶搅拌均匀。加入磨碎的奶酪并拌匀。放入蔬菜搅拌，直到完全混合。

在同一个平底锅中加热剩下的 1 汤匙橄榄油，然后倒入鸡蛋和蔬菜的混合物。煮 5 分钟，或等到鸡蛋的边缘凝固。

将平底锅放到烤箱中烤 10 分钟。等鸡蛋表面变成为浅金色，撒上海盐和胡椒调味。可以趁热享用。

香豌豆蔬菜汤

准备: 10 分钟　　　　　　烹饪: 20 分钟

耗时: 30 分钟

材料 (6 人份)

10 盎司西兰花

10 盎司冷冻香豌豆

2 个大的绿色笋瓜，去皮，切碎

1 把恐龙羽衣甘蓝（10 ～ 12 片叶子），切碎，去茎

4 杯蔬菜汤

2 瓣蒜，切碎

1 茶匙生姜，磨碎

法式酸奶油或酸奶油，每人 1 汤匙（可选）

烤南瓜子（可选）

做法

将西兰花、香豌豆、笋瓜和羽衣甘蓝放进一个大汤锅中。倒入蔬菜汤，盖过食材。

煮沸后盖上盖子，慢炖 10 ～ 12 分钟，直到蔬菜变软。加入大蒜和生姜，再炖 10 分钟，直到羽衣甘蓝变软，汤的香味出来。

用高速浸没式搅拌机搅拌成质地丝滑的蔬菜泥。

上桌时，在上面放一勺法式酸奶油或酸奶油和一些南瓜子。

红薯配无花果和山羊奶酪沙拉

准备: 10 分钟　　　　　　　　烹饪: 15 分钟

耗时: 25 分钟

材料 (4 人份)

3 杯水

2 个大红薯，纵向切成约 1 厘米的片

1 汤匙特级初榨橄榄油

1/4 杯枫糖浆

2 汤匙意大利香脂醋

4 根大葱，切成薄片 (仅用葱白部分)

5 个无花果干，切成四等分

4 杯小菠菜

2 盎司山羊奶酪，捣碎 (最好呈奶油状)

做法

将烤架或烤盘预热至高温。

把 3 杯水倒入一口大锅，大火烧开。水沸腾时，将红薯烫煮 2～3 分钟直至变软。捞出冷却，拍干。

在烤架或烤盘上刷上橄榄油。当油发出嘶嘶声时，将红薯分层放入烤架，每面烤约 5 分钟，直至烤到外壳微焦。

在一个小碗里，将枫糖浆和香脂醋搅拌在一起。加入葱和无花果。

把小菠菜分至 4 个盘子中。把红薯分别放在菠菜上。将调味料浇在红薯和菠菜上，并撒上碎山羊奶酪。

趁热享用。

素食汉堡

准备: 15 分钟　　　　　　烹饪: 15 分钟

耗时: 30 分钟

材料（两人份）

2 汤匙特级初榨橄榄油

1 个中等大小的洋葱，细细切碎

1 根胡萝卜，细细切碎

1 杯花椰菜饭

1 杯熟扁豆

1/4 杯葵花籽，粗略切碎

1 杯蒸糙米

1 个番茄，切片

做法

将扁豆完全沥干。

在大平底锅中用中火加热 1 汤匙油。加入洋葱、胡萝卜和花椰菜饭，煮 5～6 分钟或直到变软。关火并放在一边。

在一个中等大小的碗中，混合扁豆、葵花籽和糙米。加入煮熟的蔬菜，和这些混合物混在一起。用手或汉堡肉饼成型机做 4 个小汉堡。放在一边。

在同一个平底锅中，放入剩余的油并加热。放入汉堡，煎至棕褐色，每面各煎 3～4 分钟。

把汉堡放到盘子里。如果你喜欢，可以把汉堡放在全麦吐司上。最上面加上西红柿片。

法式丝绒西兰花（丝绒西兰花汤）

准备: 10 分钟　　　　　　　烹饪: 20 分钟

耗时: 30 分钟

材料（4 人份）

2 汤匙特级初榨橄榄油

1 个中等大小的白洋葱，切片

2 瓣蒜，切碎

3 杯西兰花，切碎（去掉茎）

1 杯有机香豌豆（也可以用冷冻豌豆）

1 个中等大小的黄色土豆，切碎（带皮）

6 杯蔬菜高汤

海盐和胡椒调味

做法

在一个中等大小的平底锅中，用中火热油。加入洋葱，翻炒 5～7 分钟直到洋葱半透明。加入大蒜并炒出香味。

加入西兰花、豌豆、土豆和高汤。煮沸后再煮 10 分钟。

离火。用手持式搅拌机将食材搅拌至顺滑。倒回平底锅，再煮 5 分钟。

加入海盐和胡椒粉调味。淋上一点橄榄油即可享用。

烘烤西葫芦

准备: 10 分钟　　　　　　烹饪: 45 分钟

耗时: 55 分钟

材料 (4 人份)

2 个黄色大西葫芦，切丁

2 个绿色大西葫芦，切丁

2 个中等大小的红洋葱，切成薄圈

1/2 杯磨碎的巴马干酪

1 茶匙百里香

1/3 杯全麦面包屑

2 汤匙无盐黄油

1 汤匙特级初榨橄榄油

做法

将烤箱预热至 180℃。

将西葫芦、洋葱、奶酪、百里香和面包屑混合在一个碗中，并放入切成块的黄油。

将混合物放在烤盘中，撒上橄榄油。我还会在上面撒点巴马干酪。

烘烤 45 分钟，或者直到蔬菜熟透，顶部呈浅浅的棕褐色。

几年前，我在一场阿尔茨海默病主题的国际会议上，准备发表演讲。正当我要拿起话筒时，一位女士走上讲台。在简短的自我介绍之后，她开门见山地向我发问："女性患阿尔茨海默病的风险越来越高，对此你作何感想？"

她的问题让我停下手中的事情，把准备的幻灯片放在一边，我们展开了一场对话，这场对话极大地改变了我之后的工作轨迹。机缘巧合的是，这个人不是别人，正是该领域以大胆闻名的意见领袖，罗伯塔·迪亚兹·布林顿（Roberta Diaz Brinton）博士。几十年来，布林顿博士一直致力于研究激素变化与女性阿尔茨海默病的潜在联系，是该领域的权威。在对话的几分钟内，她不仅说服我追随她的脚步，还将我置于她强大的羽翼之下，让我有机会实施我参与过的最激动人心的研究。

亲爱的罗比①，你是所有星星中最耀眼的那颗。有你在身边，任何女性都会感到无比幸运，我也不

———————————

① 罗比是罗伯塔的昵称。——译者注

例外。这本书就是最好的证明，它充分展现了你的力量和体贴。

我最感激的是我现在和过去所有的同事、学生和合作者，以及所有投入时间和精力去理解女性大脑与男性大脑异同的科学家。通过参与这项任务，我的工作和事业变得无比丰富。科研是在日复一日的工作中独自进行的，但在宏大的愿景中，科研者永远不是孤军作战。本书的所有内容都融合了来自世界各地许多团队的辛勤工作。

即便如此，在威尔康奈尔医学院的女性大脑倡议项目中，没有哪个团队比我自己带领的团队更让我珍视。从研究协调到照看患者，从数据处理到统计分析，我的同事和合作者都非常敬业、努力，而且极其出色。我要特别感谢马修·芬克（Matthew Fink）博士，他让我有机会发起女性大脑倡议项目，并且一直不辞辛劳地支持着我们的事业；理查德·艾萨克森（Richard Isaacson）博士，简直就是预防阿尔茨海默病的福尔摩斯；还有研究放射学的同事，他们是超棒的灵感来源。

除本书所引用的相关研究者之外，还有众多研究者为这个领域添砖加瓦，并激励我撰写了这本书，我心怀敬意地向所有人表达感谢：谢谢各位。阿尔贝托·普皮（Alberto Pupi）博士，你是我的最佳榜样，不管是作为科学家，还是作为导师和教师。来自阿尔茨海默病预防研究基金会的达玛（Dharma）博士和科蒂（Kirti）博士，感谢你们如此慷慨地同我分享关于冥想的知识。

感谢美国国家卫生研究院/国家老龄化研究所（National Institutes of Health/National Institute on Aging）、玛丽亚·施莱弗女性阿尔茨海默病运动（Maria Shriver's Women's Alzheimer's Movement）、阿尔茨海默病治疗基金会（the Cure Alzheimer's Fund）、哈罗德·W.麦格劳三世（Harold W. McGraw III）和南希·G.麦格劳（Nancy G. McGraw）以及许多其他赞助者的资助，如果没有你们的慷慨支持，我们的研究甚至都无法想象。

同时，如果没有被试，我们的所有研究都无法进行，虽然必须匿名，但是你们自己都知道。感谢你们提供信息和灵感，让我们这项事业成为可能。

再来说说本书，非常感谢玛丽亚·施莱弗为我写了推荐序。玛丽亚在许多领域都颇有建树，她是一名记者、作家，以及加利福尼亚州的前第一夫人，等等。但没有什么能抵得上她坚定不移地致力于预防阿尔茨海默病，并赋予女性我们所需的知识和智慧。

再说说玛丽亚团队中其他的耀眼明星，桑迪·格莱斯廷（Sandy Gleysteen），谢谢你让这一切成为现实——你是最棒的。

衷心感谢我才华横溢的编辑卡罗琳·萨顿（Caroline Sutton）和我强大的文学经纪人卡廷卡·马特森（Katinka Matson），给了我撰写本书的机会。我真诚地感谢你们，在你们的大力支持和专业帮助之下，我得以将严谨的科学转化为通俗易懂的概念，让这些知识在今天、在未来触达和帮助到最广泛的人群。

最后，我想说我的研究只是我生活的一部分，如果没有全世界范围的朋友们和家人们的爱和支持，我的研究是不可能完成的。我太爱你们了。非常非常感谢苏珊·维里利·杜蒂尔（Susan Verrilli Dutilh），在我撰写本书的每一步、每一页，她都在我身边。亲爱的妹妹，每当我面临令人抓狂的困境时，你就是优雅、力量和毅力的化身。

我为美好的家庭而写作，从家庭中来，到家庭中去。家庭的支持不仅让我的写作成为可能，而且为我的写作赋予更多价值。妈妈和爸爸，我深深地爱着你们。莫莫（Momo），谢谢你一直在我们身边。在我们温暖小家庭里的凯文（Kevin）和莉莉（Lily），我比任何人都爱你们。

未来，属于终身学习者

我们正在亲历前所未有的变革——互联网改变了信息传递的方式，指数级技术快速发展并颠覆商业世界，人工智能正在侵占越来越多的人类领地。

面对这些变化，我们需要问自己：未来需要什么样的人才？

答案是，成为终身学习者。终身学习意味着永不停歇地追求全面的知识结构、强大的逻辑思考能力和敏锐的感知力。这是一种能够在不断变化中随时重建、更新认知体系的能力。阅读，无疑是帮助我们提高这种能力的最佳途径。

在充满不确定性的时代，答案并不总是简单地出现在书本之中。"读万卷书"不仅要亲自阅读、广泛阅读，也需要我们深入探索好书的内部世界，让知识不再局限于书本之中。

湛庐阅读 App: 与最聪明的人共同进化

我们现在推出全新的湛庐阅读 App，它将成为您在书本之外，践行终身学习的场所。

- 不用考虑"读什么"。这里汇集了湛庐所有纸质书、电子书、有声书和各种阅读服务。
- 可以学习"怎么读"。我们提供包括课程、精读班和讲书在内的全方位阅读解决方案。
- 谁来领读？您能最先了解到作者、译者、专家等大咖的前沿洞见，他们是高质量思想的源泉。
- 与谁共读？您将加入优秀的读者和终身学习者的行列，他们对阅读和学习具有持久的热情和源源不断的动力。

在湛庐阅读 App 首页，编辑为您精选了经典书目和优质音视频内容，每天早、中、晚更新，满足您不间断的阅读需求。

【特别专题】【主题书单】【人物特写】等原创专栏，提供专业、深度的解读和选书参考，回应社会议题，是您了解湛庐近千位重要作者思想的独家渠道。

在每本图书的详情页，您将通过深度导读栏目【专家视点】【深度访谈】和【书评】读懂、读透一本好书。

通过这个不设限的学习平台，您在任何时间、任何地点都能获得有价值的思想，并通过阅读实现终身学习。我们邀您共建一个与最聪明的人共同进化的社区，使其成为先进思想交汇的聚集地，这正是我们的使命和价值所在。

CHEERS

湛庐阅读 App
使用指南

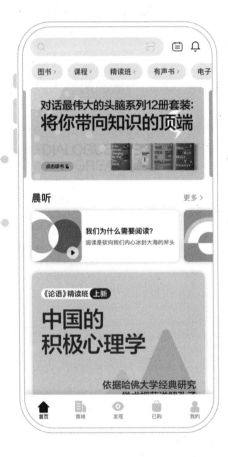

读什么

· 纸质书
· 电子书
· 有声书

与谁共读

· 主题书单
· 特别专题
· 人物特写
· 日更专栏
· 编辑推荐

怎么读

· 课程
· 精读班
· 讲书
· 测一测
· 参考文献
· 图片资料

谁来领读

· 专家视点
· 深度访谈
· 书评
· 精彩视频

HERE COMES EVERYBODY

下载湛庐阅读 App
一站获取阅读服务

图书在版编目（CIP）数据

她脑使用手册 /（意）莉萨·莫斯科尼著；张婍译 .
杭州：浙江教育出版社，2024.7. -- ISBN 978-7-5722-
8236-2

Ⅰ .R338.2-49

中国国家版本馆 CIP 数据核字第 20240VH941 号

上架指导：脑科学 / 女性健康

浙 江 省 版 权 局
著作权合同登记号
图字 :11-2024-232号

她脑使用手册
TA NAO SHIYONG SHOUCE

[意] 莉萨·莫斯科尼（Lisa Mosconi）　著

张婍　译

责任编辑：李　剑

助理编辑：骆　珈

美术编辑：韩　波

责任校对：傅美贤

责任印务：陈　沁

封面设计：李　月

出版发行：浙江教育出版社（杭州市环城北路 177 号）

印　　刷：河北鹏润印刷有限公司

开　　本：720mm ×965mm 1/16

印　　张：18.25　　　　　　　　　**字　　数：**308 千字

版　　次：2024 年 7 月第 1 版　　　　**印　　次：**2024 年 7 月第 1 次印刷

书　　号：ISBN 978-7-5722-8236-2　　**定　　价：**119.90 元

如发现印装质量问题，影响阅读，请致电 010-56676359 联系调换。